Tizian

monte von DUMONT

LEBEN UND WERK

HISTORISCHER KONTEXT

DIE HAUPTWERKE

Hinweis

Diese Reihe stellt das Leben und die Werke der Künstler im kulturellen, sozialen und politischen Kontext ihrer Zeit vor. Um dem Leser die Benutzung zu erleichtern, ist jeder Band in drei Themenbereiche unterteilt, die anhand der seitlichen Streifen unterschiedlicher Farbe schnell zu finden sind. Die gelb markierten Seiten sind Leben und Werk des Künstlers gewidmet, Blau steht für die Behandlung des historischen und kulturellen Hintergrunds und Rosa für die eingehende Betrachtung der Hauptwerke des Künstlers. Jede Doppelseite vertieft ein bestimmtes Thema mit einem einführenden Text und verschiedenen kommentierten Illustrationen. So kann der Leser selbst entscheiden, ob er alle Kapitel der Reihe nach lesen oder lieber einzelne Bereiche herausgreifen möchte. Das Buch wird vervollständigt durch ein Verzeichnis der Orte, an denen die abgebildeten Werke des Künstlers zu finden sind, und ein Verzeichnis mit kurzen Erläuterungen zu den wichtigsten im Text genannten Personen.

■ Seite 2: Tizian, *Selbstbildnis,* 1562, Berlin, Staatliche Museen.

Inhalt

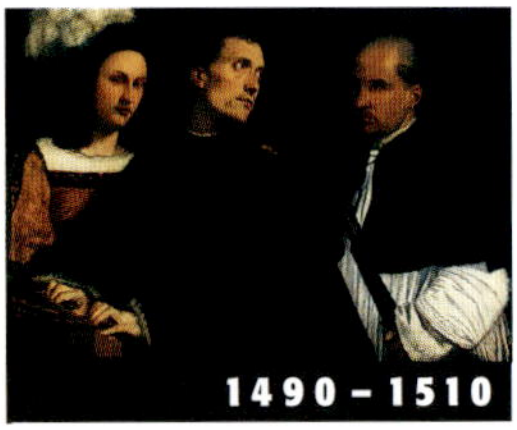

1490 – 1510

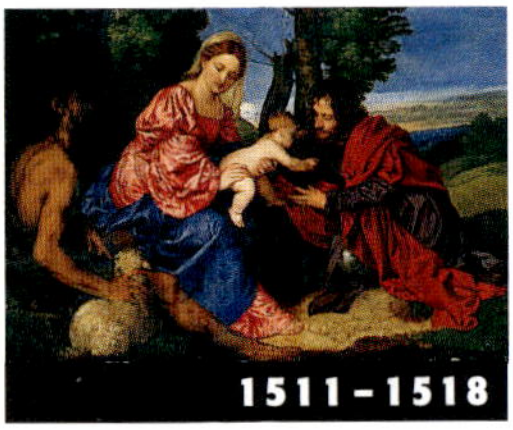

1511 – 1518

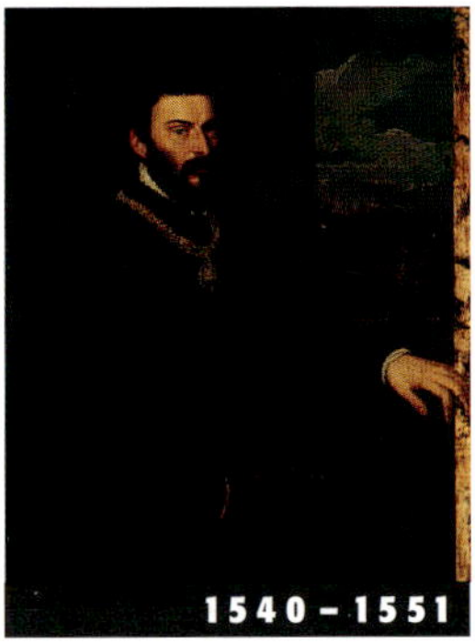

1540 – 1551

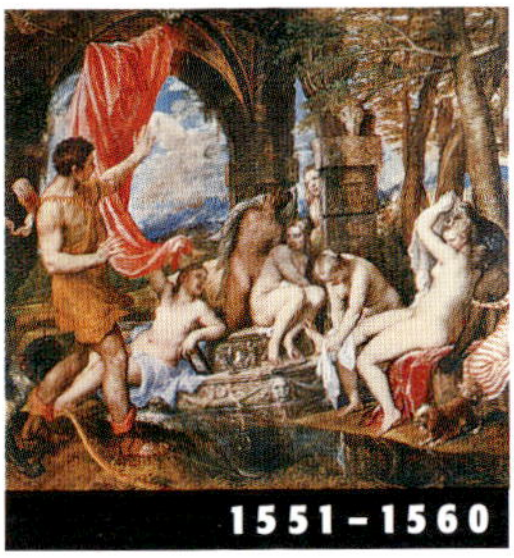

1551 – 1560

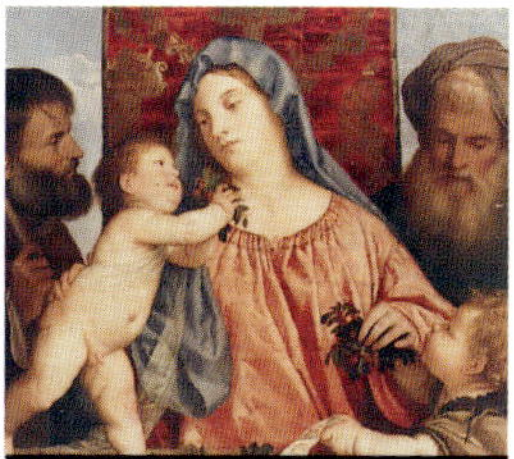

1519–1525

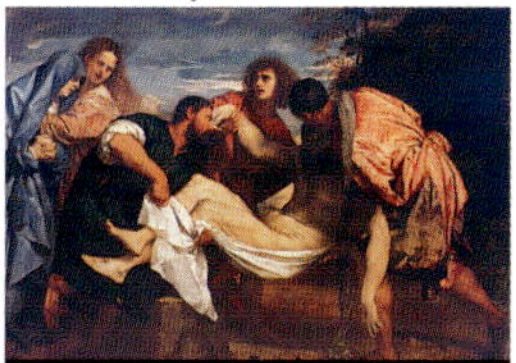

1525–1530

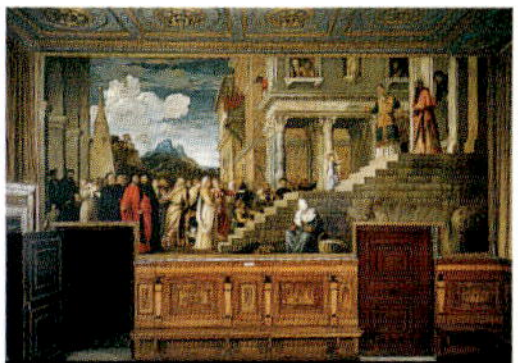

1530–1540

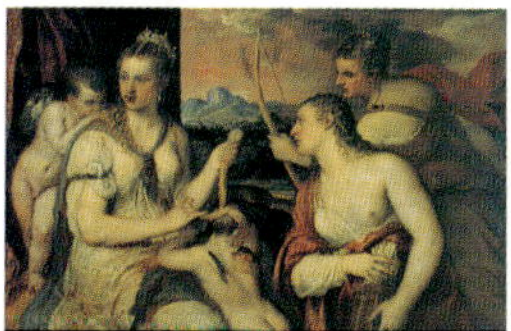

1560–1570

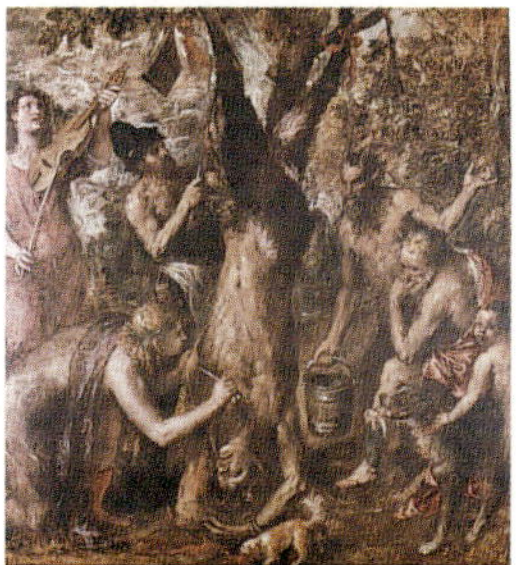

1570–1576

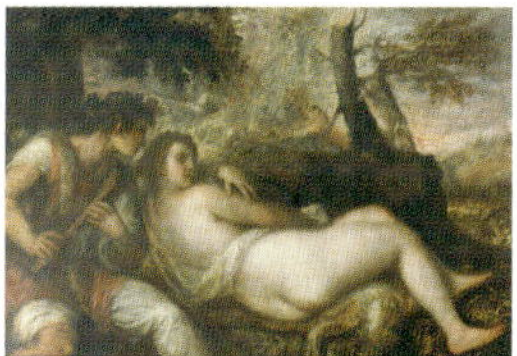

Anhang

1490–1510

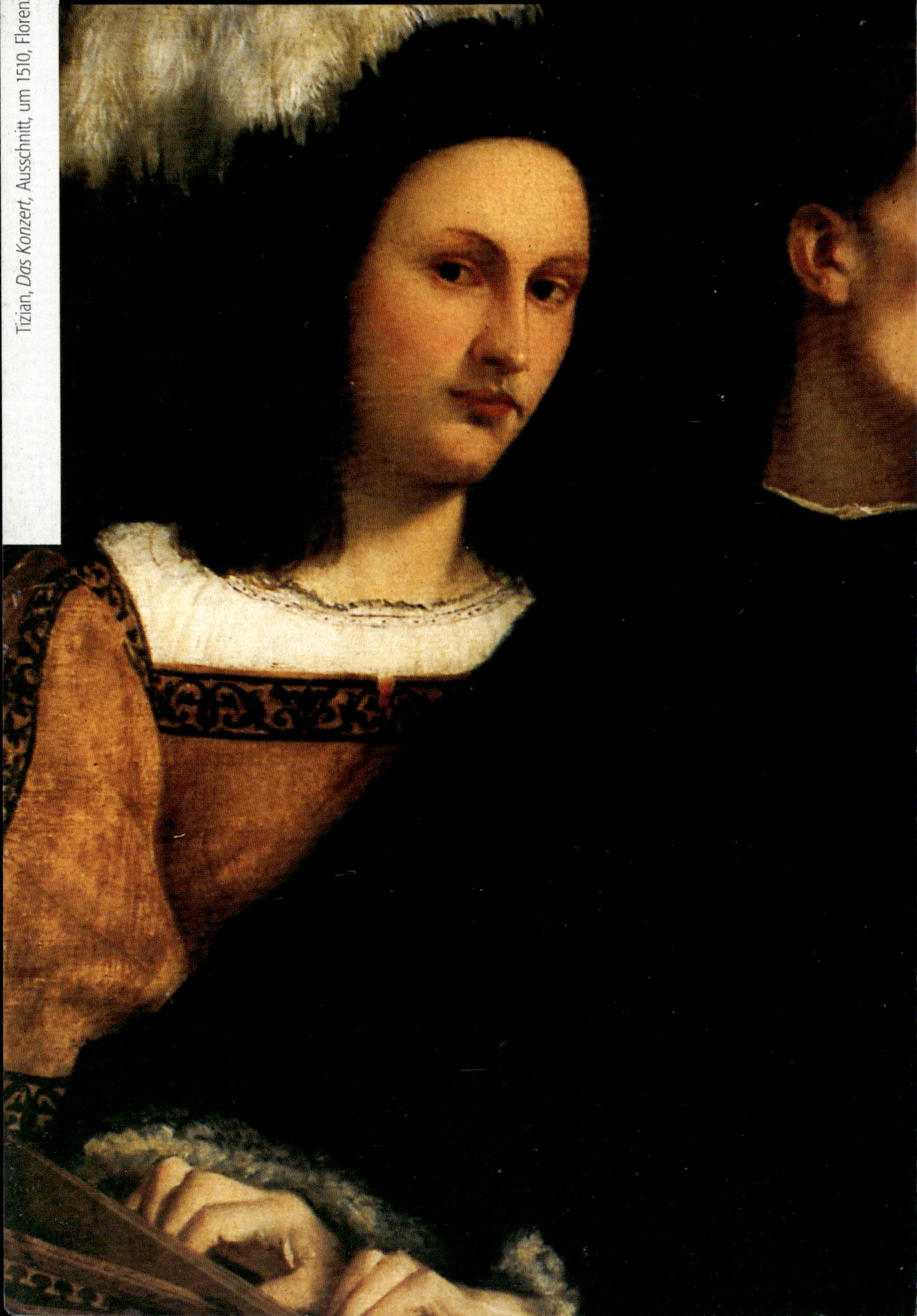

Tizian, *Das Konzert*, Ausschnitt, um 1510, Florenz, Galleria Palatina

Erste Schritte eines ehrgeizigen Jünglings

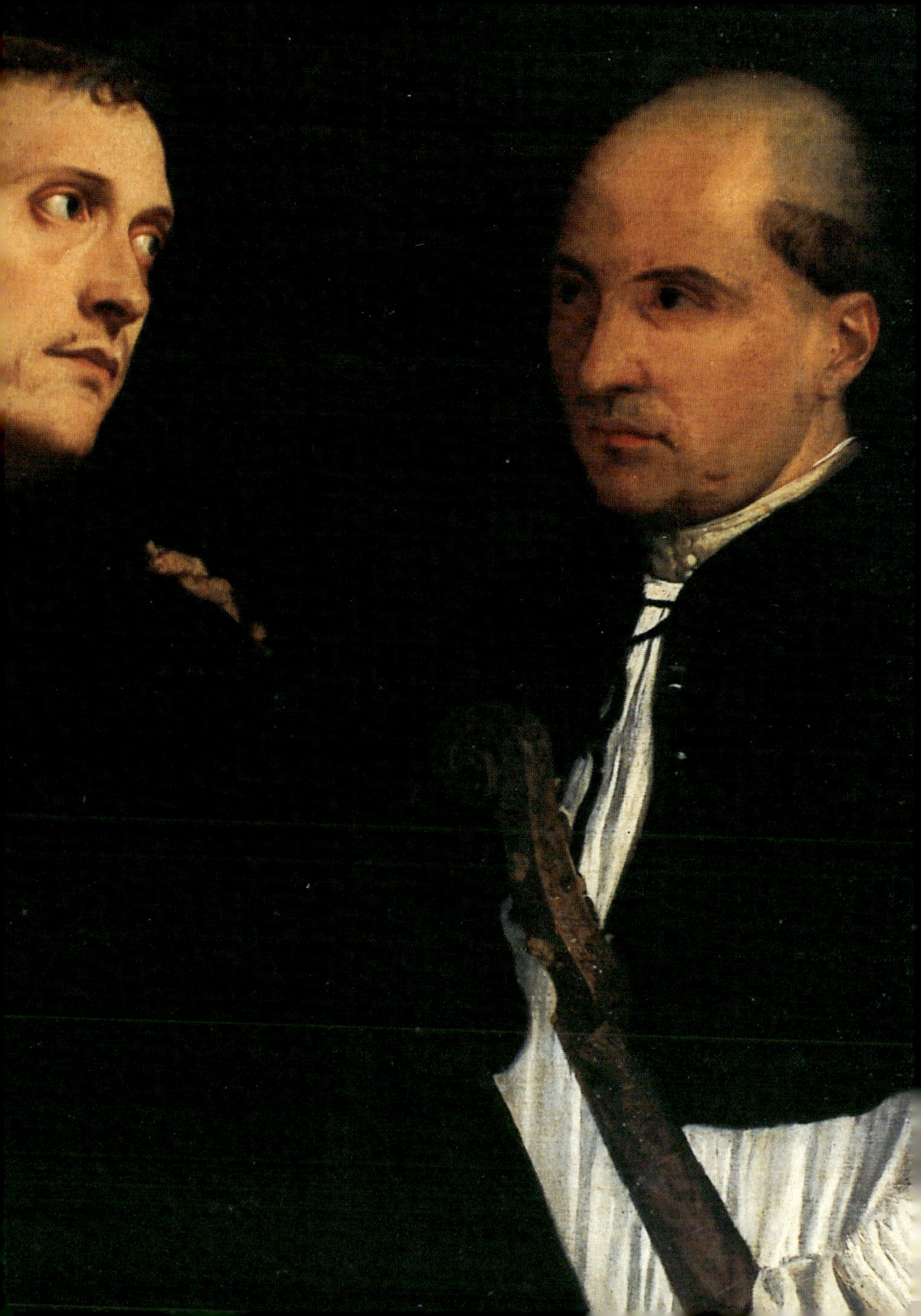

Ein Junge aus den Bergen

Tizian erblickt das Licht der Welt in Pieve di Cadore, einem Dolomitenstädtchen inmitten von uralten Wäldern. Als zweiter Sohn des Gregorio Vecellio entstammt er einer geachteten Familie von Rechtsanwälten, Notaren und Verwaltern, von denen sich keiner jemals mit Malerei beschäftigt hatte. Von seinen Vorvätern erbt Tizian den sorgfältigen Umgang mit Geld und die zurückgezogene, ja bescheidene Lebensführung, die er auch als wohlhabender Mann beibehalten wird. Das genaue Geburtsdatum des Malers kennen wir nicht. Sein ganzes Leben lang verbreitet Tizian sehr widersprüchliche Angaben darüber und macht sich älter, als er tatsächlich ist, um sich mit der Aura eines Patriarchen zu umgeben. Das glaubwürdigste Datum liegt zwischen 1488 und 1490. Mit neun Jahren verläßt Tizian zusammen mit seinem älteren Bruder Francesco den Heimatort und geht nach Venedig, wo der Onkel Antonio ein öffentliches Amt bekleidet. Der Onkel entdeckt und fördert das künstlerische Talent der Brüder und bringt sie bei den Zuccato, bekannten Mosaikkünstlern, als Schüler unter. Francesco orientiert sich bald anderweitig, doch Tizian macht gewaltige Fortschritte und wird von Gentile Bellini in seine berühmte Werkstatt geholt.

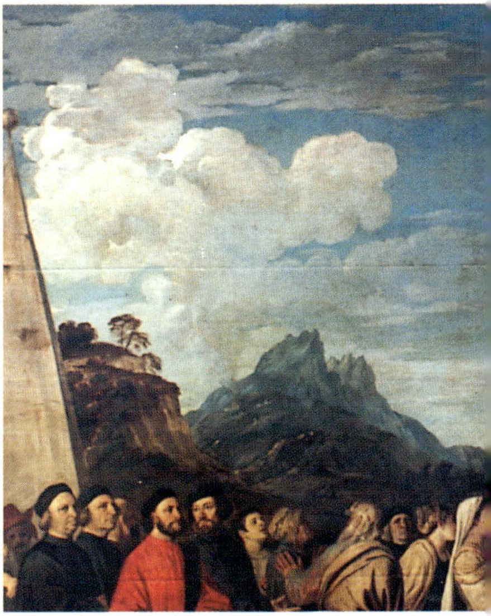

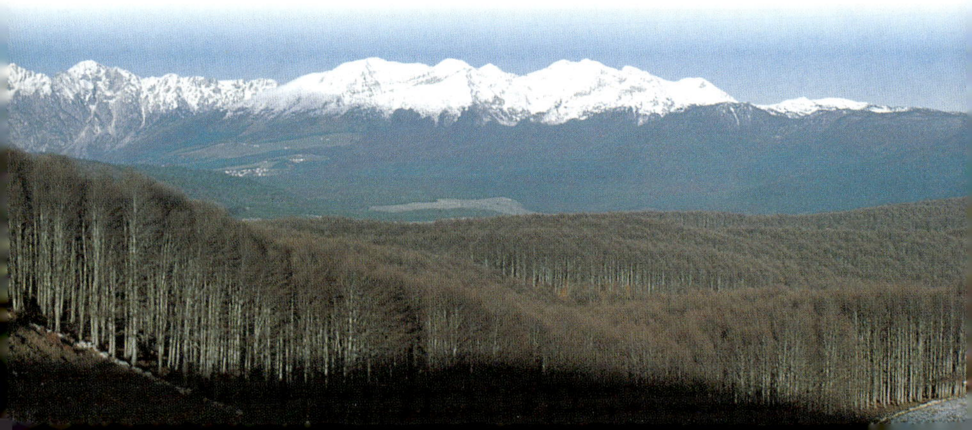

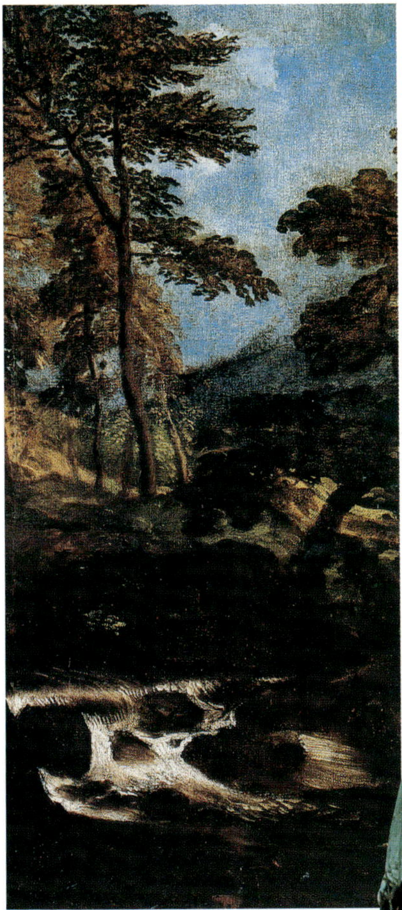

Tizian, *Johannes der Täufer,* Ausschnitt, 1540, Venedig, Galerie dell'Accademia. In vielen Gemälden Tizians erscheint als Hintergrund die Landschaft des nördlichen Venetien mit seinen Wäldern, Bächen und dem vom Wind blankgefegten Himmel.

Tizian, *Tempelgang Mariens,* Ausschnitt, 1534–38, Venedig, Galerie dell'Accademia. Die Berge im Hintergrund mit den sich hoch auftürmenden Wolken haben ihr Vorbild wahrscheinlich in der Marmarole-Gruppe, die den Ort Pieve di Cadore beherrscht. Es ist eines der wenigen Gemälde, bei denen Tizian eine Landschaft aus dem Cadore mit ihrer typischen Dolomitenatmosphäre darstellt.

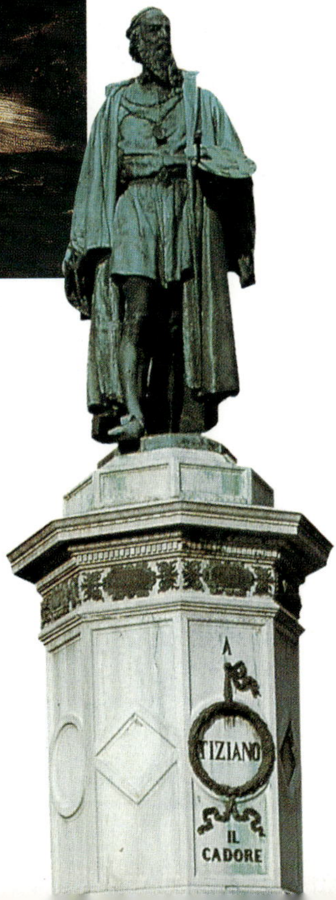

Das Denkmal Tizians steht auf der Piazza von Pieve di Cadore, nicht weit entfernt vom einfachen Geburtshaus des Malers und dem Wohnhaus mit dem Madonnenbild, das Tizian der Legende nach als Kind gemalt haben soll.

Tizian in Pieve

Sein ganzes Leben lang hält Tizian den Kontakt zu seinem Heimatort aufrecht. Neben einem Wohnhaus hat er Beteiligungen an Sägewerken, Mühlen und im Holzhandel. Er selbst malt hier jedoch nur wenig; die zahlreichen mit Vecellio signierten Gemälde stammen von seinen Nachahmern. Zu Beginn des 19. Jahrhunderts wurden die Fresken der Pfarrkirche zerstört, die nach Entwürfen Tizians entstanden sind. Es existiert jedoch noch eine Madonna mit Heiligen mit einem ausdrucksstarken Selbstporträt des hochbetagten Tizian.

Die Wälder des Cadore lieferten Venedig Holz als wertvollen Rohstoff für den Bau von Schiffen. Ein Wald in der Nähe von Pieve wurde »Ruderwald« genannt.

Die goldene Epoche der Serenissima

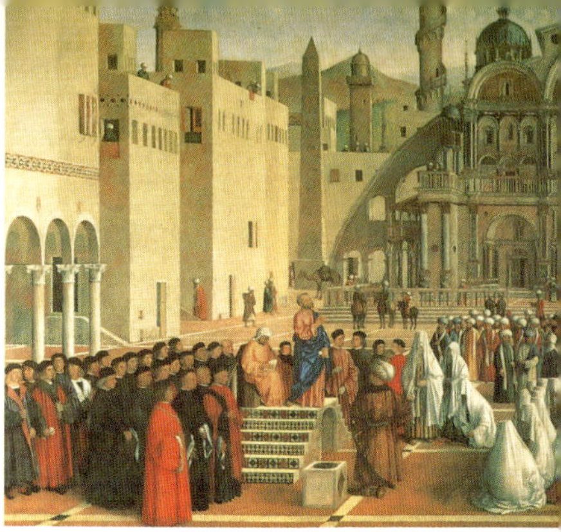

Als Tizian um das Jahr 1500 nach Venedig kommt, erlebt die Republik von San Marco ihre höchste Blütezeit. Ihre Handelsmacht erstreckt sich von der Adria über das östliche Mittelmeer bis nach Zypern, prachtvolle Paläste schmükken die Stadt. Da sich die feuchte und salzhaltige Luft nachteilig auf Fresken auswirkt, entstehen statt dessen durch die Hand von Carpaccio und Gentile Bellini, in dessen Werkstatt Tizian lernt, großartige Folgen von erzählerischen Leinwandgemälden. Giovanni Bellini, der Bruder Gentiles, ist der offizielle Maler der Republik und Hauptvertreter der fortschrittlichen venezianischen Schule, deren Tongebung eine bis dahin unbekannte Sensibilität für Licht und Farben erkennen läßt. Bedeutsam sind auch die Vivarini und zwei Künstler aus der Provinz, Cima da Conegliano und der vielversprechende Giorgione da Castelfranco.

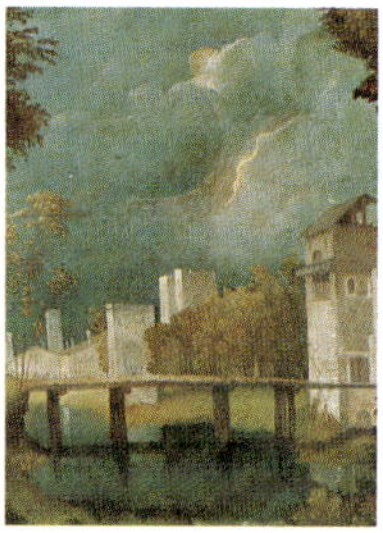

▲ Giorgione, *Das Gewitter,* Ausschnitt, um 1505, Venedig, Gallerie dell'Accademia. Ein faszinierendes und geheimnisvolles Meisterwerk der venezianischen Renaissance.

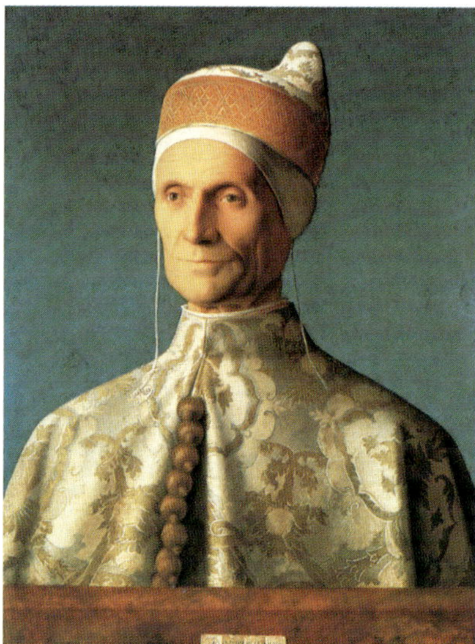

▶ Giovanni Bellini, *Bildnis des Dogen Leonardo Loredan,* um 1502, London, National Gallery. Nach der skandalträchtigen Herrschaft des Dogen Agostino Barbarigo regierte der weise Loredan die Republik in einer Zeit der hohen Blüte.

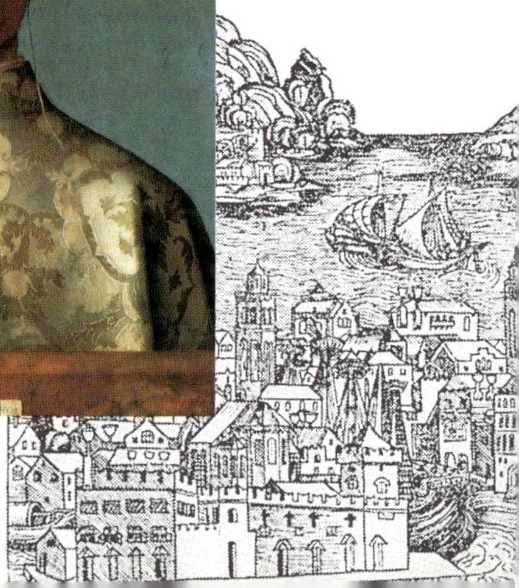

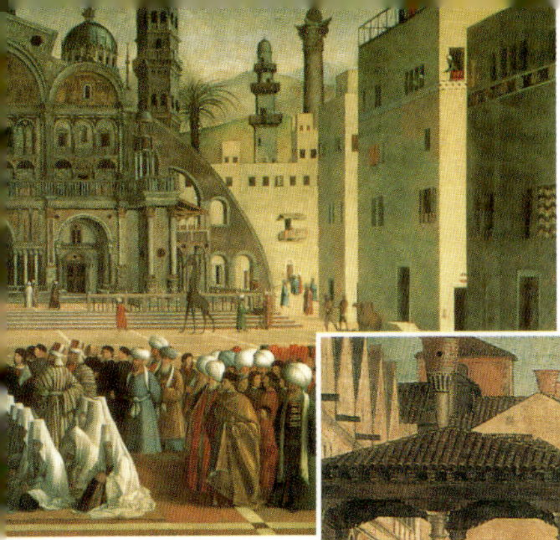

▲ Gentile und Giovanni Bellini, *Predigt des Heiligen Markus in Alexandria,* 1504–07, Mailand, Pinacoteca di Brera. Die urbane Szenerie ähnelt dem Platz und der Basilika von San Marco in Venedig. Das Gemälde wurde von Gentile Bellini begonnen und 1507, nach seinem Tod, von seinem Bruder vollendet. Bei dieser Gelegenheit wechselte wahrscheinlich auch Tizian in die Werkstatt von Giovanni Bellini.

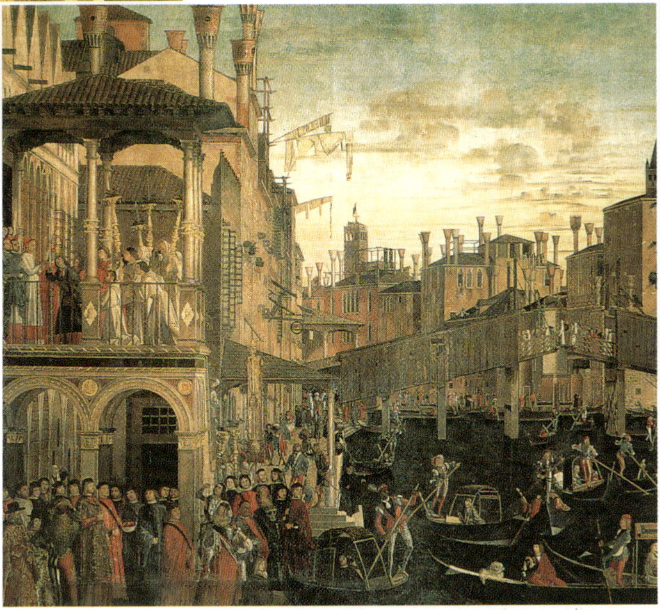

▲ Vittore Carpaccio, *Die Heilung eines Besessenen,* 1500, Venedig, Gallerie dell'Accademia. Das Wunder ist nur ein Vorwand, um die berühmte Ansicht des Canal Grande mit den zahlreichen Booten und der alten, noch hölzernen Rialto-Brücke darzustellen.

▼ In zeitgenössischen Veduten erscheint Venedig mit seinen Palästen, wie es auch viele Reisende gesehen haben mögen: als »die herrlichste Stadt des Universums«.

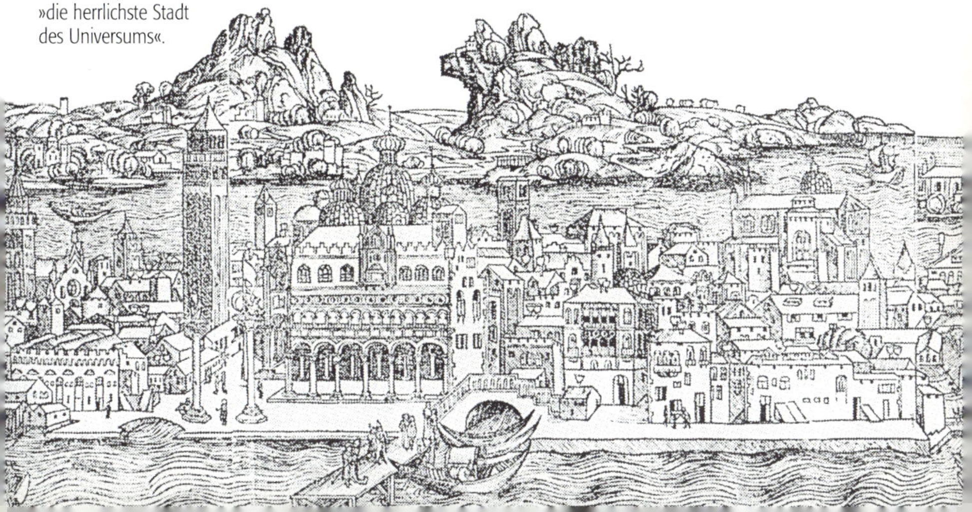

Bellini und Giorgione

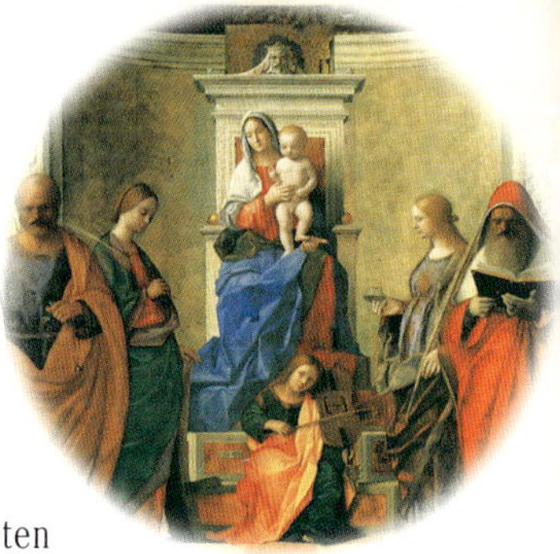

▲ Giovanni Bellini, *Sacra Conversazione,* Ausschnitt, 1505, Venedig, San Zaccaria. Mit seiner atmosphärischen Behandlung des warmen, goldenen Lichts führte Giovanni Bellini eine radikale Neuerung in der venezianischen Altarmalerei herbei.

▼ Tizian, vermutlich *Bildnis des Giovanni Bellini,* um 1510, Kopenhagen, Statens Museum for Kunst.

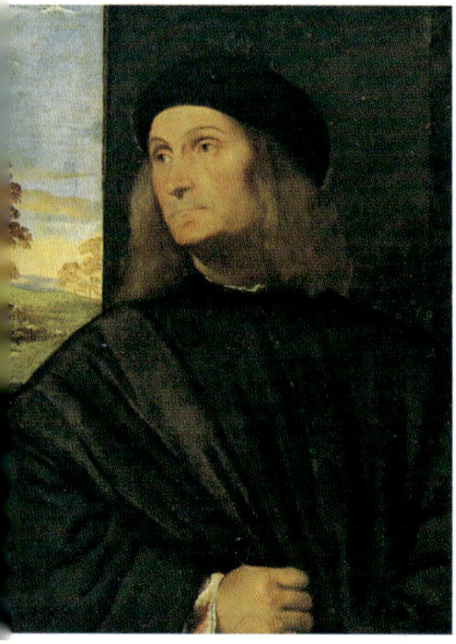

Die ersten zehn Jahre des 16. Jahrhunderts sind für Tizian voll reicher und vielfältiger Erfahrungen, denen er bereits in seinen frühen Werken eine ungewöhnliche Ausdruckskraft verdankt. Zielstrebig arbeitet er sich an die Spitze der örtlichen Malerschule. Der Unterricht durch seine Lehrer, von den Zuccato über Gentile zu Giovanni Bellini, wird ergänzt durch aufmerksames Beobachten dessen, was in der Stadt geschieht: die aufsehenerregende Ankunft Leonardos im Jahr 1500 und die Entdekkung der »moti dell'anima«, des Aufruhrs der Gefühle. Der zweite Aufenthalt Dürers von 1504 eröffnet ihm weite Horizonte, vor allem durch Werke wie das *Rosenkranzfest,* das Dürer für die deutsche Gemeinschaft in Venedig malt. Nicht zuletzt wird er von der besonderen Behandlung des Lichts beeinflußt, mit der Giorgione die Farbgebung Bellinis bereichert und lyrisch ergänzt. Auch Tizians Bildung erweitert sich. Es gelingt ihm zwar nicht, Latein zu lernen, und er schreibt seine frühen Briefe noch im Dialekt, doch ist er zu einer sehr persönlichen Interpretation komplizierter Bildthemen fähig, wie das 1508 am Fondaco dei Tedeschi entstandene rätselhafte Fresko der *Gerechtigkeit* zeigt. Mit diesem Werk, das Tizian an der Seite Giorgiones ausführt, beendet er seine Lehrjahre.

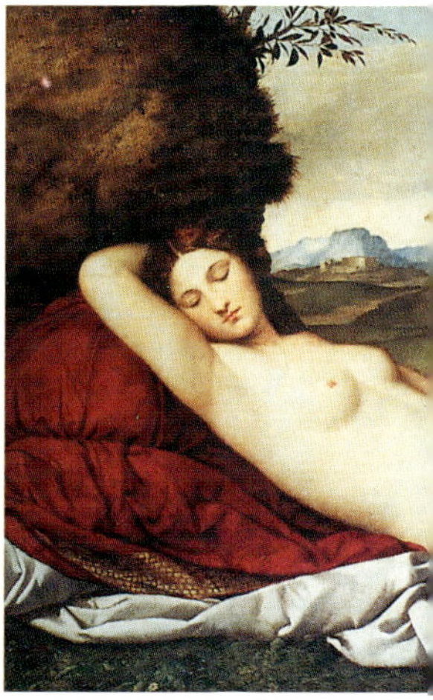

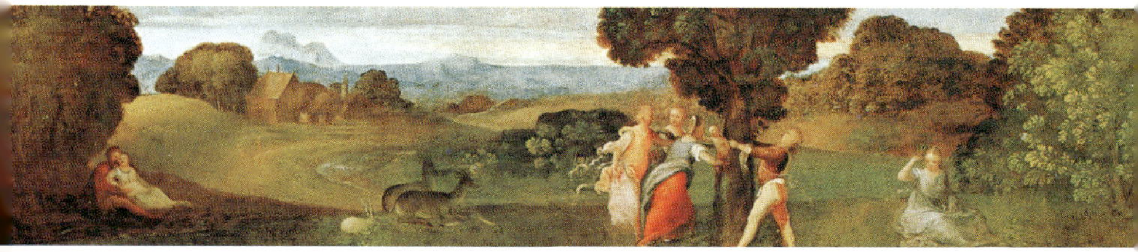

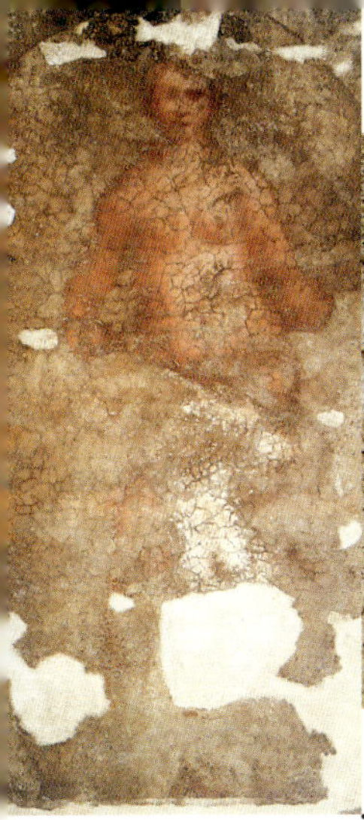

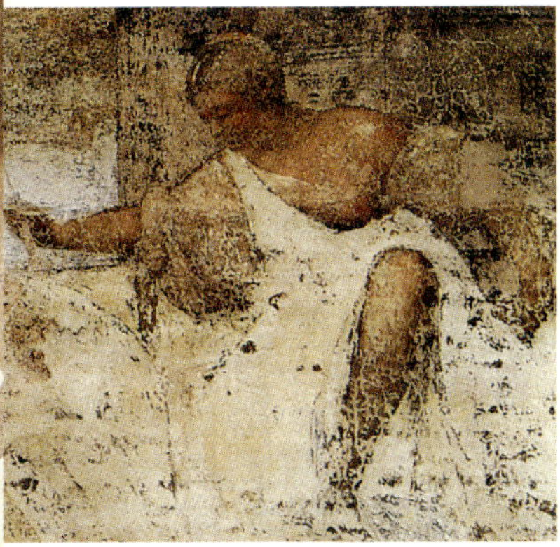

Der Fondaco dei Tedeschi

Die Dekoration der beiden Fassaden der deutschen Handelsniederlassung neben der Rialto-Brücke ist eine der bedeutsamsten künstlerischen Unternehmungen im Venedig des frühen 16. Jahrhunderts. Mit der Ausschmückung wird Giorgione beauftragt, der den 18-jährigen Tizian nicht als Schüler, sondern als seinen Mitarbeiter hinzuzieht. Von den Fresken sind nur einige Fragmente erhalten, die sich heute in Venedig in der Ca' d'Oro befinden. Zwei weibliche Figuren machen die Unterschiede zwischen den beiden Malern sichtbar: Giorgiones *Nackte* ist die Verkörperung heiterer Anmut, während die bewegte *Gerechtigkeit* Tizians den Raum mit der gleichen Vehemenz einnimmt, mit der der junge Maler in Venedig auftritt.

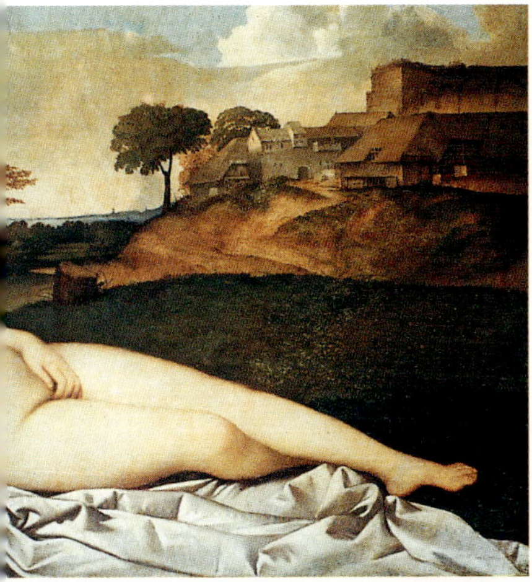

◄ Giorgione, *Ruhende Venus,* 1510, Dresden, Gemäldegalerie. Eine Darstellung der Harmonie zwischen weiblichem Körper und heiterer Natur. Durch den frühen Tod Giorgiones (1510) unvollendet geblieben, wurde das Bild von Tizian mit der Seidendraperie und dem weißen Leintuch ergänzt.

▼ Tizian, *Geburt des Adonis; Tod des Polidoros,* um 1506, Padua, Museo Civico degli Eremitani. Die beiden mythologischen Szenen gehören zu den frühesten Werken Tizians. Auf zwei schmale, längliche Holztafeln gemalt, waren sie zur Dekoration eines Möbels bestimmt.

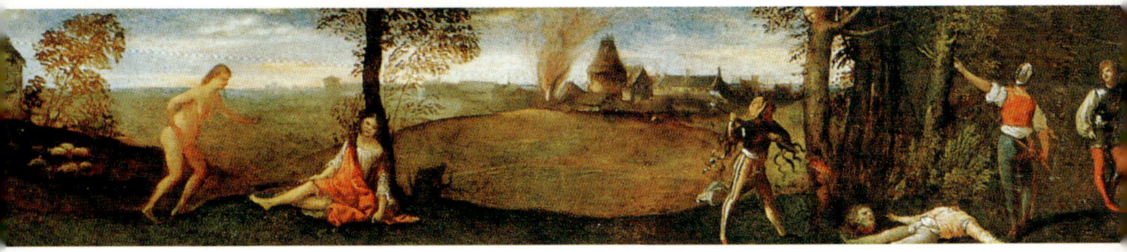

Das Pesaro-Votivbild

Die Altartafel, 1506–1509 zu datieren und heute in Antwerpen, feiert den Sieg über die türkische Flotte im Jahr 1502 durch Jacopo Pesaro. Der Stifter kniet, eingeführt von Papst Alexander VI., vor dem Heiligen Petrus.

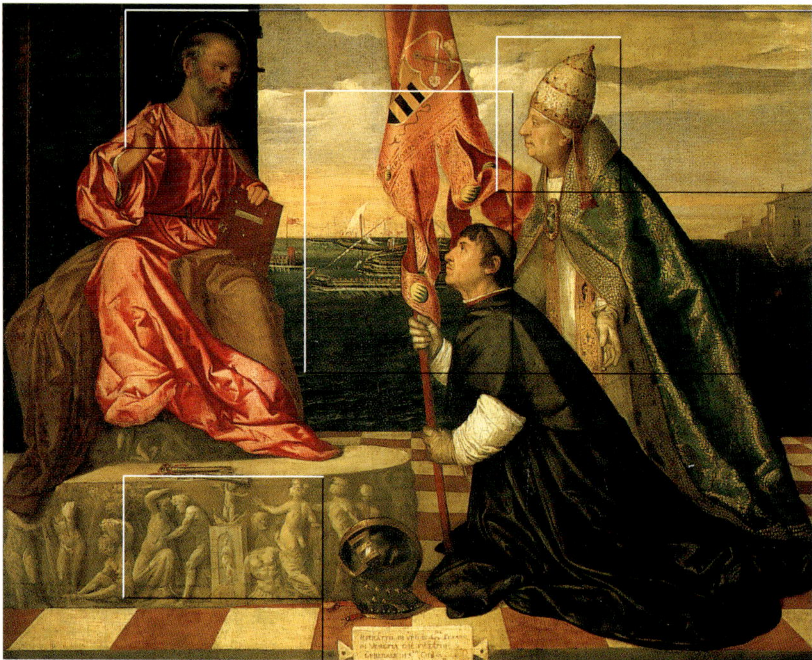

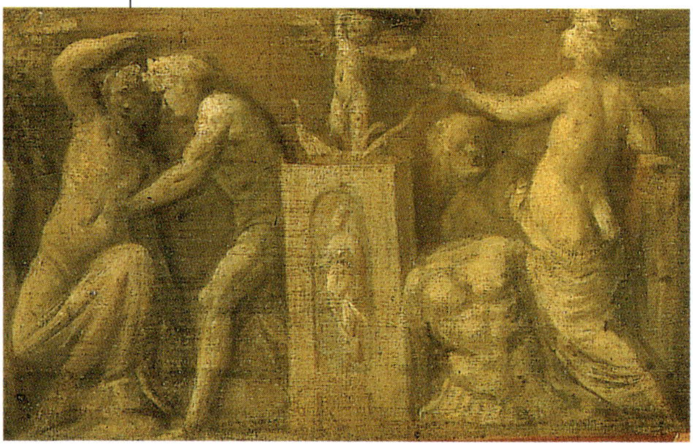

Das antike Relief mit einer Opferszene dient als Sockel für den Thron des Heiligen Petrus und soll somit den Vorrang des christlichen Glaubens gegenüber dem Heidentum hervorheben, wobei auch der Sieg über die »Ungläubigen« ganz allgemein gefeiert wird. Der Schriftzug neben dem Relief wirkt antik, ist aber nicht original.

Die Gestalt des segnenden Petrus auf dem Thron ist noch ganz vom Stil Giovanni Bellinis beeinflußt, so daß sogar vermutet wurde, sie sei tatsächlich von Bellini ausgeführt worden.

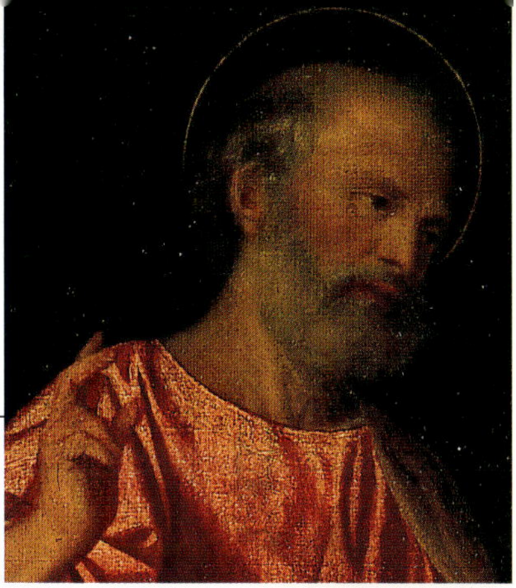

Das Porträt des gefürchteten Borgia-Papstes Alexander VI. erinnert dagegen mit dem klaren, nahezu graphisch ausgeführten Profil eher an die Technik Gentile Bellinis. Die im Vergleich zu den anderen Figuren geringe Lebendigkeit erklärt sich daraus, daß Tizian den Papst nicht nach dem Leben malte, sondern nach einem zeitgenössischen Stich oder einer Zeichnung.

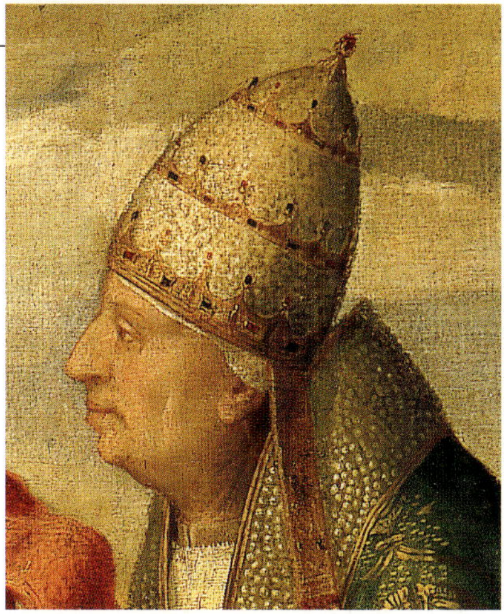

Der Ausdruck vertiefter Innerlichkeit im Antlitz des Jacopo Pesaro läßt an Giorgione denken. Die Züge sind durch Helldunkel-Kontraste scharf umrissen. Standarte und Schiffe erinnern an den Sieg von 1502.

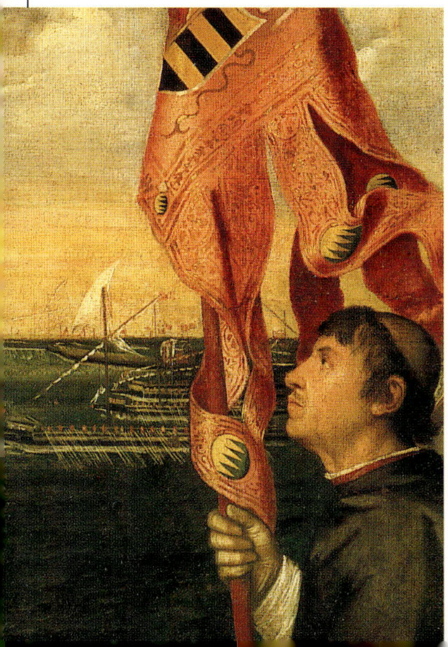

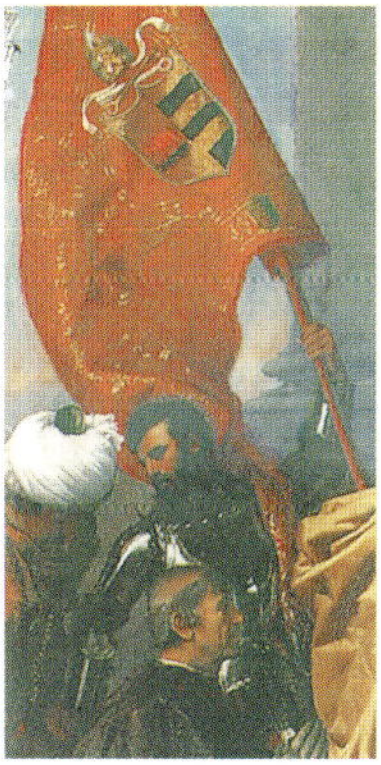

Jacopo Pesaro und seine Standarte kehren in einem anderen Gemälde Tizians wieder, nämlich in der grandiosen *Pesaro-Madonna* in der Franziskanerkirche in Venedig, einem der bedeutendsten Meisterwerke Tizians (Seite 56).

Europa gegen Venedig: die Liga von Cambrai

Die Blütezeit Venedigs wird 1509 unterbrochen, als die großen europäischen Mächte sich gegen die Serenissima verbünden. Seit einigen Jahren schon waren französische und spanische Heere nach Italien vorgedrungen, hatten das Herzogtum Mailand erobert und das Königreich Neapel belagert. Von Kaiser Maximilian I. angeregt und legitimiert durch

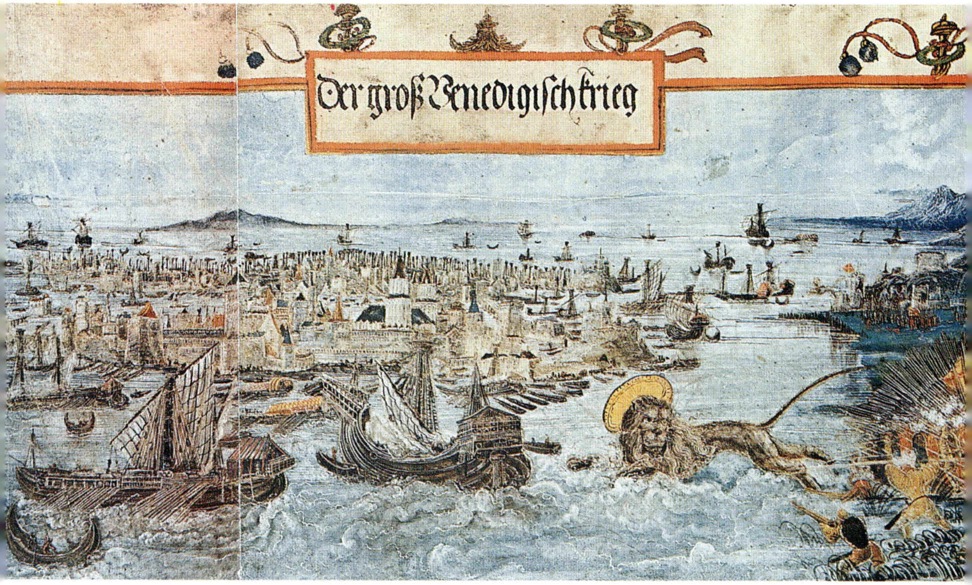

das Abkommen von Cambrai, greift die Heilige Liga Venedig an. Die Alliierten erobern die Städte Verona, Vicenza und Padua; Tizians Großvater zeichnet sich als Held im Widerstand aus, den eine Burg im Gebiet Cadore leistet. Dem Heer der Heiligen Liga gelingt es, Mestre in Brand zu setzen. Schon bereiten sich die Venezianer auf die Belagerung ihrer Stadt vor, da wendet sich das Kriegsglück durch den Bauernaufstand und durch politische Überlegungen; die Kaiserlichen ziehen sich zurück, Pest und Zerstörung hinterlassend. Im Jahr 1516 erlangt Venedig im Vertrag von Noyon wieder völlige Herrschaft über die besetzten Gebiete.

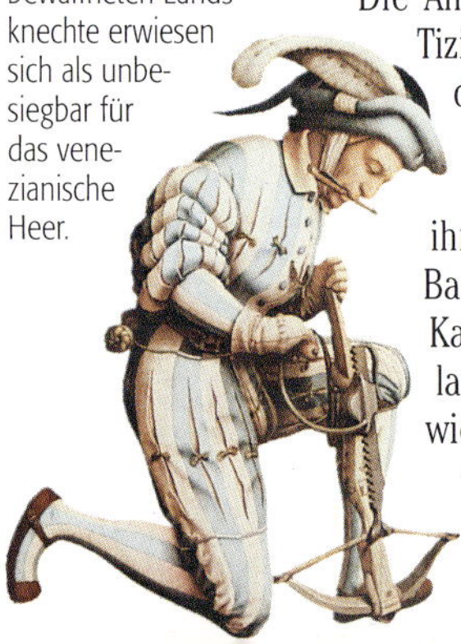

▶ Die mit der Armbrust bewaffneten Landsknechte erwiesen sich als unbesiegbar für das venezianische Heer.

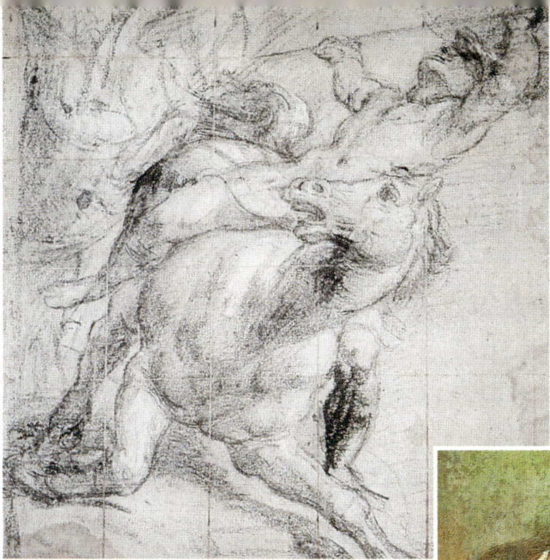

◄ Tizian, *Fallender Reiter,* um 1537, Oxford, Ashmolean Museum; Vorstudie für ein Gemälde, möglicherweise für die *Schlacht von Cadore* von 1537, ein Werk, das bei der Feuersbrunst im Dogenpalast 1577 verbrannte.

◄ Die Interpretation der Sieger: In *Der groß Venedigischkrieg,* einer Illustration in einem Buch über die Unternehmungen von Kaiser Maximilian I. (Wien, Albertina), zeigt der Maler Albrecht Altdorfer den Markuslöwen, wie er sich vor der drohend nahenden Flotte der Alliierten angstvoll in die Lagune stürzt.

► Tizian, *Das Wunder des eifersüchtigen Ehemannes,* 1511–12, Padua, Scuola del Santo. Dieses Fresko ist eines der drei bedeutenden dramatischen Fresken von Tizians Hand, in denen die Wunder des Heiligen Antonius von Padua dargestellt werden. Haltung und Kleidung des Mannes, der die Frau erdolcht, erinnern an die Grausamkeiten der kaiserlichen Landsknechte während des Krieges von 1509.

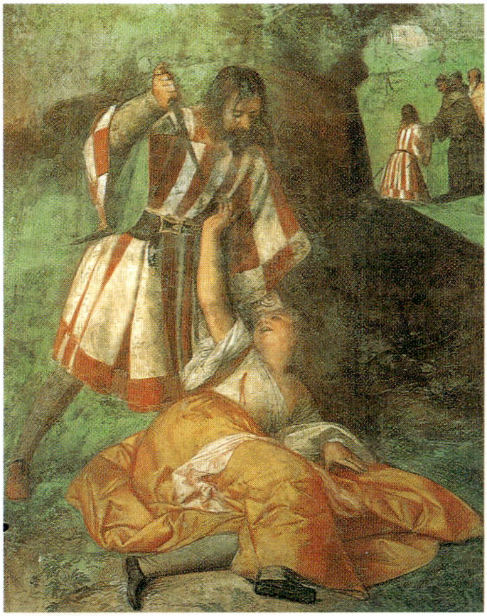

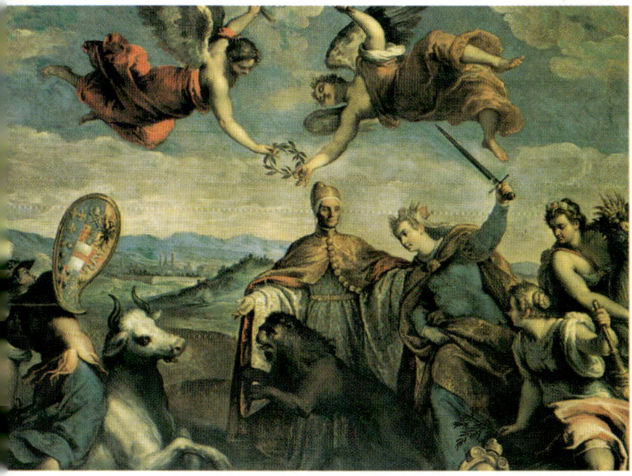

◄ Die Interpretation der Besiegten: In dem rund ein Jahrhundert später entstandenen Gemälde von Alessandro Varotari (genannt »Padovanino«), *Allegorie des Krieges mit der Heiligen Liga* (Venedig, Dogenpalast), wird der Doge Loredan mit einem Lorbeerkranz bekrönt, während der aggressive Löwe und die schwertschwingende weibliche Gestalt als Personifikation Venedigs den Feind zurückschlagen.

Das ländliche Konzert

Die Urheberschaft dieses um das Jahr 1510 entstandenen Gemäldes, heute im Louvre in Paris, ist nach wie vor nicht geklärt: Giorgione oder Tizian. Die meisten Kunsthistoriker schreiben es heute dem Meister aus Pieve zu.

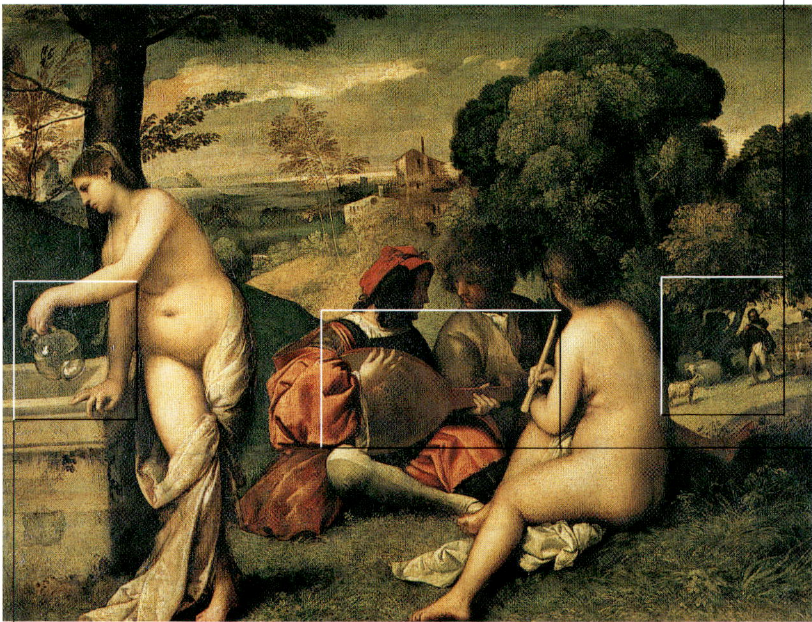

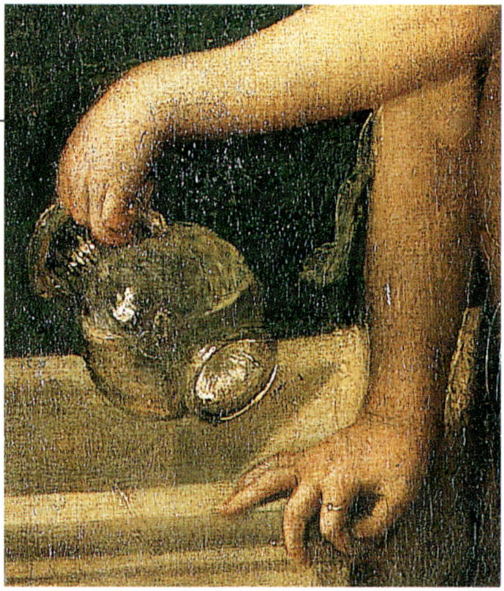

Die Glaskaraffe bündelt die Lichtreflexe: ein Ausschnitt mit versteckter symbolischer Bedeutung und höchst kunstvoller Ausführung, die auch in anderen Bildern des jungen Tizian zu finden ist. Es kann auch als Vorläufer für die Stilleben Caravaggios gelten.

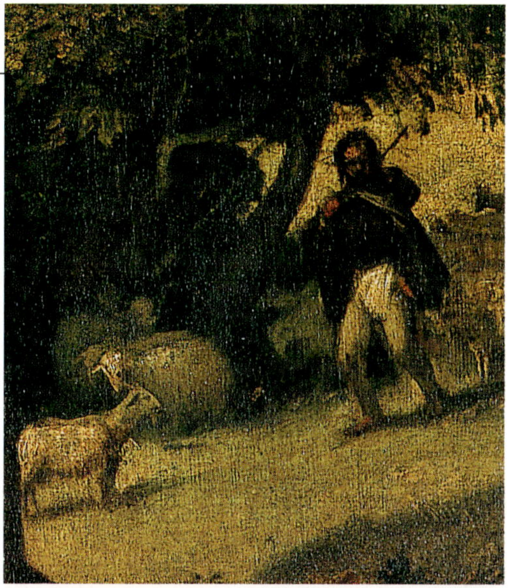

▶ Der Hirt mit seiner Herde im Hintergrund verleiht dem Bild eine menschliche und erdgebundene Gegenständlichkeit. Dank dieses ländlichen Elements in der klassisch-elegischen Szene steigt die Darstellung herab aus der Sphäre rein literarischer Beschaulichkeit und kehrt zurück in die Realität von Leben und Landschaft in Venetien.

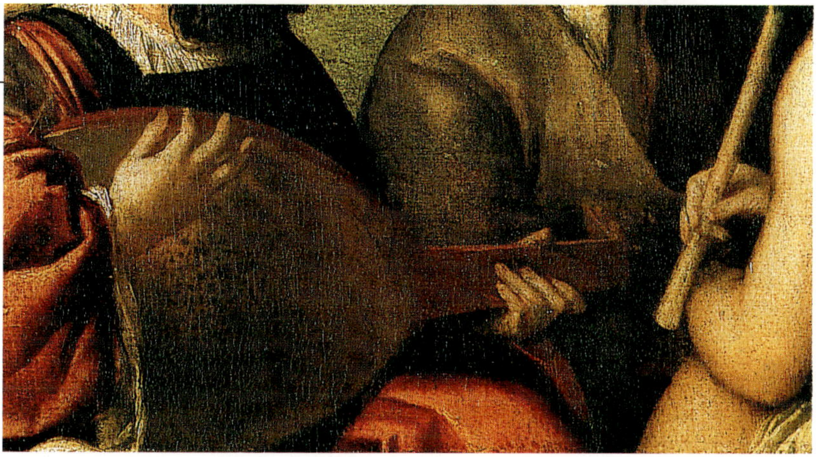

▲ Laute und Flöte, die Instrumente des *Konzerts* – genau genommen handelt es sich um ein Duett –, waren Gegenstand intensiver Debatten und wurden, im Sinne Giorgiones, als Anspielungen auf die Sphäre des Erotischen interpretiert. Die zweifellos sinnliche Ausstrahlung der Szene verliert sich im weiten Horizont der Landschaft und in der Heiterkeit der Gesten und Bewegungen.

▶ Von den Impressionisten zutiefst bewundert wegen der realistischen Darstellung und der technischen Meisterschaft, gilt das Gemälde Tizians als eines der Vorbilder für Manets *Frühstück im Freien* (Paris, Musée d'Orsay).

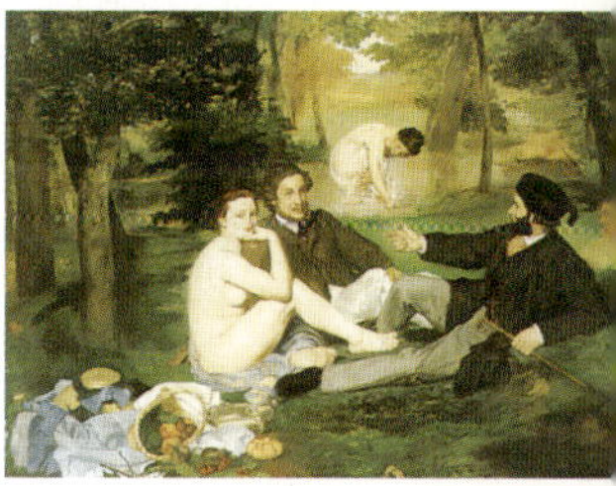

1511 – 1518

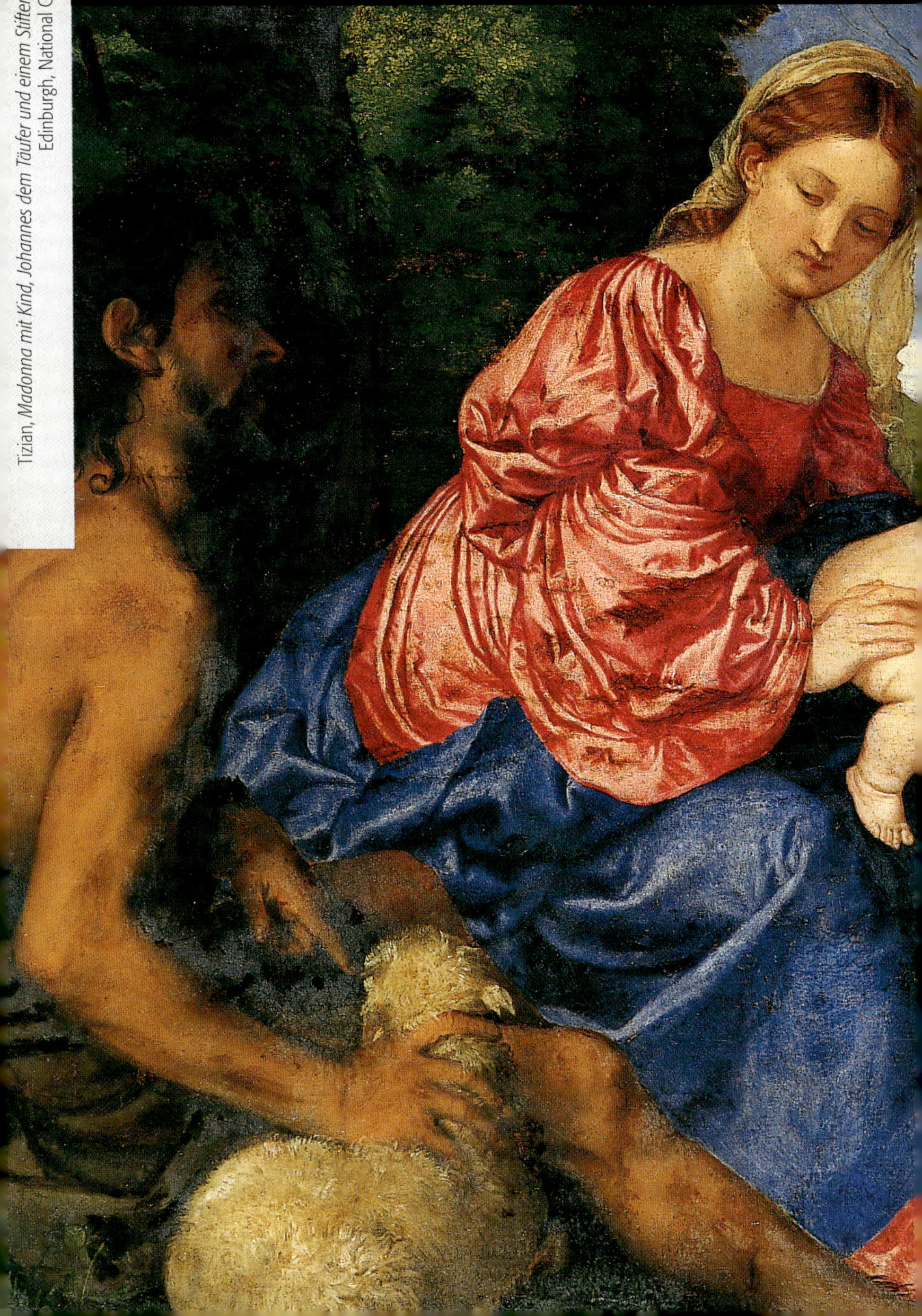

Tizian, *Madonna mit Kind, Johannes dem Täufer und einem Stifter*, Ausschnitt, 1514, Edinburgh, National Gallery of Scotland

Tizians Führungsrolle in Venedig

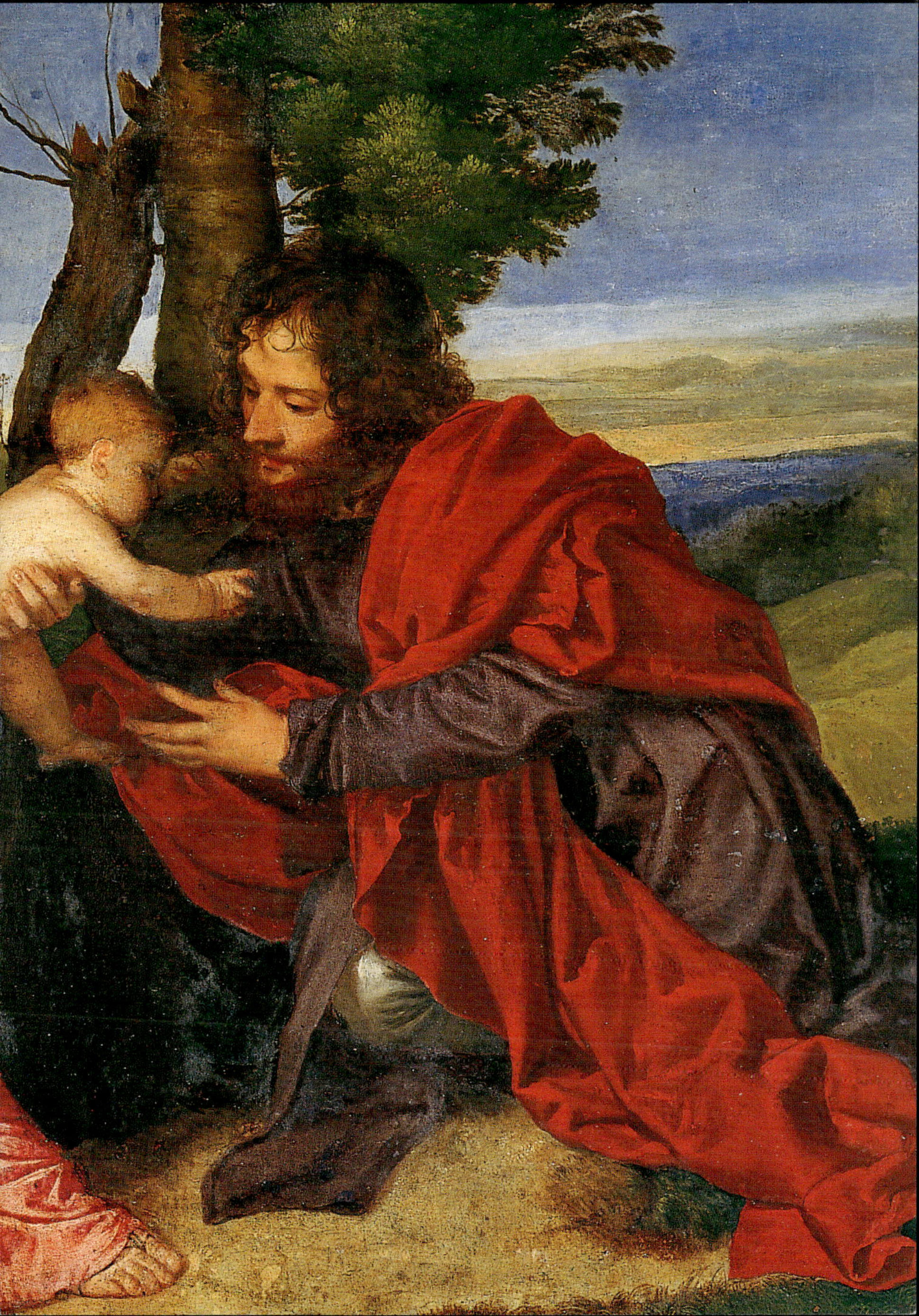

Die ersten Erfolge

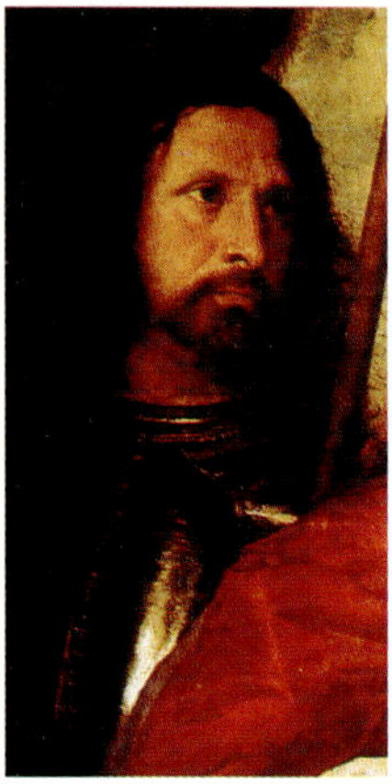

◀ Tizian, *Madonna mit den Heiligen Ulfilas und Brigitta,* Ausschnitt, um 1515, Madrid, Museo del Prado. Das Antlitz des Heiligen Ulfilas ist ein Selbstporträt des ungefähr 25jährigen Malers. In vielen der früheren Werke Tizians findet man sein Porträt, dagegen malt er erst als Siebzigjähriger zwei eigenständige Selbstbildnisse.

Nach dem Tode Giorgiones im Pestjahr 1510 zögert Tizian nicht, sich unter den jungen Malern Venedigs eine Vorrangstellung zu erobern. Durch den Erfolg seiner Fresken in Padua entscheidet er den Wettstreit mit Sebastiano del Piombo für sich. Sebastiano verläßt Venedig und geht nach Rom. Im Jahr 1513 erhält der erst 25jährige Tizian mit Hilfe einflußreicher Intellektueller wie Andrea Navagero und Pietro Bembo den ersten staatlichen Auftrag für ein Schlachtengemälde im Dogenpalast. Für dieses Werk, das 1577 im Feuer zerstört wird, verlangt und erhält er wichtige Privilegien, die seinen außerordentlichen wirtschaftlichen Erfolg begründen, ihm aber auch die Gegnerschaft des alten Giovanni Bellini eintragen, der seit vielen Jahren der offizielle Maler der Serenissima ist. Das Jahr 1516 führt zum endgültigen Durchbruch. Tizian erhält den Auftrag zur *Himmelfahrt Mariä* für den Hauptaltar der Franziskanerkirche Santa Maria Gloriosa dei Frari, knüpft die ersten Kontakte zum Herzog von Ferrara, Alfonso d'Este, und übernimmt nach dem Tod Bellinis die hochdotierte und angesehene Stelle des offiziellen Malers.

▼ Tizian, *Die drei Lebensalter des Menschen,* um 1512, Edinburgh, National Gallery of Scotland. Das allegorische Thema ist im elegisch-naturverbundenen Geist Giorgiones dargestellt.

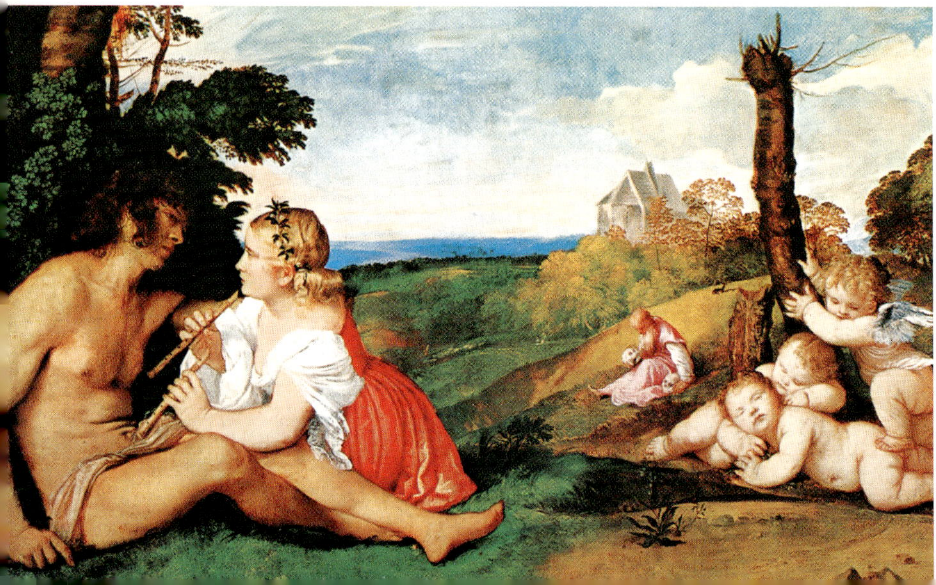

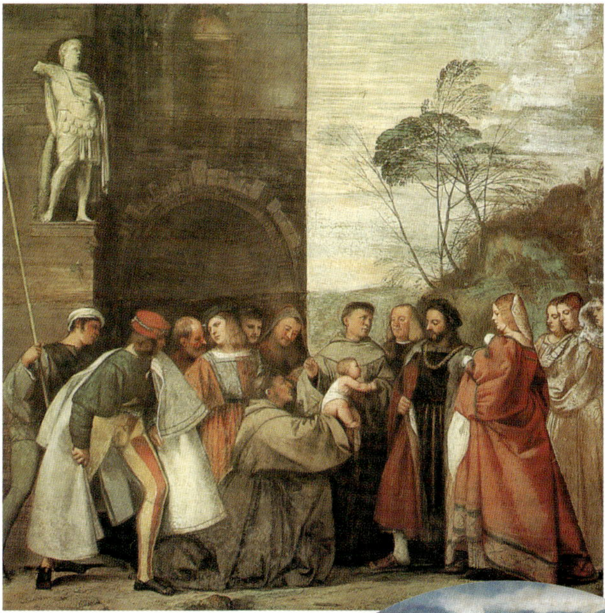

◄ Tizian, *Das Wunder des Neugeborenen,* 1511, Padua, Scuola del Santo. Die Legende des sprechenden Säuglings, der seine Mutter gegen den Vorwurf der Untreue verteidigt, ist eines der drei dem Heiligen Antonius gewidmeten Fresken, die Tizian auf der Flucht vor der Pest in Padua malte. Es war die erste große Auftragsarbeit für den jungen Künstler, der danach kaum mehr Gelegenheit hatte, zu freskieren. Ganz offensichtlich beherrschte er aber die Technik meisterlich.

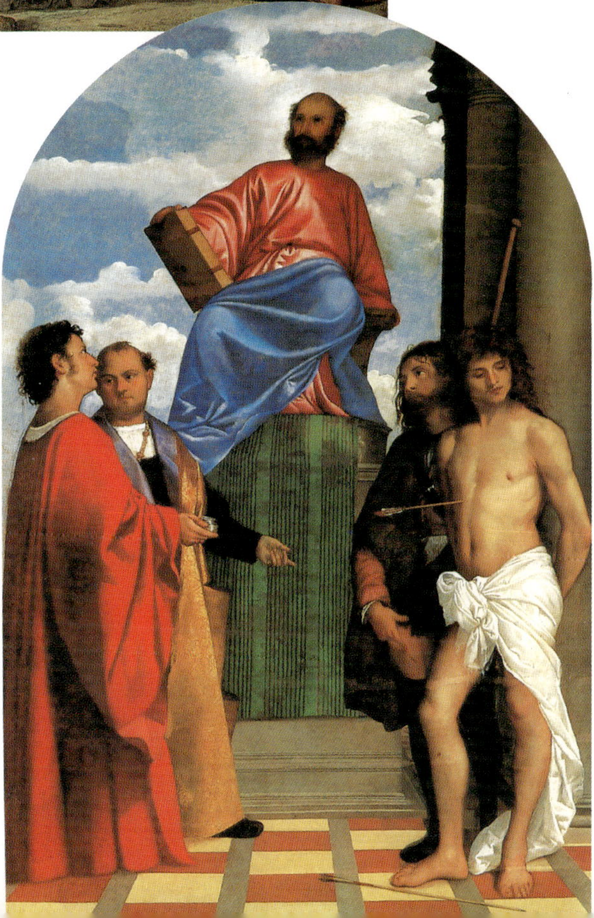

► Tizian, *Der Heilige Markus auf dem Thron,* 1511, Venedig, Santa Maria della Salute. Ein kleines Votivbild zum Dank für das Ende der Pest, die auch Giorgione hinweggerafft hatte. Mit bemerkenswerter Unbekümmertheit läßt Tizian in dem farbenprächtigen Bild die ziehenden Wolken einen Schatten auf das Antlitz des Schutzpatrons von Venedig werfen. Links vom Thron sind die heiligen Ärzte Cosmas und Damian dargestellt, rechts die heiligen Nothelfer Sebastian und Rochus, letzterer, mit dunklem Bart und langen Haaren, ist ein Selbstporträt Tizians.

Himmlische und Irdische Liebe

Der herkömmliche Titel des wohl zwischen 1514 und 1515 entstandenen Bildes (Rom, Galleria Borghese) geht auf das späte 17. Jahrhundert zurück und sagt nicht viel aus über dieses in der Deutung höchst umstrittene Werk.

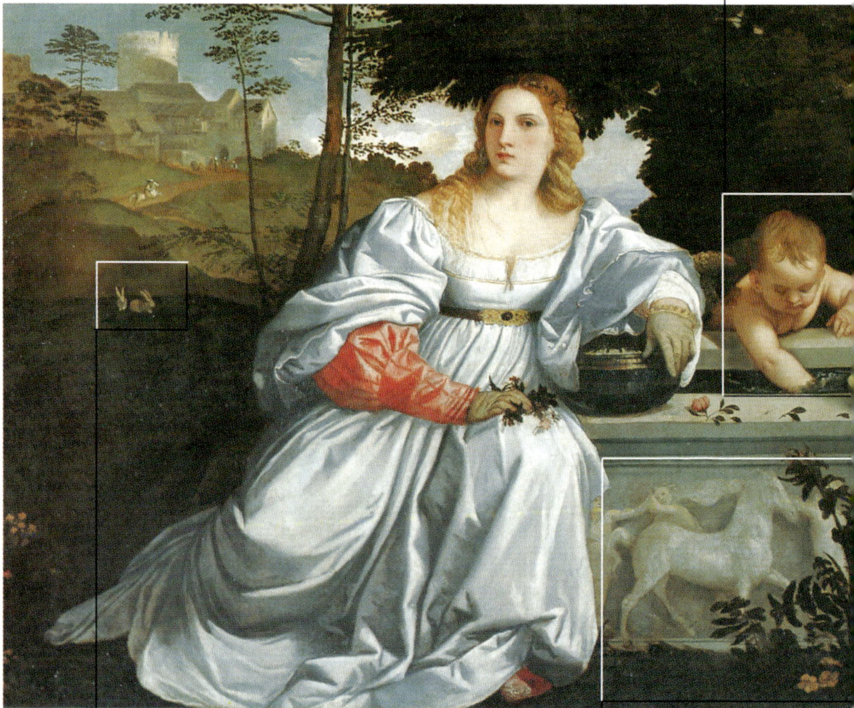

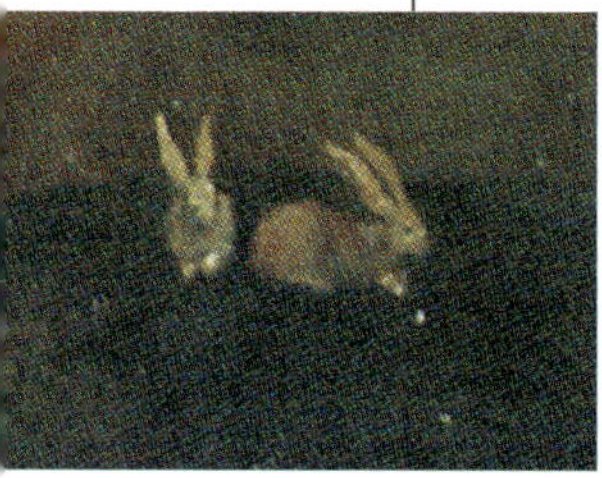

▲ Die Kaninchen als Symbol der Fruchtbarkeit verweisen auf die ursprüngliche Bestimmung des Gemäldes: Es war ein Hochzeitsgeschenk für einen Adeligen.

▼ Der klassische Fries am Brunnen bringt in die heitere Atmosphäre des Bildes unvermittelt ein Element der Grausamkeit.

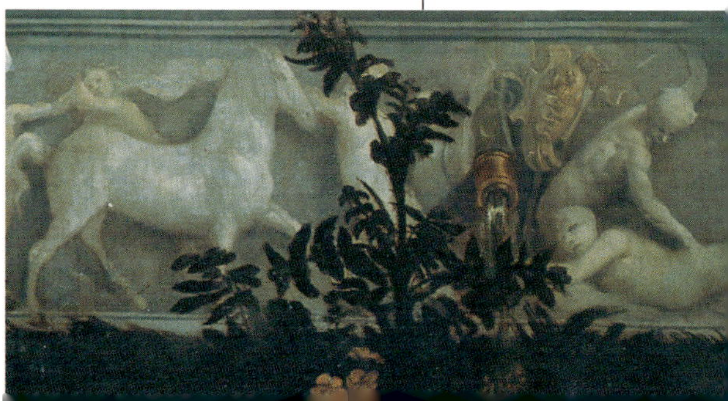

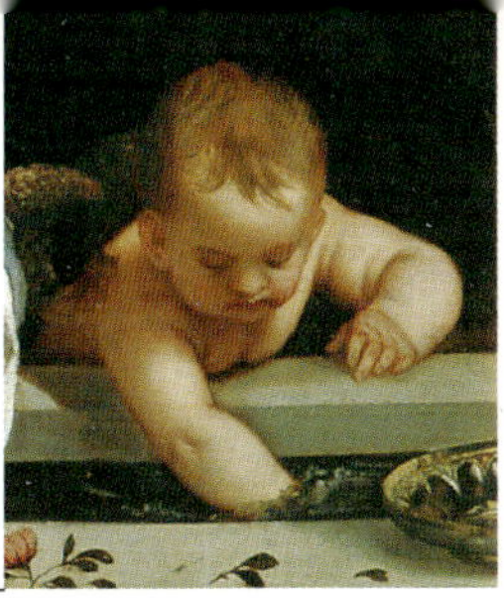

◄ Eine Schlüsselfigur ist der reizende Cupido, der seine Hand ins schimmernde Wasser taucht. Die Liebe ist das Verbindungsglied zwischen den beiden herrlichen Frauengestalten, die gemeinhin als Zwillingsschwestern, nämlich als Verkörperung zweier unterschiedlicher Formen der Schönheit nach dem neuplatonischen humanistischen Ideal, gedeutet werden.

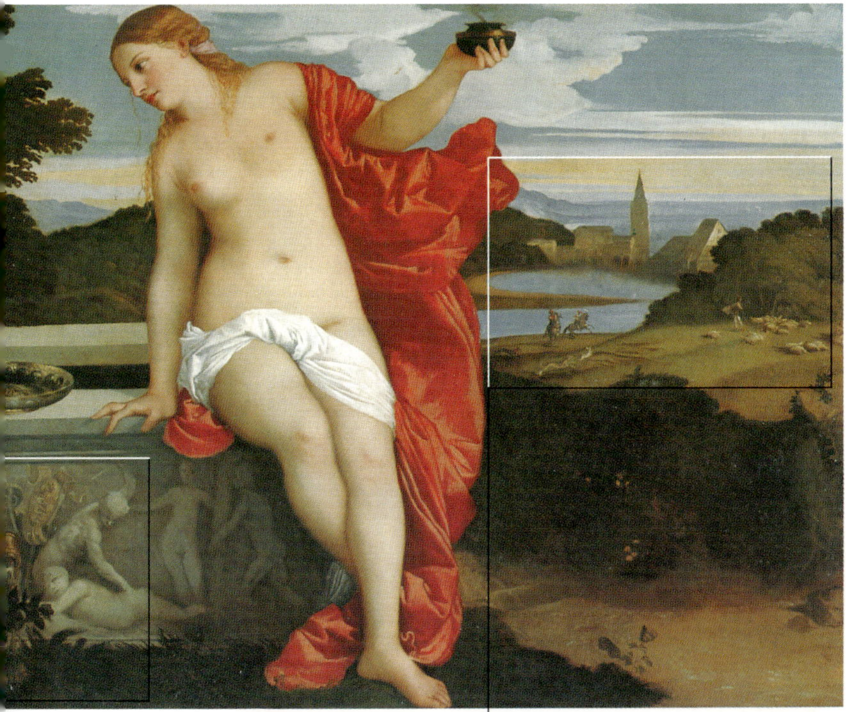

► Auf der rechten Seite des Bildes öffnet sich eine tiefe Landschaft, die in ihrer Harmonie noch an Giorgione erinnert. Das Gemälde bezeugt jedoch insgesamt schon die Distanz zum Meister aus Castelfranco, die Tizian mittlerweile gewonnen hatte – besonders in der volltönenden Farbigkeit und kraftvollen Vitalität der Personen.

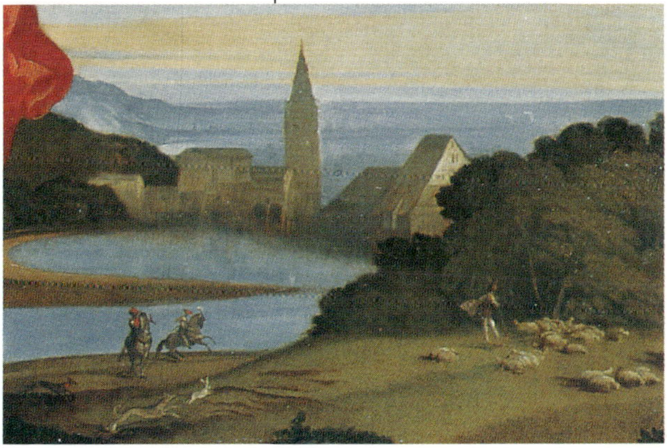

Venedig: die Regierung eines Staates

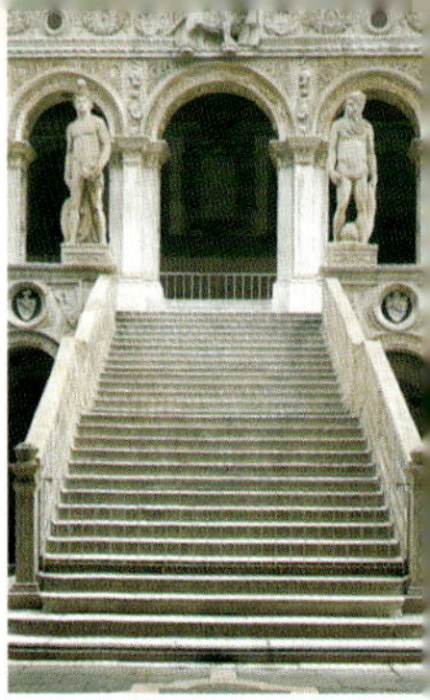

▲ Die Gigantentreppe, benannt nach den beiden Marmorstatuen von Jacopo Sansovino, bildet den Haupteingang zu den oberen Stockwerken des Dogenpalastes, dem Sitz der weltlichen Macht in Venedig.

Venedig bietet zur Zeit der Renaissance ein hervorragendes Beispiel für effektive Verwaltung und kluge Politik. Reales und symbolisches Zentrum der Macht ist der Dogenpalast, dessen bekannte Silhouette alle Veduten der Stadt beherrscht. Hier sind die wichtigsten Ämter untergebracht, die Privatgemächer des Dogen und das Gefängnis, die berüchtigten »Bleikammern«. Angehörige der Aristokratie Venedigs bilden die größte repräsentative Körperschaft, den Großen Rat, aus dessen Mitte Vertreter in die Quarantia (den höchsten Gerichtshof für Zivil- und Strafsachen), den äußerst mächtigen »Rat der Zehn« und verschiedene andere hohe Ämter entsandt werden. An der Spitze steht der Doge, der in einem komplizierten Verfahren auf Lebenszeit gewählt wird. Obwohl er über keine direkten Machtbefugnisse verfügt, kann eine charismatische Persönlichkeit in diesem Amt doch maßgeblichen Einfluß nehmen.

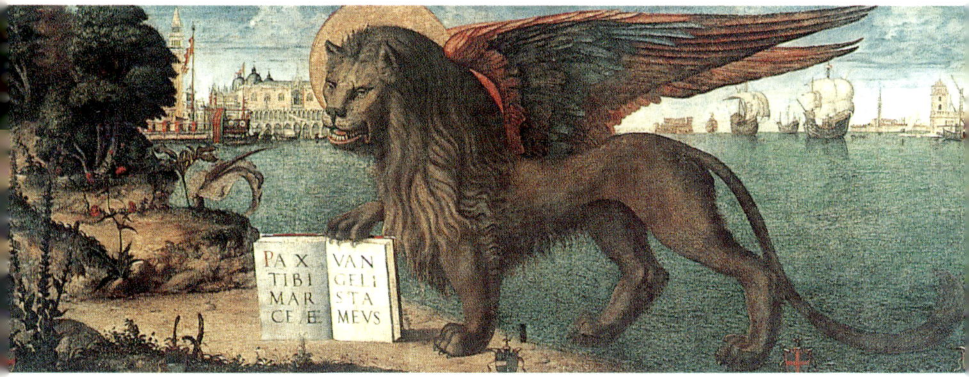

▲ Vittore Carpaccio, *Der Löwe von San Marco,* 1514, Venedig, Dogenpalast. Der geflügelte Löwe, Symbol Venedigs, steht mit seinen mächtigen Pranken über Festland und Meer zugleich – ein Gleichnis für die zweifache Herrschaft der Serenissima.

▶ Das »Horn« oder »Camàuro«, wie die edelsteinbesetzte Kopfbedeckung genannt wurde, blieb als Sinnbild der Macht allein dem Dogen vorbehalten.

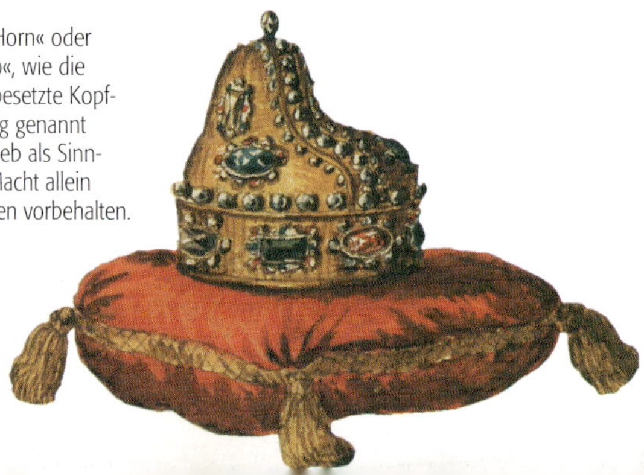

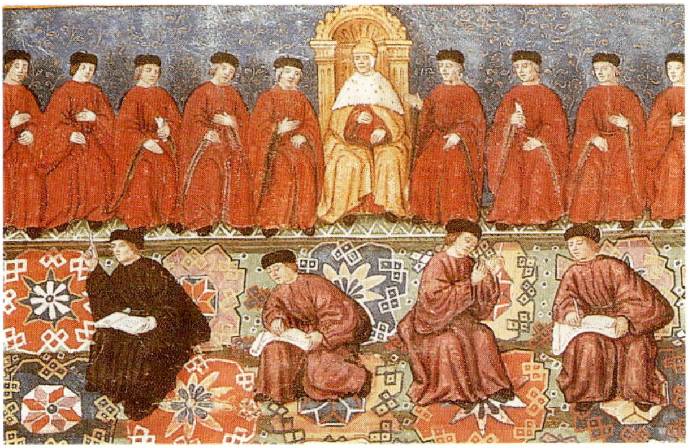

◀ In dieser Miniatur eines französischen Buchmalers aus dem 15. Jahrhundert erscheint der Doge mit den Mitgliedern des Rates der Zehn an seiner Seite, während Schreiber die Entscheidungen festhalten, um sie unverzüglich in amtliche Edikte umzusetzen.

▶ Lorenzo Lotto, *Bildnis des Andrea Odoni,* Hampton Court, Royal Collections. Als hochgebildeter Kunsthändler und Sammler stellt Odoni den Prototyp des gelehrten, reichen und kunstliebenden venezianischen Edelmannes dar. Lorenzo Lottos Bildnis mit der warmen Leuchtkraft der ineinanderfließenden Farben ist eines der Meisterwerke dieses Genres.

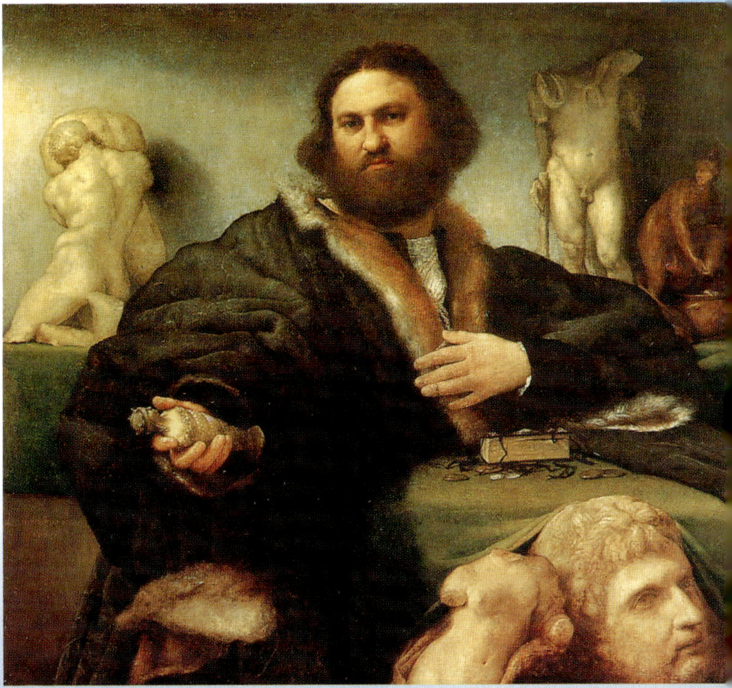

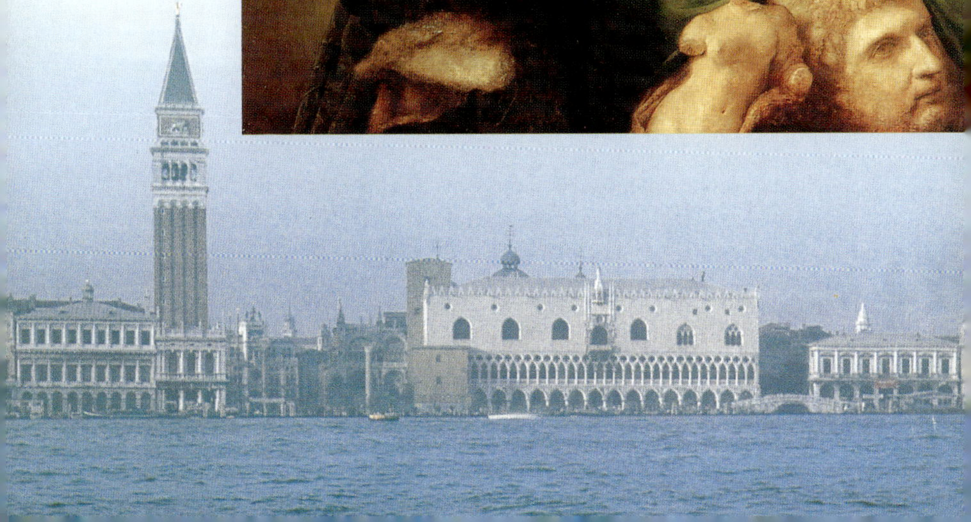

Zwischen Kaufleuten und Staatsaufträgen

Zu Beginn seiner Laufbahn teilt Tizian seine Tätigkeit auf zwischen der Arbeit für öffentliche Gebäude, die er meist sehr langsam ausführt, und der Produktion für private Sammler. Neben den ersten Porträts hat er besonderen Erfolg mit dem neuen Typus weiblicher Halbfiguren voll praller Sinnlichkeit, die sowohl von Aristokraten als auch von Kaufleuten zu Höchstpreisen erworben werden. Bereits als junger Mann zeigt Tizian ein ausgeprägtes Geschick, wenn es darum geht, seine Arbeit nach unternehmerischen Gesichtspunkten zu organisieren. Er ist, zusammen mit Raffael, der erste Künstler in der Geschichte, der den Wert seiner Gemälde mit Hilfe der Signatur zusätzlich erhöht und die Arbeit in seinem Atelier je nach Verantwortung in drei Stufen einteilt: Schüler, Mitarbeiter, Assistent.

▼ Tizian, *Flora,* 1516, Florenz, Galleria degli Uffizi. Ein charakteristisches Beispiel für das erfolgreiche Genre der Darstellung aufreizender weiblicher Figuren. Das sanft blickende, wohlgestaltete blonde Mädchen mit der rosigen Hautfarbe verkörpert das venezianische Schönheitsideal.

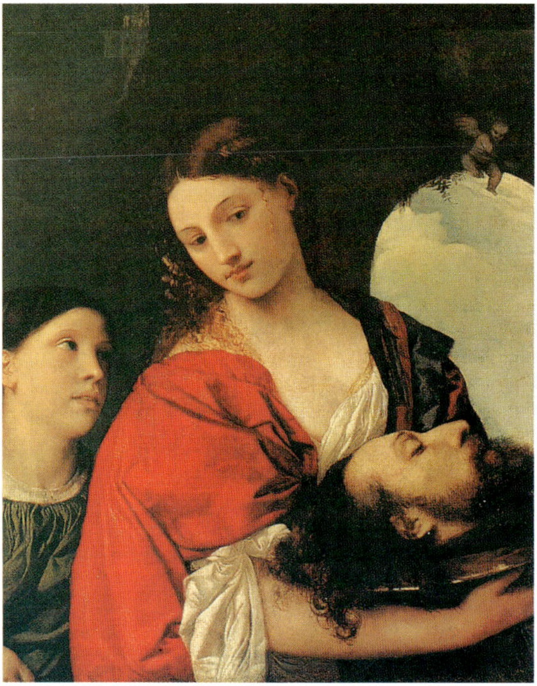

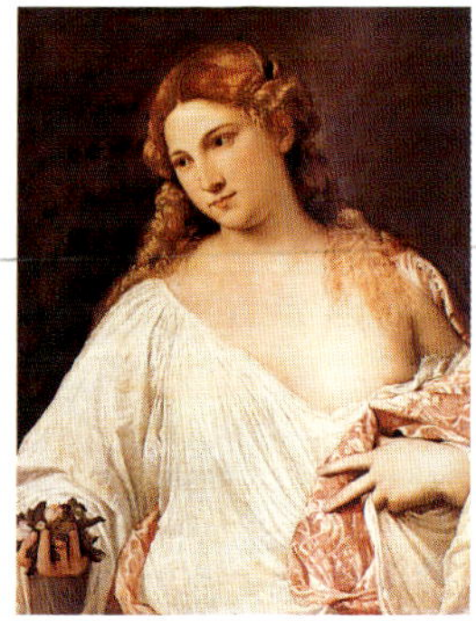

◀ Tizian, *Salome,* 1516, Rom, Galleria Doria Pamphili. Um dekolletierte Halbfiguren malen zu können, nahm Tizian die verschiedensten Thematiken zum Vorwand, von der Mythologie bis hin zu den Evangelien. Das abgeschlagene Haupt Johannes' des Täufers ist ein Selbstbildnis.

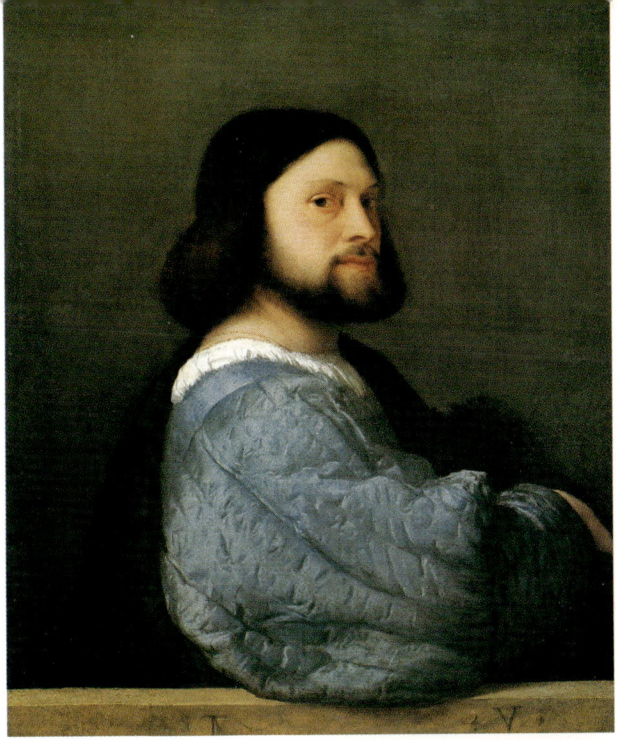

◀ Tizian, *Bildnis eines Mannes,* um 1510, London, National Gallery. Lange wurde dieser Unbekannte für den italienischen Dichter Ludovico Ariost gehalten. Möglicherweise handelt es sich aber um ein Mitglied der Familie Barbarigo. Ein Bildnis eines Barbarigo wurde von Vasari als Meisterwerk in Hinblick auf Detailreichtum und vibrierende Leuchtkraft gelobt. Auf jeden Fall ist es ein ausgezeichnetes Beispiel für die frühe Meisterschaft Tizians im Genre der Porträtmalerei, auf der sein internationaler Ruhm in erster Linie beruhte.

Das Geheimnis der *Kreuztragung*

Dieses Gemälde ist fast vollständig abgegriffen durch die intensive Verehrung, die es während des ganzen 16. Jahrhunderts erfuhr, als es zweifellos das in Venedig bekannteste und am meisten angerufene Andachtsbild war. Die Zuschreibung ist nicht gesichert, doch ist es möglich, daß es von Giorgione angelegt und von Tizian vollendet worden ist. Auch Vasari kann den Autor nicht sicher benennen, aber er meint: »Dieses Gemälde hat an Almosen eine enorme Summe eingebracht, sicher mehr noch, als Giorgione und der sehr reiche Tizian je in ihrem ganzen Leben verdient haben.«

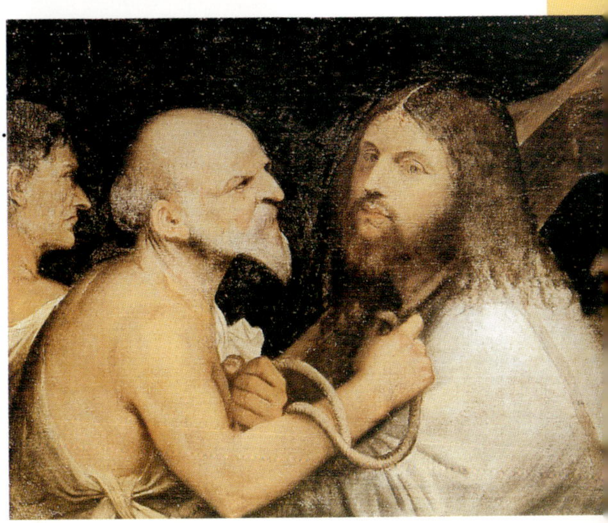

▲ Tizian oder Giorgione, *Kreuztragung Christi,* um 1510, Venedig, Scuola di San Rocco.

Prioren, Scuole, Adlige und Kaufleute: die Auftraggeber Tizians

Die Auftraggeber Tizians kommen aus allen gehobenen Bevölkerungsschichten Venedigs, das zu Beginn des 16. Jahrhunderts rund 150 000 Einwohner zählt. Auch wenn die Stadt von einer Oligarchie von gerade dreihundert Adelsfamilien regiert wird, bewahrt man doch stolz den Anschein von Demokratie und Freiheit. Neben der staatlichen und sozialen Verwaltung gibt es die Körperschaften der etwa sechzig »Scuole«, freie Verbände von Handwerkern oder Angehörigen ausländischer Gemeinschaften. Die fünf »Scuole Grandi«, die »Großen Schulen«, umfassen mehrere tausend Mitglieder. Charakteristisch für die Scuole ist die Ausschmükkung ihrer Räume mit Folgen großer Wandbilder, die Episoden aus dem Leben der heiligen Schutzpatrone erzählen. Auch kirchliche Auftraggeber sind wichtig, sehr groß ist die Nachfrage bei den großen Bettelordenskirchen, Santi Giovanni e Paolo der Dominikaner und Santa Maria Gloriosa dei Frari der Franziskaner, deren Prior, Pater Germano, Tizians *Himmelfahrt Mariä* in Auftrag gibt. Erwähnt werden müssen aber auch die reichen Handelsniederlassungen ausländischer Kaufleute, wobei sich die Deutschen als besonders eifrige Kunstsammler im Fondaco dei Tedeschi hervortun.

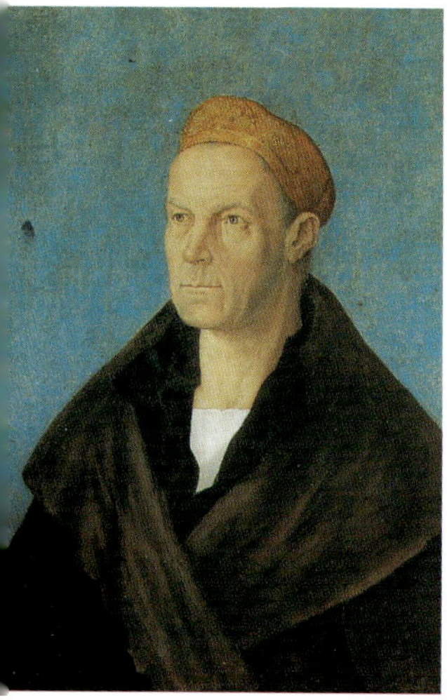

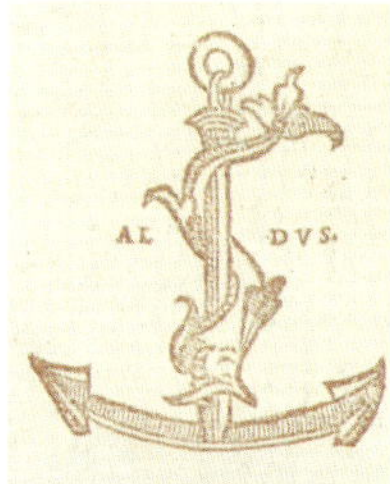

▲ Die Druckermarke des Aldus Manutius, des genialen venezianischen Verlegers, der bereits zu Beginn des 16. Jahrhunderts preiswerte Bücher herausgab und auf diese Weise ganz erheblich zur Verbreitung von Bildung und Kultur beitrug.

▲ Jakob Fugger, der große Kaufmann und Bankier aus Augsburg, hier in einem Bildnis von Albrecht Dürer, unterhielt enge Geschäftsbeziehungen mit Venedig.

▼ Auf den Tischen der *Geldwechsler*, wie sie der Flame Quentin Metsys darstellt, liegen nicht nur Münzen, sondern auch Bücher mit Miniaturen und Kunstwerke.

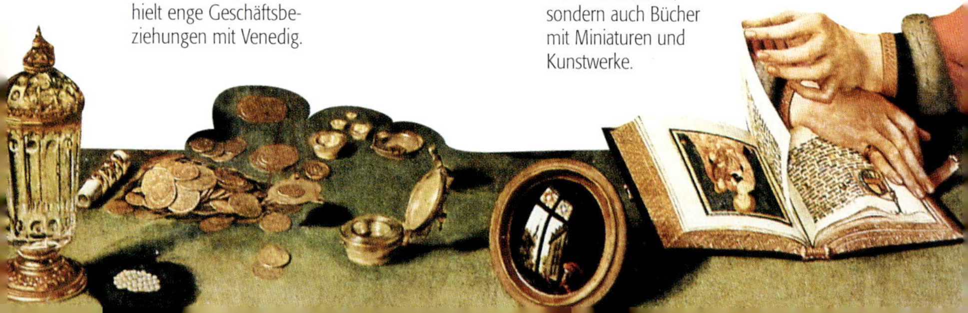

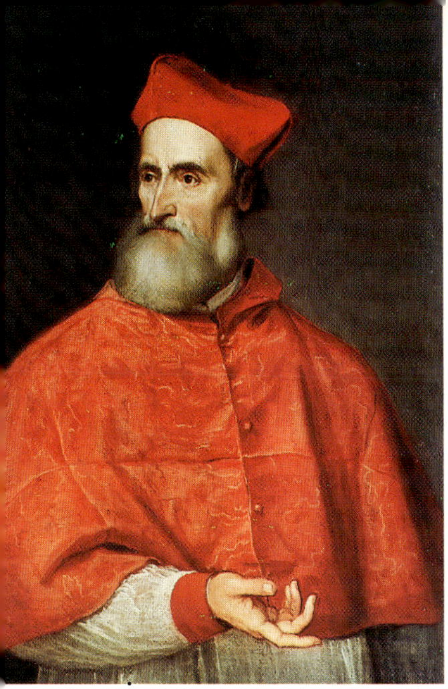

◀ Tizian, *Bildnis des Pietro Bembo,* 1540, Washington, National Gallery.

▼ Tizian, *Flugblatt für die Werbung von Almosen für die Scuola di San Rocco,* 1523. Ein eigenartiges »Flugblatt«, das Tizian entworfen hat, um Geldspenden für den Bau des neuen prachtvollen Sitzes der Scuola di San Rocco einzutreiben. Oben auf dem Blatt ist die *Kreuztragung Christi* wiedergegeben (siehe Seite 29).

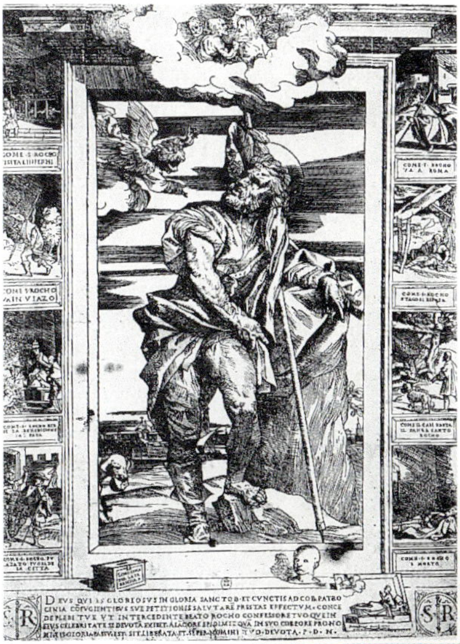

Tizian und Pietro Bembo

Das Bildnis des Kardinals ist die unmittelbarste Huldigung Tizians an seinen ersten großen Gönner. Pietro Bembo, in Rom ebenso wie in Venedig höchst einflußreich als Sekretär von Papst Leo X. und offizieller Geschichtsschreiber der Serenissima, ist nicht nur einer der größten Dichter und Sprachforscher der Hochrenaissance, ihm gebührt auch das Verdienst, die italienische Literatursprache reformiert zu haben, etwa in den *Prose della volgar lingua*. In seinen *Asolanischen Gesprächen,* entstanden während seiner Jugend am Hofe der Caterina Cornaro, hat Giorgione poetische Anregungen gefunden. Seit 1513 unterstützt er Tizian, überzeugt von dessen großem Talent, und drängt den Maler immer wieder (auch mit offiziellen Einladungen und verlockenden Angeboten), nach Rom zu gehen. Erst dreißig Jahre später, 1545, sollte Pietro Bembo in dieser Hinsicht erfolgreich sein.

▶ Vittore Carpaccio, *Disput des Heiligen Stephanus,* Ausschnitt, 1514, Mailand, Pinacoteca di Brera. In dem großen Leinwandgemälde, das zu einem Zyklus gehört, den Carpaccio für die Scuola dei Lanieri ausführte, sind die Räte der Scuola in lange, rote und schwarze Prachtgewänder gehüllt.

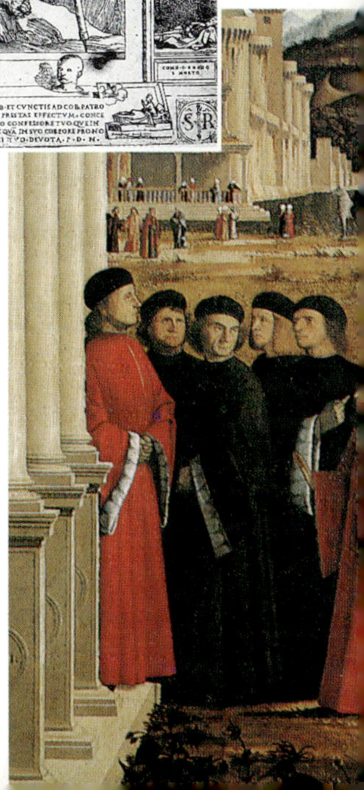

Die Himmelfahrt Mariä

Das Bild für den Hochaltar von Santa Maria Gloriosa dei Frari in Venedig wurde 1516 in Auftrag gegeben und 1518 enthüllt. Es befindet sich heute noch dort. Mit etwa sieben Meter Höhe ist es eines der größten Gemälde Tizians.

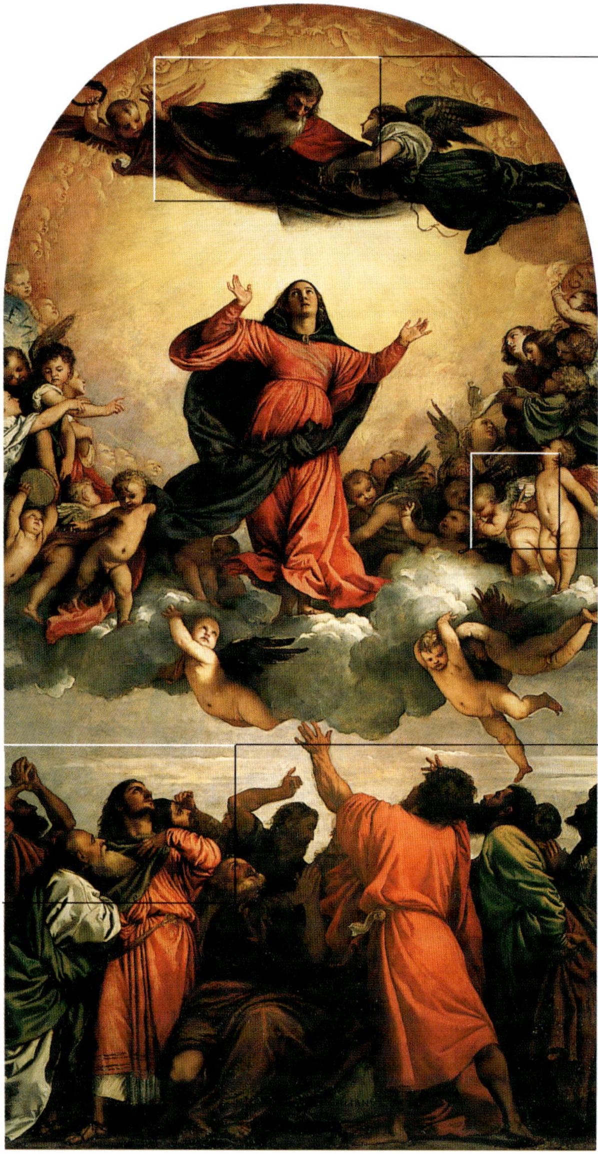

Die Apostel stehen dicht gedrängt am vorderen Bildrand. Es heißt, Tizian habe sich, wie etwa Leonardo bei seinem *Abendmahl* zwanzig Jahre zuvor, durch Modelle von der Straße inspirieren lassen. Als Reaktion darauf wurden Zweifel laut, ob man ein so »skandalöses« Werk überhaupt akzeptieren könne.

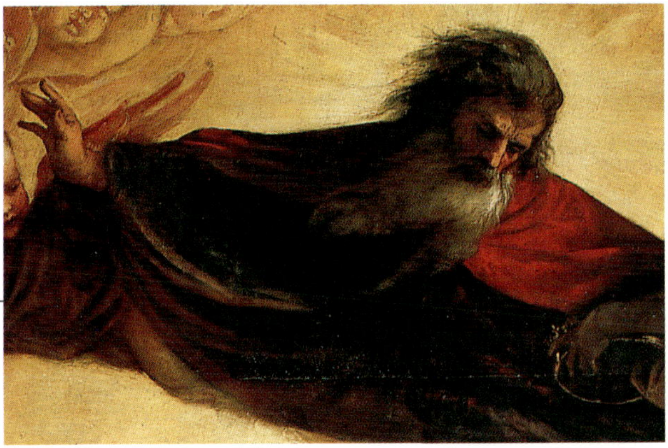

▶ Die Gestalt Gottvaters schwebt in leichter Diagonale über der Szene, um statische Symmetrien zu vermeiden. Sie hebt sich vom Hintergrund des Himmels ab und unterstützt den Eindruck starker Bewegung, der das ganze Gemälde durchdringt.

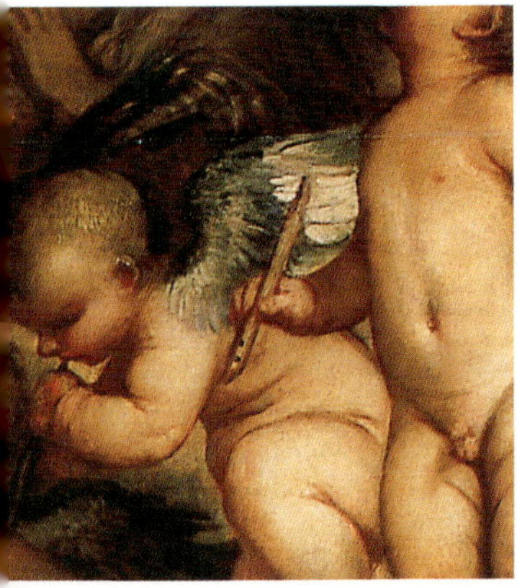

◀ Musizierenden Engeln begegnet man in Tizians Werken höchst selten, und auch hier halten nur wenige im Gewimmel der Putten, die die Jungfrau emportragen, eher schlichte Musikinstrumente in Händen. Tizian liebte jedoch die Musik sehr. Einmal tauschte er ein Selbstporträt gegen eine tragbare Orgel ein; außerdem veranstaltete er gern kleine Konzerte in seinem Haus.

▼ Die vergleichsweise geradezu statische *Himmelfahrt Mariens* von Jacopo Palma il Vecchio, nur wenige Jahre früher entstanden (1512, Venedig, Galleria dell'Accademia), läßt die Tragweite der wahrhaft revolutionären Darstellung Tizians erkennen. Die Zeitgenossen sehen hier alles vereint, »die Größe und das Furchterregende eines Michelangelo, die Anmut und den Liebreiz eines Raffael und in der Farbigkeit die Natur selbst«.

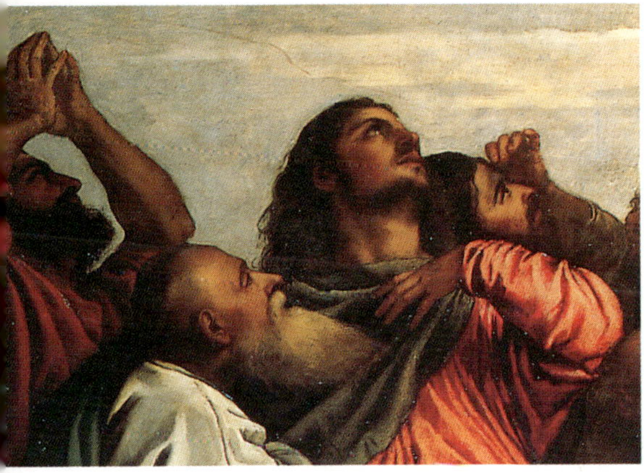

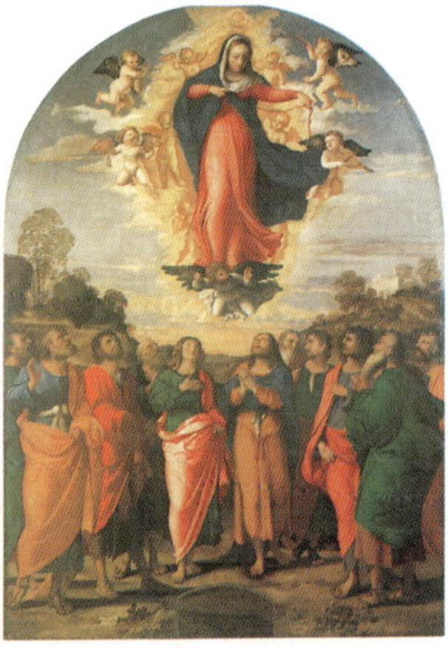

1519 – 1525

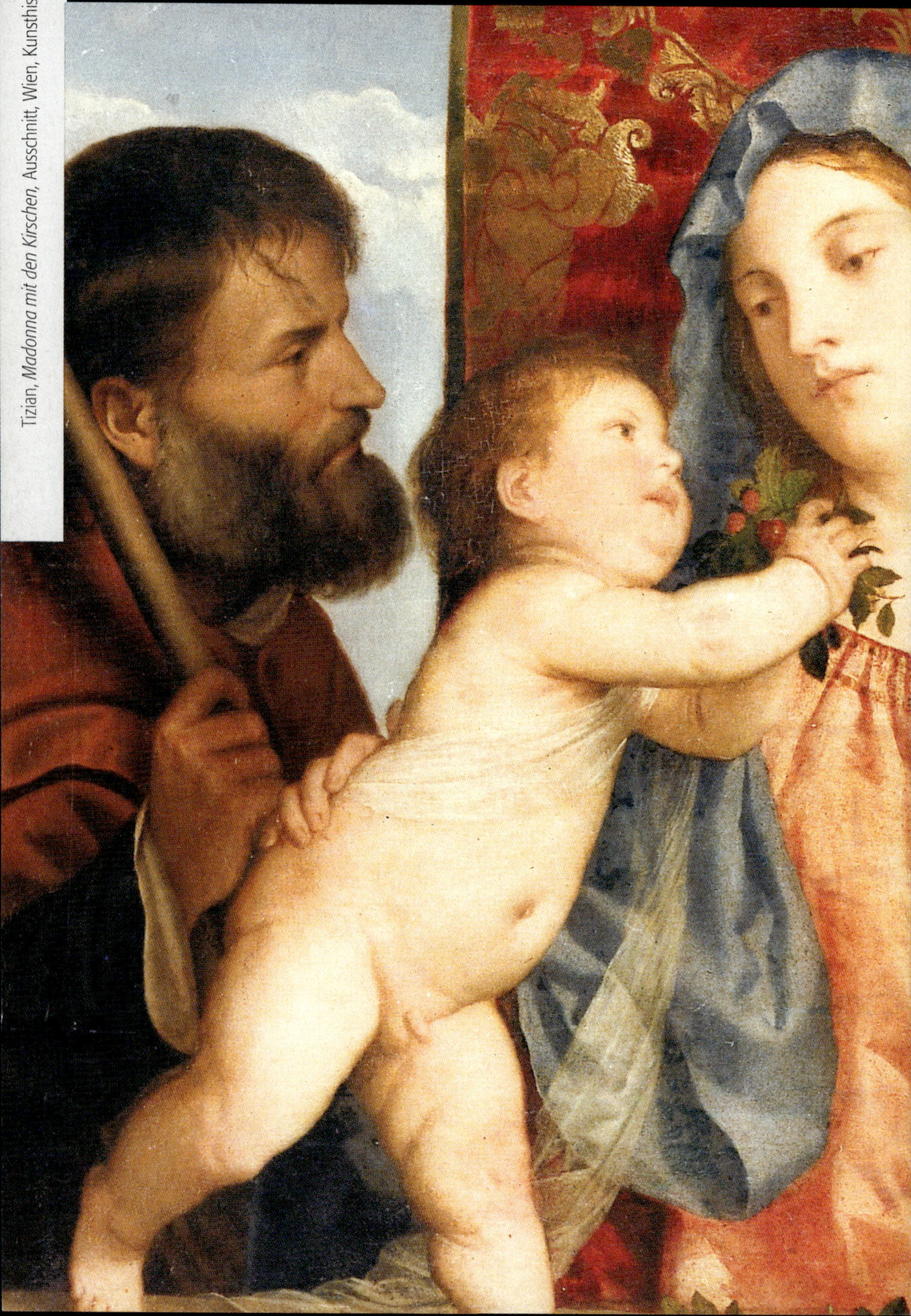

Tizian, *Madonna mit den Kirschen*, Ausschnitt, Wien, Kunsthistorisches Museum

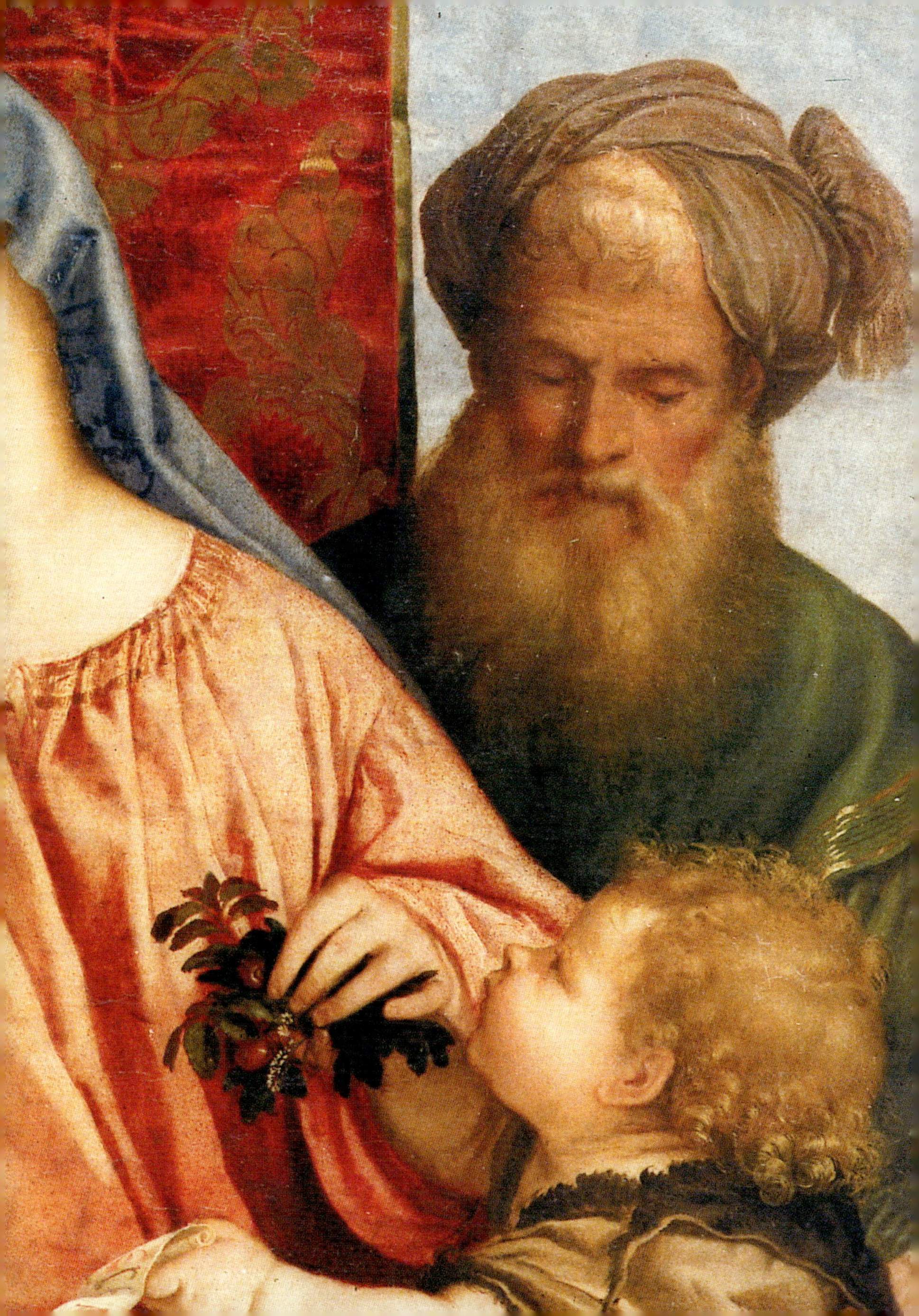

Bacchanalien für den Hof der Este

Sehr bald schon dringt Tizians Ruhm über die Grenzen Venedigs hinaus. Der erste Regent, der seine Kunst in Anspruch nimmt, ist Alfonso d'Este, der sympathische und ehrgeizige Herzog von Ferrara, an dessen Hof Tizian die ersten Monate des Jahres 1516 zubringt. Er beginnt eine Reihe von Gemälden, befaßt sich mit kleineren Arbeiten, erwirbt Kunstwerke für den Hof. Die bedeutsamste Arbeit ist zweifellos die Dekoration des Studiolo des Herzogs. Für das »Alabasterkabinett« (das 1598 leider vollständig zerstört wird) malt Tizian in der Zeit zwischen 1518 und 1523 drei Bilder mythologischen Inhalts, die *Bacchanalien,* und überarbeitet das *Fest der Götter,* das Giovanni Bellini dem Herzog einige Jahre zuvor geschickt hatte. Bis 1524 wird Tizian regelmäßig nach Ferrara reisen und am Hof stets ein hochwillkommener Gast sein.

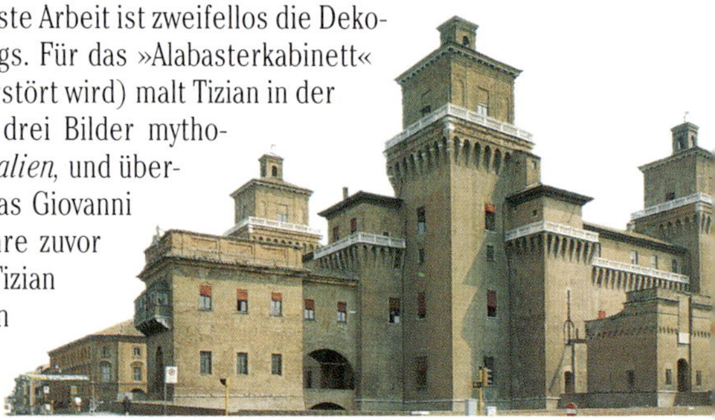

▼ Das Schloß der Este in Ferrara. Hier, genau über dem geschäftigen Markt der Stadt, läßt sich Alfonso d'Este sein Studiolo einrichten.

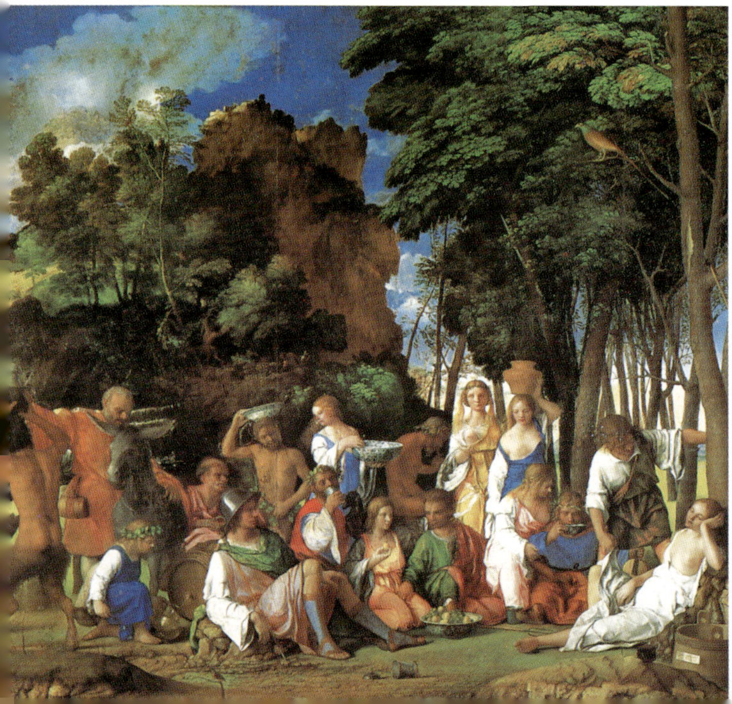

◀ Giovanni Bellini und Tizian, *Das Fest der Götter,* 1514 und 1520, Washington, National Gallery. Das heitere Fest der Götter des Olymp ist eines der letzten Werke Bellinis. Alfonso d'Este hatte es als Muster für die *Bacchanalien* seines Studiolo vorgesehen, es wurde von Tizian allerdings erheblich verändert. Um es seinen eigenen Gemälden anzupassen, malte er den energiegeladenen Himmel und die kraftvolle Landschaft im Hintergrund neu.

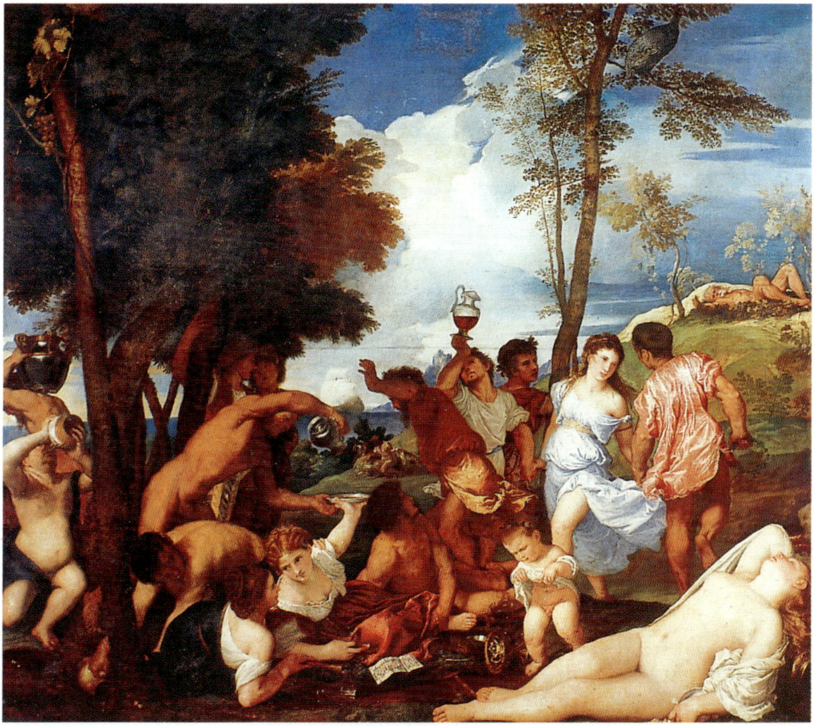

▲ Tizian, *Das Bacchanal auf Andros,* 1518–19, Madrid, Museo del Prado. In leuchtenden Farben interpretiert Tizian die mythologische Szene als Festgelage voller Schönheit und Freude. Das Gemälde ist das Gegenstück zum *Venusfest,* ebenfalls im Prado. Diese beiden ersten Gemälde der *Bacchanalien* wurden 1519 vollendet.

▶ Tizian, *Bacchus und Ariadne,* 1522–23, London, National Gallery. Auch das dritte der *Bacchanalien* bezeugt das dionysische Lebensgefühl in Tizians früher mythologischer Malerei.

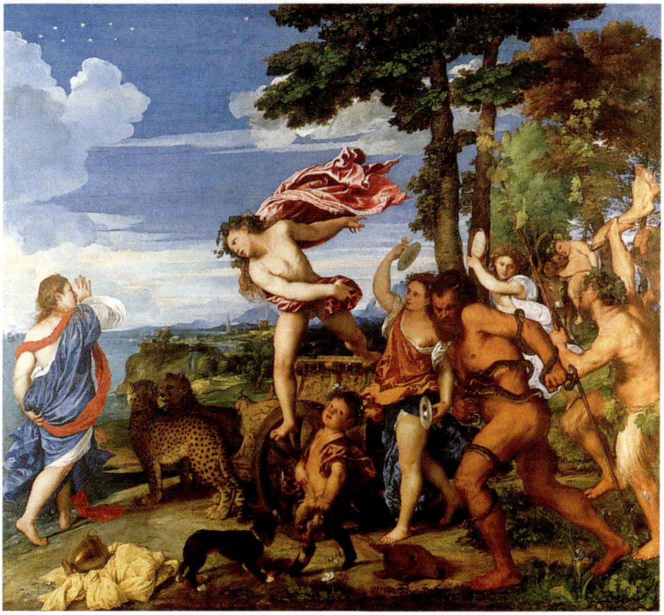

Die Fürstenhöfe der Renaissance

Im 16. Jahrhundert etablieren sich in Europa die großen Mächte wie Spanien, Frankreich, das Heilige Römische Reich Deutscher Nation und später auch England. Doch können daneben, dank kluger Bündnispolitik oder Neutralität, auch noch einige kleinere Fürstentümer bestehen. Zwei Herzogtümer in Norditalien, das der Gonzaga in Mantua und das der Este in Ferrara (die eng miteinander verwandt sind), erfahren nach den prunkvollen Jahren des 15. Jahrhunderts eine erneute Blütezeit und wetteifern miteinander um Glanz und Pracht. In Ferrara werden zwei der größten Dichter des 16. Jahrhunderts aufgenommen, Ludovico Ariost und Torquato Tasso. Mantua entwickelt sich durch die Erweiterung des Herzogspalastes und die Errichtung des Palazzo del Tè, ein Werk des genialen Giulio Romano, zu einem phantastischen Experimentierfeld auf dem Gebiet der Renaissancearchitektur. Tizian wird lange von Alfonso d'Este und seiner Cousine Isabella umworben, für die er mehrere Dutzend Gemälde anfertigt. Durch den traurigen Niedergang der beiden Städte – zuerst Ferrara und dann langsam und peinvoll Mantua – wurden die einmaligen Sammlungen der beiden kunstsinnigen Fürsten in alle Welt zerstreut.

▼ In den privaten Räumen der Isabella d'Este, den intimsten und elegantesten im riesigen Herzogspalast, finden sich feine Intarsienarbeiten aus dem frühen 16. Jahrhundert.

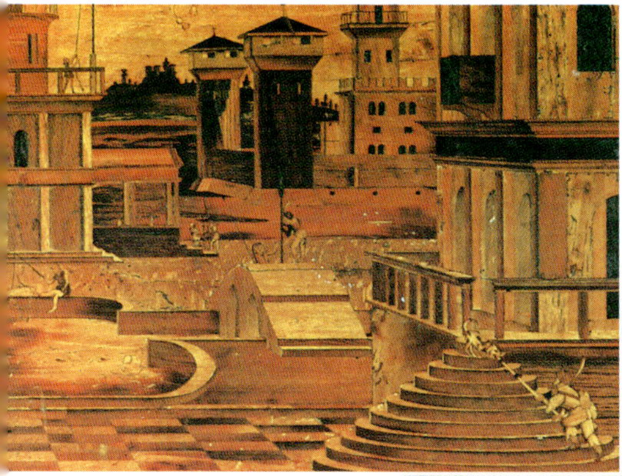

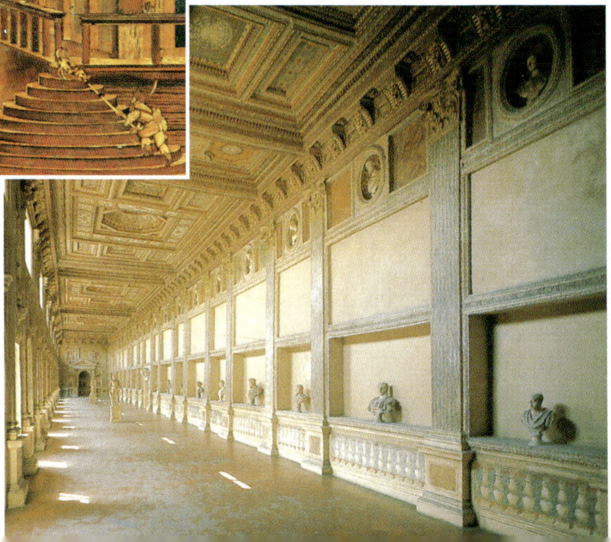

▶ Die Galerie im Herzogspalast in Mantua wurde als repräsentativer Rahmen für die Sammlung von Gemälden und Antiken der Gonzaga entworfen.

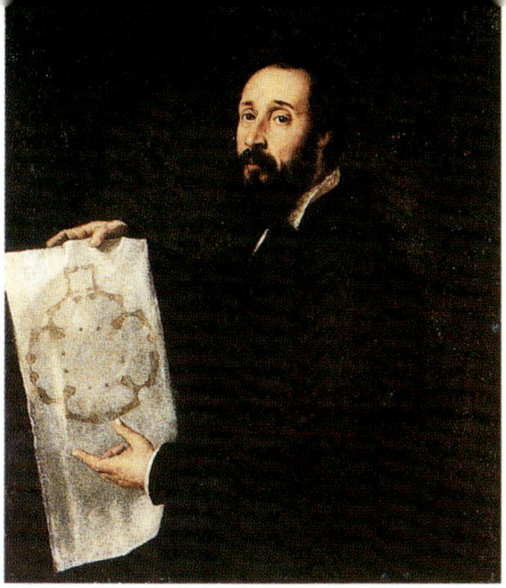

▲ Tizian, *Bildnis des Giulio Romano,* 1536–38, Mantua, Collezioni Comunali. Vor einiger Zeit bei der Versteigerung der Sammlung des philippinischen Diktators Marcos erworben, ist das Gemälde das einzige der zahlreichen von Tizian am Hofe der Gonzaga in Mantua gemalten Bilder, das in die Stadt zurückgekehrt ist.

▼ Tizian, *Bildnis der Laura Dianti,* 1523, Kreuzlingen, Sammlung Kisters. Die prunkvoll gekleidete Dame ist wahrscheinlich die Mätresse des Herzogs Alfonso d'Este, die später seine Gemahlin wurde.

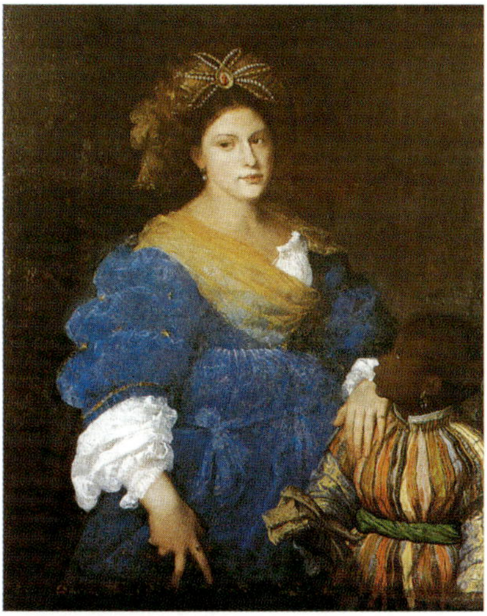

▼ Tizian, *Bildnis der Isabella d'Este,* 1536, Wien, Kunsthistorisches Museum.

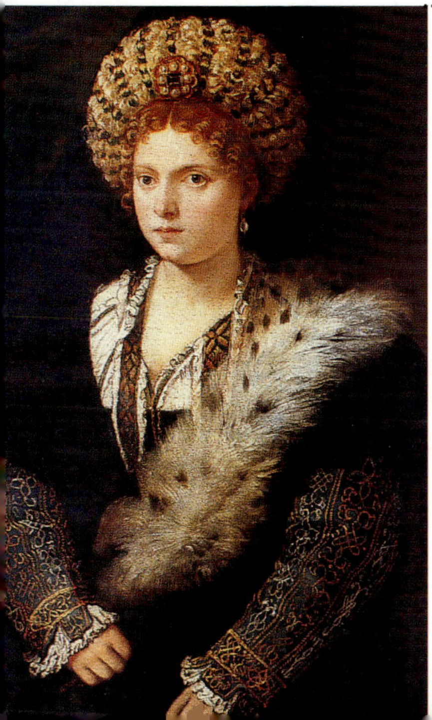

Isabella d'Este

Mindestens fünfzehn Jahre lang steht Tizian in enger Beziehung zu der Herzogin von Mantua, der vielleicht einzigen wirklichen »Königin« der italienischen Renaissance. Bereits in jugendlichen Jahren Witwe geworden, lenkt Isabella die Staatsgeschäfte in einer schwierigen Zeit. Trotzdem kann sie sich ausgiebig den Künsten widmen und mit den größten Malern des 16. Jahrhunderts Korrespondenz führen. Dieses Porträt Tizians ist nicht nach dem Leben gemalt, sondern geht auf ein zwanzig Jahre älteres Bild zurück. Als Isabella das Resultat sieht, schreibt sie dem Maler: »Wir zweifeln, je in jenem Alter gewesen zu sein oder von jener Schönheit, die das Bild enthält.«

1519-1525

Die Pala Gozzi

Das Altarbild ist signiert und 1520 datiert. Ursprünglich für die Kirche San Francesco in Ancona geschaffen, befindet es sich heute in der Pinacoteca Civica von Ancona. Auftraggeber war der Adlige Alvise Gozzi aus Dubrovnik.

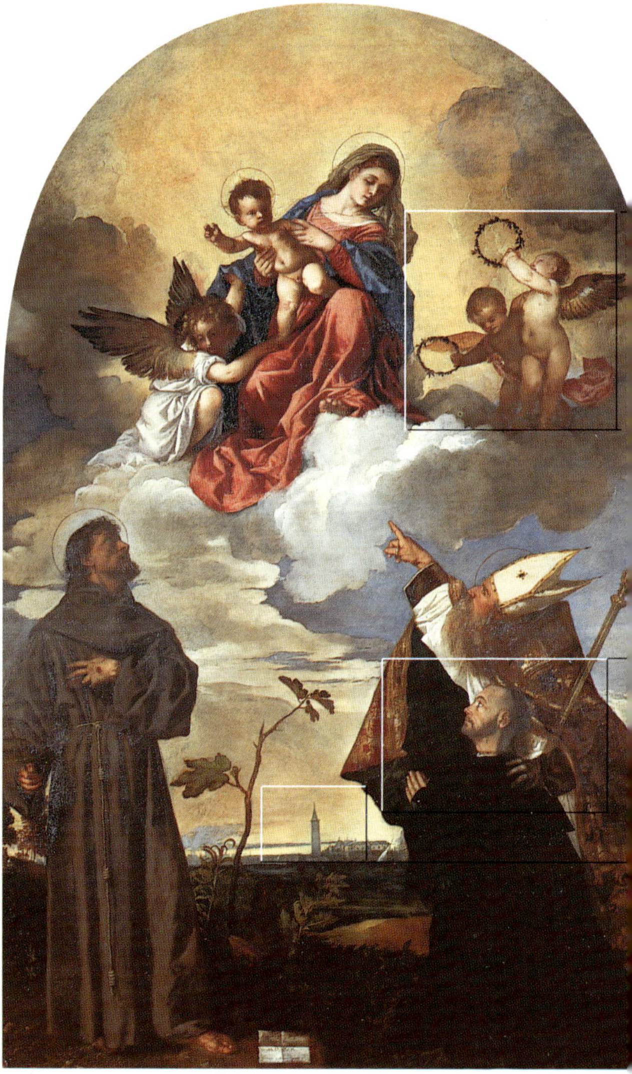

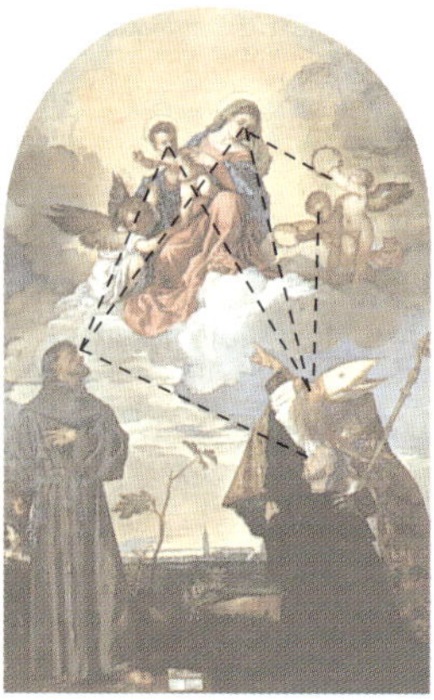

▲ Verbindet man die Blickrichtungen der dargestellten Personen, so kann man erkennen, mit welch zwingender Konsequenz dieses Gemälde aufgebaut ist: Jede der Figuren richtet das Auge auf eine andere in einem sich kreuzenden, höchst wirkungsvollen Blick- und Gestenwechsel.

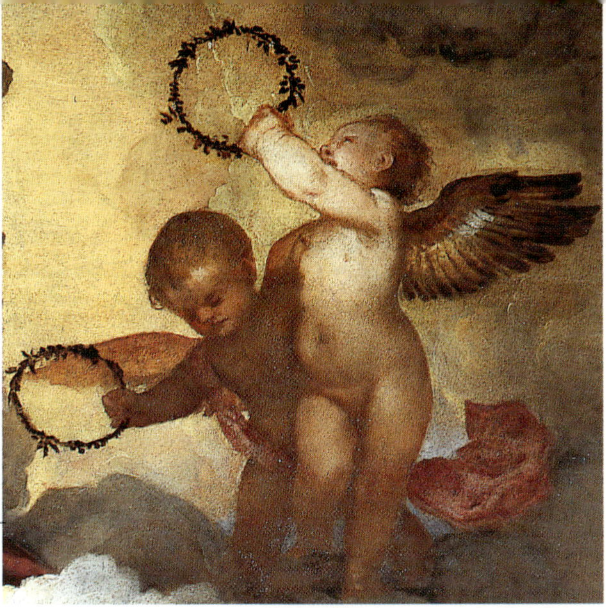

◀ Die beiden Putten haben die doppelte Aufgabe, im oberen Teil des Gemäldes ein Gleichgewicht zu schaffen und den oberen und unteren Teil miteinander zu verbinden. Jeder trägt eine geflochtene Krone und während der eine seinen Kranz der Madonna reicht, beugt sich der andere neugierig zu der unteren Gruppe, die aus dem Heiligen Alvise und dem Stifter besteht.

▶ Die Darstellung des Auftraggebers ist ein überzeugender Beweis für die Meisterschaft Tizians. Obwohl er die Figur des Stifters in der traditionellen Pose der Anbetung zeigen muß, gelingt es ihm doch, sie lebensvoll und körperlich faßbar zu gestalten.

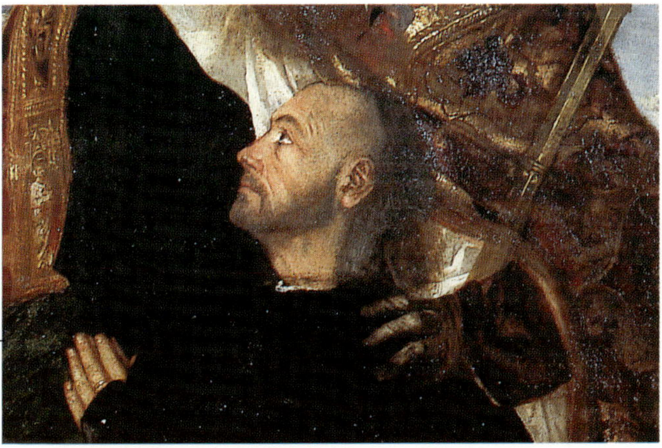

▶ In der Landschaft im Hintergrund erkennt man Venedig mit dem Hafenbecken vor dem Markusplatz, dem Dogenpalast, dem Campanile und den Kuppeln der Basilika von San Marco.

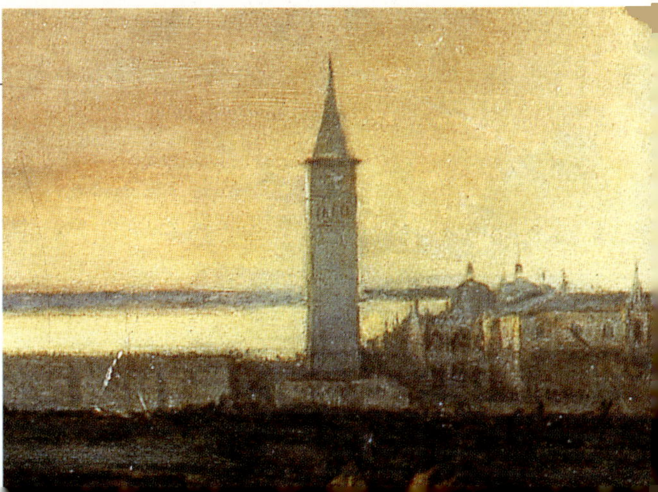

1519-1525

Die Porträts

Während seines langen Lebens steht Tizian oft im Mittelpunkt hitziger Kunstdebatten, bei denen sich die venezianischen Traktatschreiber eine Zeitlang leidenschaftliche Wortgefechte mit ihren toskanischen Kontrahenten liefern. Doch bei aller Polemik ist die Meisterschaft seiner Porträtkunst von niemandem ernsthaft angezweifelt worden. Noch nie hatte man bis dahin – und letztlich auch später nicht – so vitale, frische Porträts gesehen, vollendete Dokumente nicht nur der physischen Erscheinung des Abgebildeten, sondern auch der jeweiligen Geisteshaltung. Bis ins hohe Alter malt Tizian bedeutende Porträts. Da er sehr bald zu den Teuersten seiner Zunft zählt, sind seine Auftraggeber hauptsächlich Persönlichkeiten von Rang, die er in ihrer ganzen Machtfülle und mit gebieterischen Gesten auf die Leinwand bannt. Schriftsteller des 16. Jahrhunderts wie Pietro Aretino und Giovanni Della Casa haben versucht, den Zauber dieser sprechenden und gehaltvollen Bildnisse in Worte zu fassen. Berühmt geworden ist die Legende um ein Bildnis Papst Pauls III., das Tizian während seines Aufenthalts in Rom malte. Zum Trocknen auf den Balkon gestellt, wurde es von den Vorübergehenden respektvoll gegrüßt, da man meinte, den Papst in Person vor sich zu sehen.

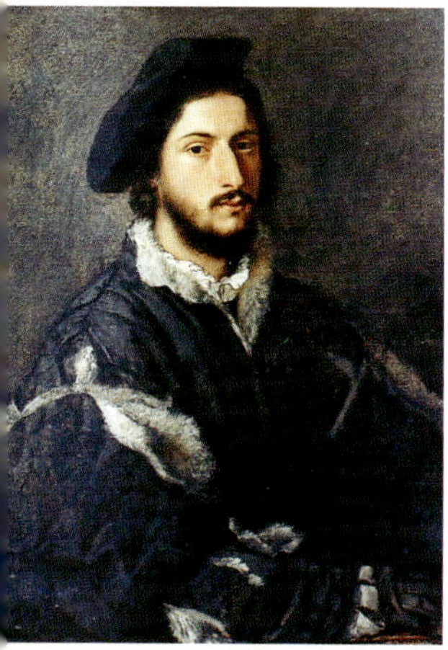

▲ Tizian, *Bildnis des Vincenzo Mosti,* um 1520, Florenz, Galleria Palatina. Tizian malte den Edelmann, einen Würdenträger am Hof der Este, während einem seiner langen und glücklichen Aufenthalte in Ferrara. Das außerordentlich feine Porträt ist in zart abgestuften Grautönen gehalten.

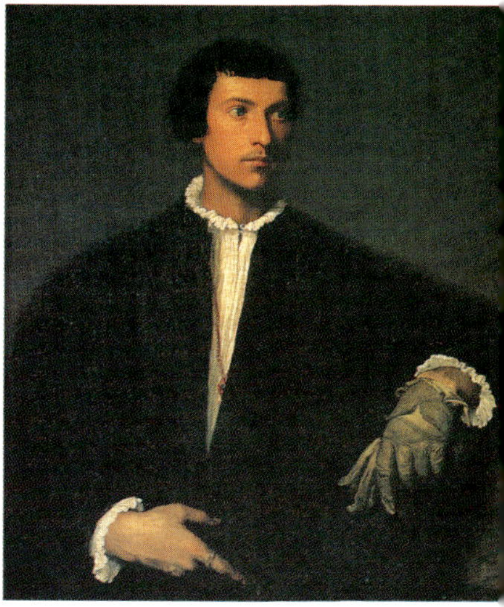

▼ Tizian, *Mann mit Handschuh,* um 1523, Paris, Musée du Louvre. Die Identität des jungen Mannes ist nicht geklärt. Vermutlich handelt es sich um einen Mantuaner, da das Porträt aus der Sammlung der Gonzaga stammt.

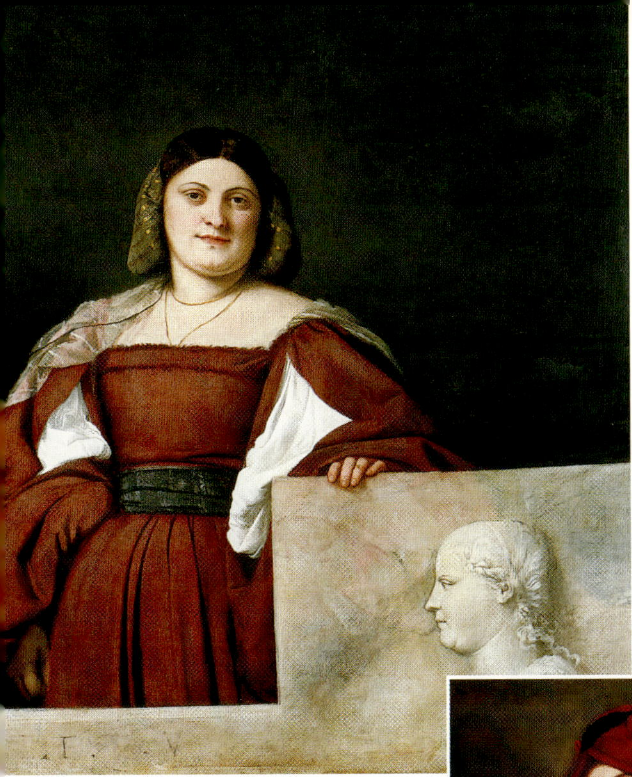

◀ Tizian, *Bildnis einer adeligen Dame, »La Schiavona« genannt,* um 1515, London, National Gallery. Es handelt sich hier um das seltene Beispiel eines »verdoppelten« Porträts. Die sympathische, füllige Dame steht neben einem Fenstersims, in das ihr eigenes Profil als Flachrelief eingearbeitet ist.

▼ Tizian, *Jüngling mit rotem Hut,* um 1516, New York, Frick Collection. Die feinen Details und die melancholische Stimmung erinnern an die »giorgioneske« Phase Tizians.

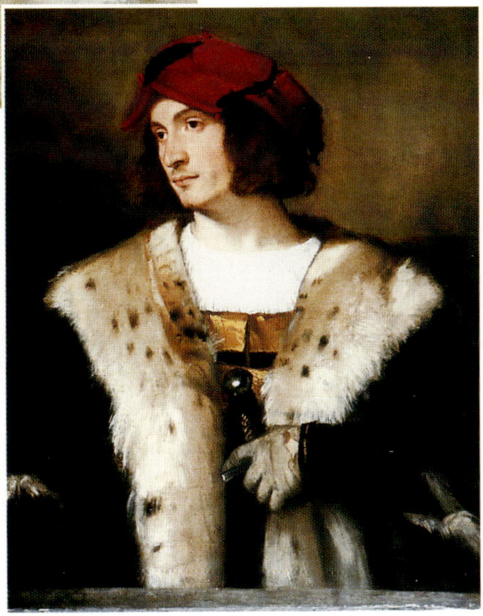

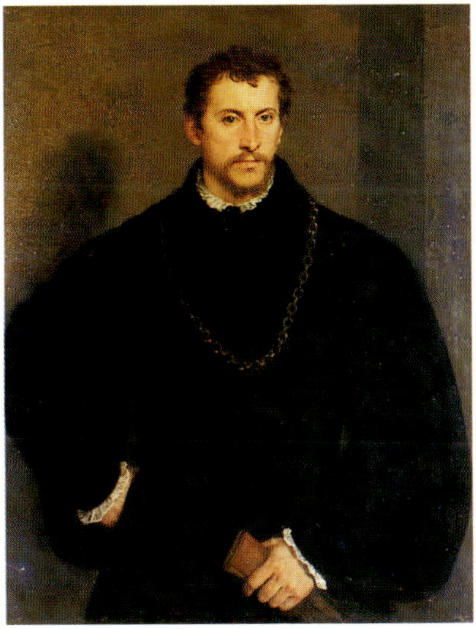

◀ Tizian, *Mann mit blaugrünen Augen,* um 1540, Florenz, Galleria Palatina. Dieses aus den Sammlungen der Della Rovere aus Urbino stammende Gemälde wird manchmal auch als *Der junge Engländer* bezeichnet, da es sich um den Herzog von Norfolk handeln soll.

1519-1525

Der Averoldi-Altar

Das Polyptychon wurde zwischen 1520 und 1522 für den päpstlichen Legaten Altobello Averoldi ausgeführt und befindet sich bis heute in der Kirche Santi Nazaro e Celso in Brescia – der Rahmen ist allerdings jüngeren Datums.

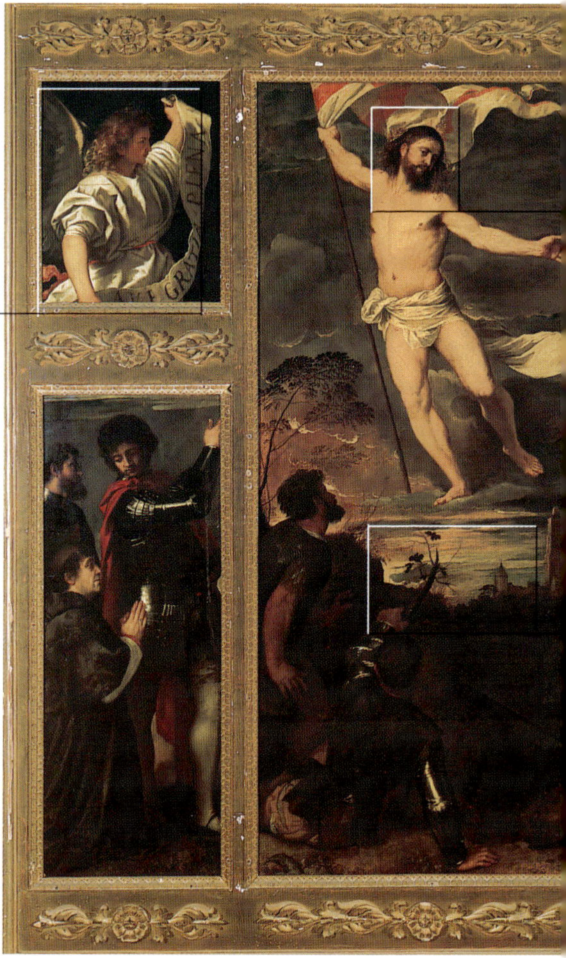

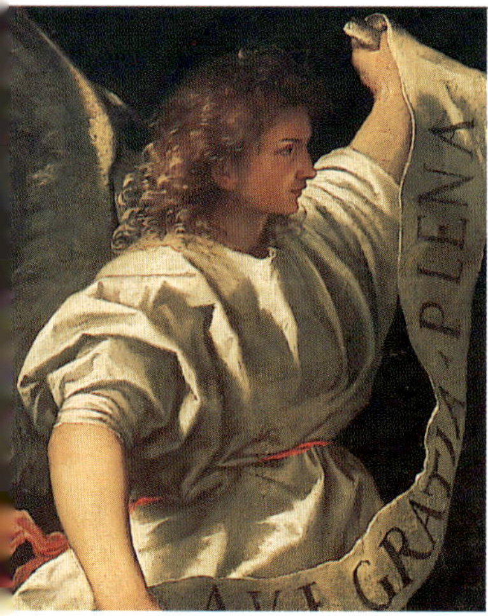

▲ Der Verkündigungsengel vor dem dunklen Hintergrund einer lyrischen Nachtszene war für die Maler Brescias im 16. Jahrhundert – Savoldo, Moretto, Romanino – ein wichtiges Studienobjekt. Auf der Tafel darunter kniet der Stifter zusammen mit den Heiligen Nazarius und Celsus, denen die Kirche geweiht ist.

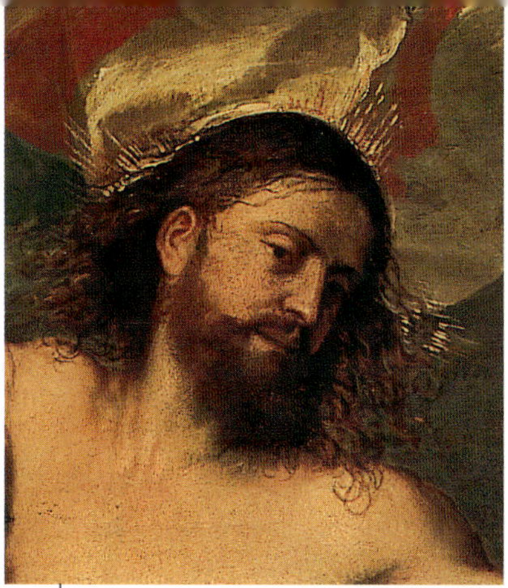

◀ Die Gesichtszüge des über dem Grab schwebenden auferstandenen Christus, von einem übernatürlichen Windhauch getragen, der das Lendentuch und die Standarte in Bewegung versetzt, ähneln denen des Heiligen Sebastian: beide sind versteckte Selbstbildnisse des Künstlers.

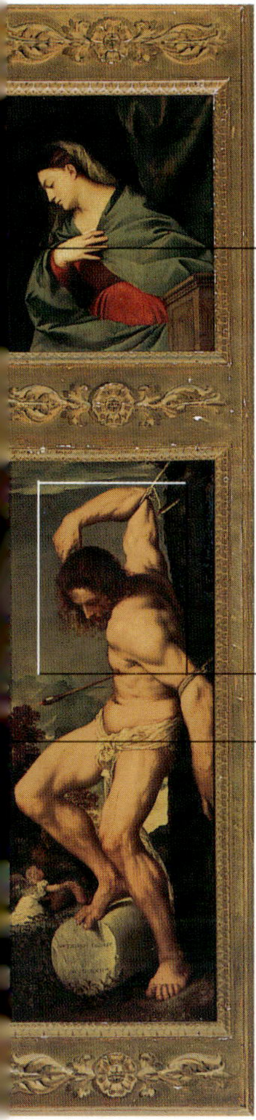

▶ Der Heilige Sebastian wurde zuerst ausgeführt, das unten angebrachte Datum gibt die endgültige Fertigstellung des Werkes an. 1520 beanspruchte Alfonso d'Este das Werk als Pfand, da Tizian die *Bacchanalien* immer noch nicht abgeliefert hatte.

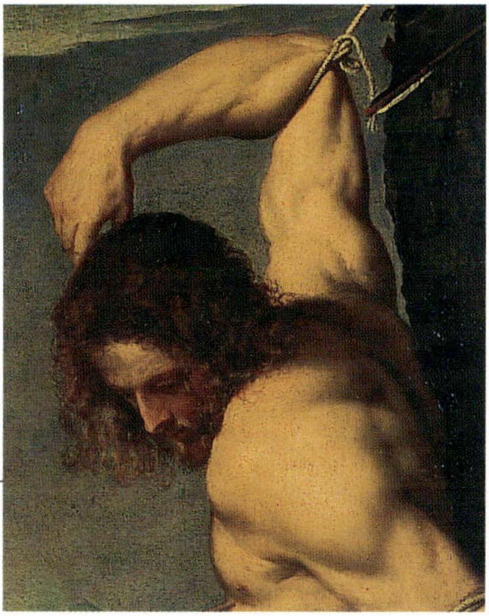

▶ Das dämmerige Licht im Zentrum ist das verbindende Element des Polyptychons: Es übergießt mit rotem Schimmer und Gegenlichteffekten die ganze mittlere Tafel.

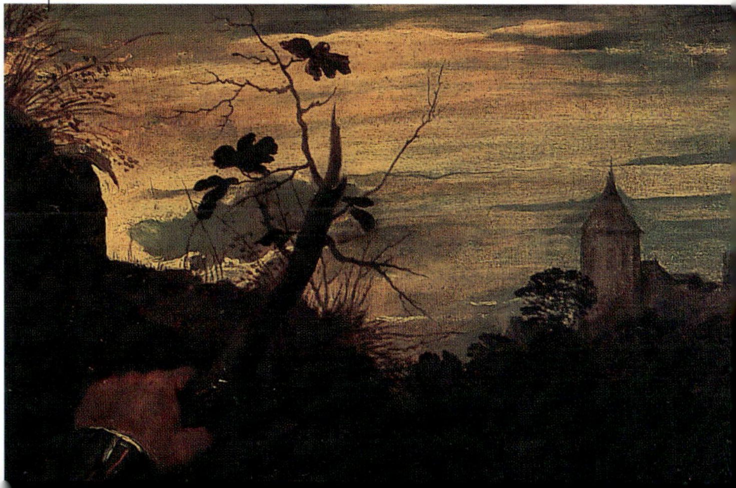

1519-1525

Der Doge Andrea Gritti

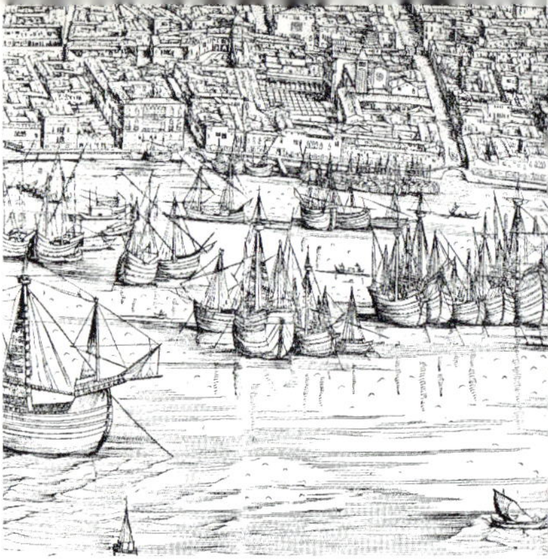

Nach dem Tod des fast neunzigjährigen Antonio Grimani wird 1523 Andrea Gritti zum Dogen gewählt. Gritti ist willensstark, äußerst ehrgeizig und mit einer umstrittenenen Vergangenheit belastet. Sofort setzt er eine Kampagne in Gang, um Venedig, dem »neuen Rom«, größere Bedeutung zu verschaffen. Angesichts der schwierigen Situation des Papsttums und der prekären Lage der von ausländischen Mächten bedrängten italienischen Staaten propagiert Andrea Gritti Venedig als die wahre, neue und freie Hauptstadt Italiens. Er beginnt mit einer grundlegenden Erneuerung der Architektur im damals modernen, auf die Klassik zurückgreifenden Stil und betraut Tizian dabei mit wichtigen Aufgaben. Der Maler läßt sich seinen Einsatz mit beträchtlichen Privilegien für sich und seine Familie belohnen.

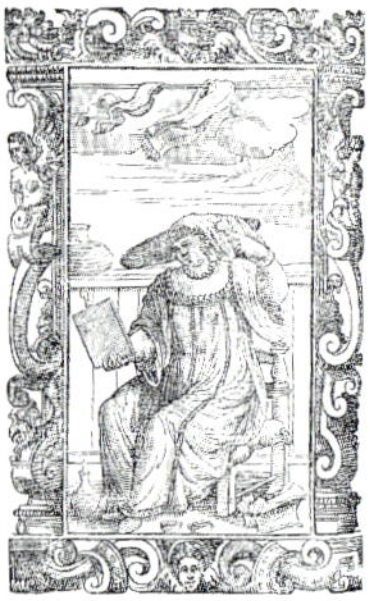

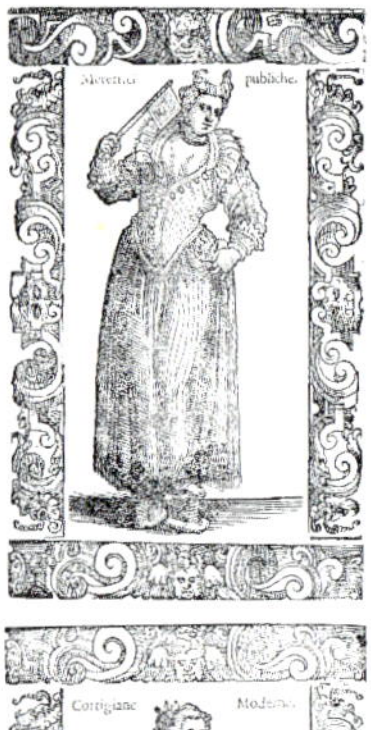

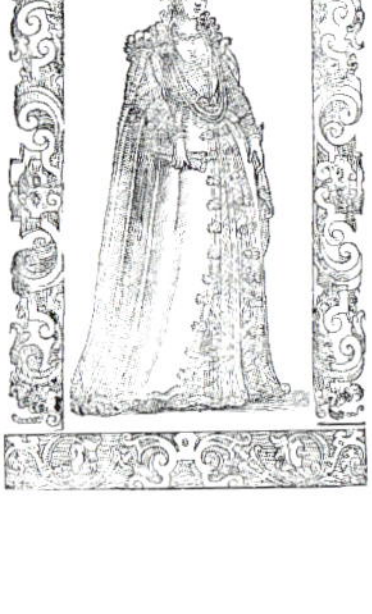

◀ Kostüme und Lebensgewohnheiten der venezianischen Frauen des 16. Jahrhunderts sind das Thema des 1590 in Venedig erschienenen Buches von einem Großneffen Tizians, Cesare Vecellio, *Alte und neue Gewänder der ganzen Welt*.

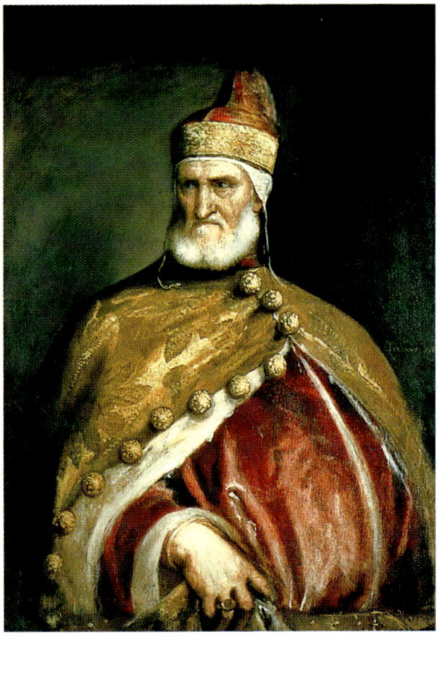

▶ Tizian, *Bildnis des Andrea Gritti,* 1540, Washington, National Gallery. Dieses Porträt beeindruckt durch Tizians Kunst der Charakterisierung, die das hochmütige Wesen des Dogen, der das Gesicht Venedigs veränderte, durchscheinen läßt.

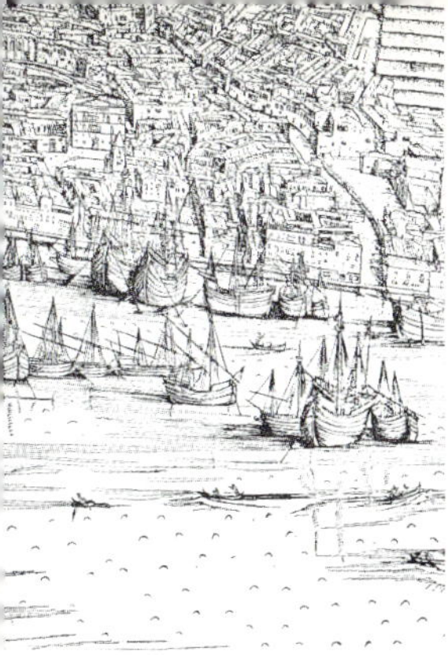

▲ Jacopo de' Barbaris Karte von Venedig aus dem Jahr 1500 zeigt große Frachtschiffe, die vor der Stadt ankern.

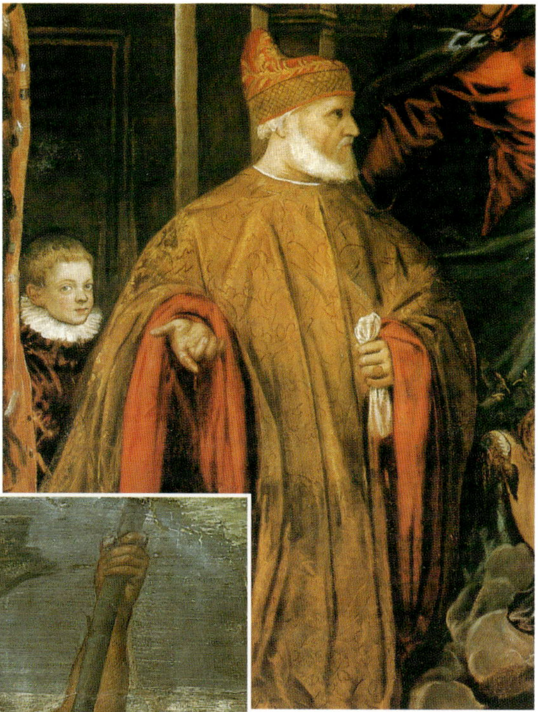

▲ Jacopo Tintoretto, *Votivtafel des Dogen Andrea Gritti,* Ausschnitt, Venedig, Dogenpalast. Zu jener Zeit war es üblich, daß sich jeder Doge in demütiger Haltung vor der Madonna kniend abbilden ließ. Das Bild Tintorettos ersetzte das ursprüngliche Gemälde Tizians, das in der Feuersbrunst von 1577 im Dogenpalast verbrannte.

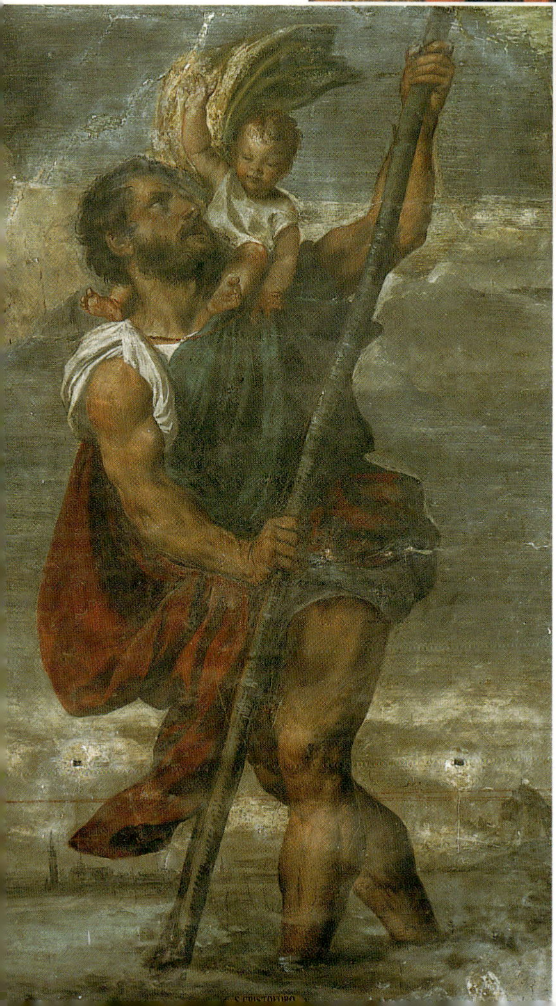

◄ Tizian, *Der Heilige Christophorus,* Fresko, 1524, Venedig, Dogenpalast. Für seine Privatgemächer ließ der äußerst abergläubische Doge Andrea Gritti Tizian den Heiligen als Schutzpatron gegen einen gewaltsamen Tod malen.

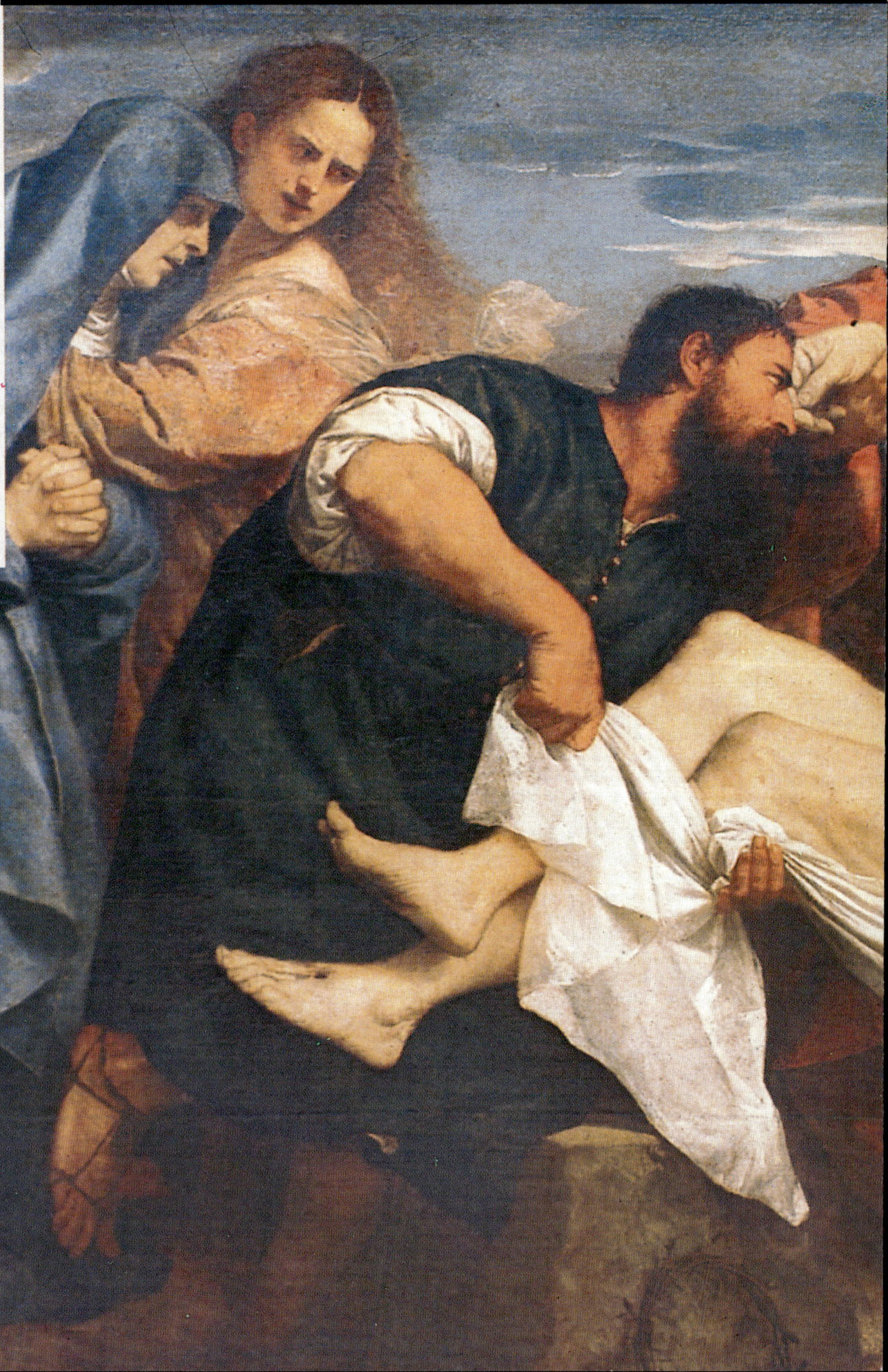

Tizian, *Die Grablegung*, Ausschnitt, 1525, Paris, Musée du Louvre

Die Herausforderung des Neuen

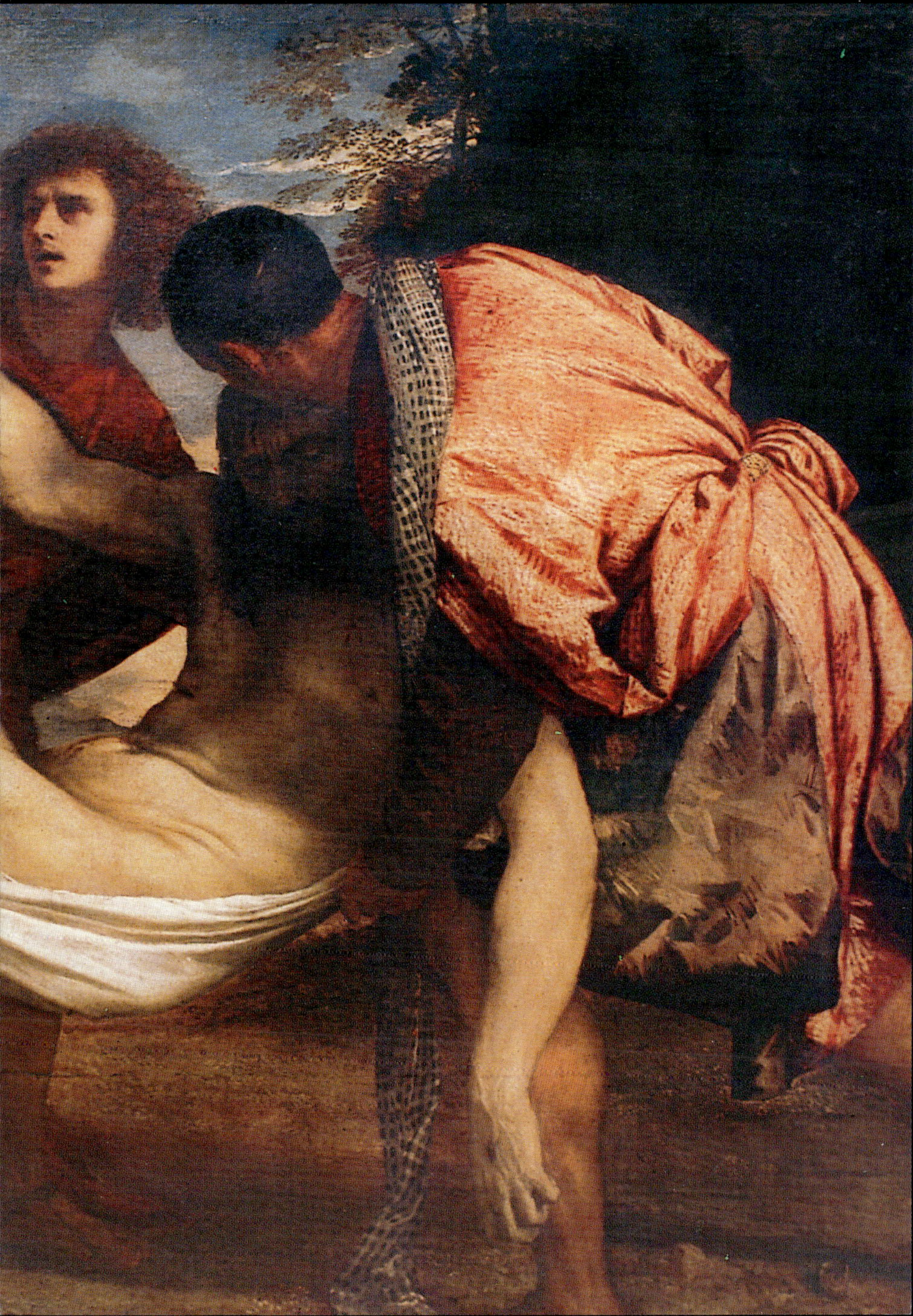

Die Familie Tizians

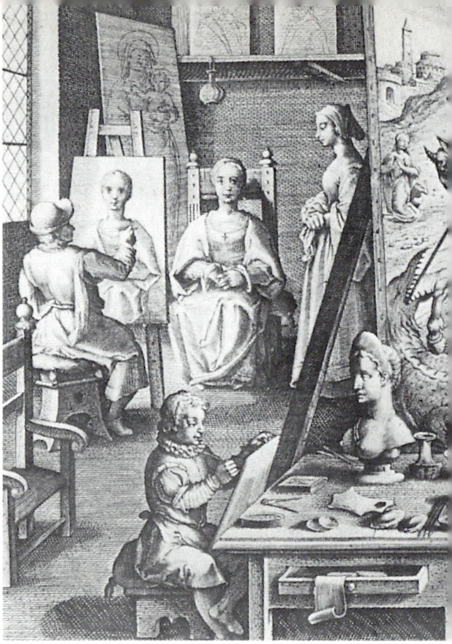

▲ *Die Werkstatt des Malers,* Stich von Giovanni Stradano. Die lebensnahe Darstellung eines Malerateliers des 16. Jahrhunderts: der Meister steht an der Staffelei, umgeben von einer Schar von Lehrlingen und Gesellen, die mit den verschiedensten Aufgaben betraut sind.

Tizian ist im Alter von 35 Jahren beruflich arriviert: der Doge Andrea Gritti hat ihn in den Dienst seiner Politik gestellt, die Fürstenhöfe in Mantua und Ferrara reißen sich um ihn, die Sammler begehren seine Werke. Zunächst bleibt er in dem unscheinbaren Atelier in San Samuele, das bereits nach unternehmerischen Prinzpien organisiert ist. Er lebt mit einem Mädchen aus Feltre zusammen, Cecilia Soldano, die ihm bereits zwei Söhne geboren hat: Pomponio und Orazio. Nach der Geburt des zweiten Sohnes im Jahr 1525 beschließt Tizian, Cecilia zu heiraten. 1530 kommt die Tochter Lavinia zur Welt, doch Cecilia, immer schon von zarter Gesundheit, stirbt wenige Tage nach der Geburt. Tizian heiratet nicht wieder und kümmert sich intensiv um die Erziehung der drei Kinder. Obwohl sein Leben immer das Interesse der Öffentlichkeit auf sich zieht, können ihm auch die größten Lästermäuler keine Skandale nachsagen. 1555 heiratet Lavinia Cornelio Sarcinelli, einen Adeligen aus Serravalle (heute Vittorio Veneto). Orazio, der Lieblingssohn, arbeitet an der Seite seines Vaters im Atelier und verwaltet die Geschäfte der Werkstatt bis an dessen Lebensende. Der träge und passive Pomponio schlägt ohne große Begeisterung eine kirchliche Laufbahn ein.

▼ Tizian, vermutlich *Bildnis des Vaters Gregorio Vecellio,* um 1530, Mailand, Pinacoteca Ambrosiana.

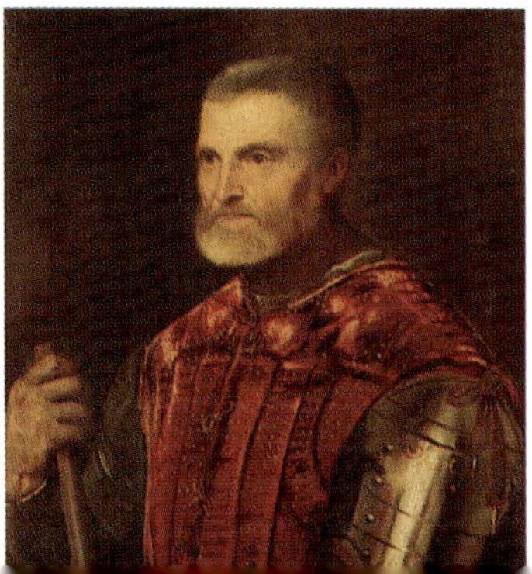

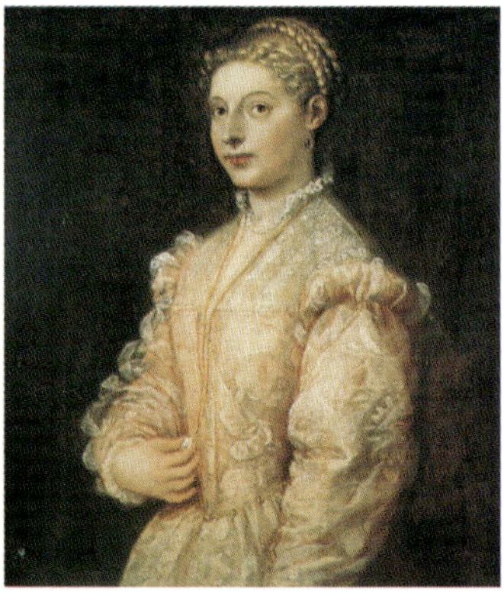

◄ Tizian, *Bildnis eines Mädchens in Weiß,* 1545, Neapel, Musei e Gallerie di Capodimonte. Angeblich ist das Modell dieser reizenden Gestalt die innig geliebte fünfzehnjährige Tochter Lavinia.

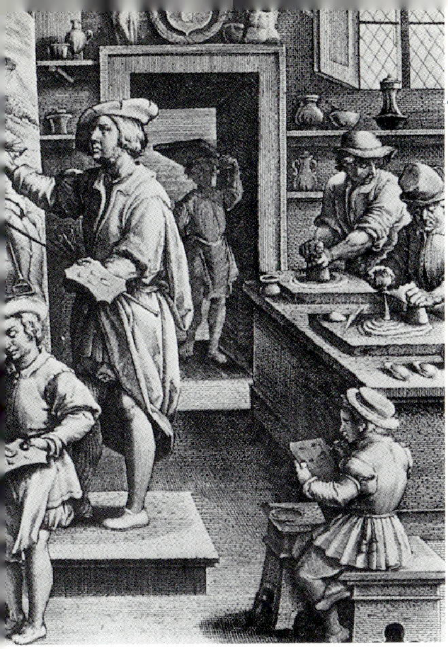

Haus und Werkstatt

Schon als junger Mann hat Tizian Wohnung und Atelier im selben Haus untergebracht. Seine Werkstatt ist straff organisiert, wobei er die Aufgaben der einzelnen Mitarbeiter genau festlegt und die Familie in die Arbeit miteinbezieht, wie den Bruder Francesco und später den Sohn Orazio. Völlig neu und bezeichnend für Tizians Geschäftssinn ist seine Erkenntnis der Bedeutung von »Öffentlichkeitsarbeit«. Um sein internationales Ansehen zu fördern, bedient sich Tizian der Hilfe so renommierter schreibgewaltiger Zeitgenossen wie Pietro Aretino, Giovanni Della Casa und Ludovico Dolce.

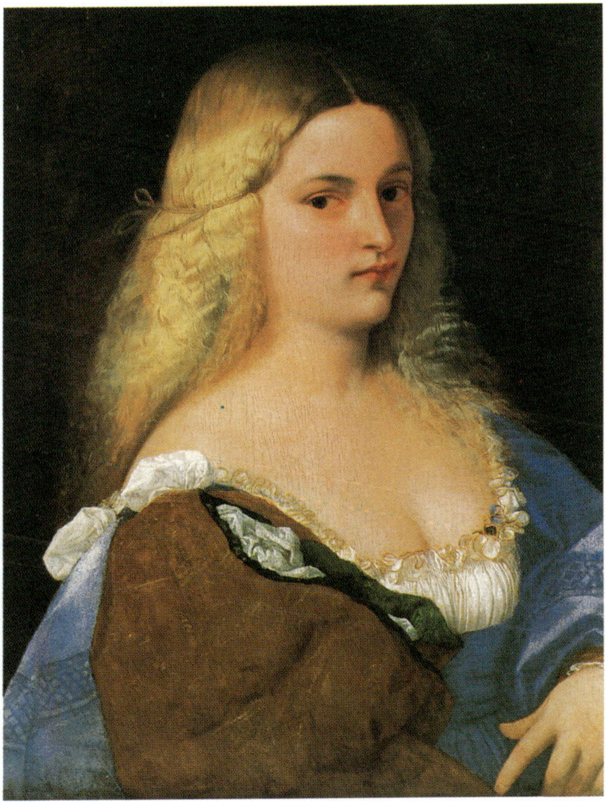

◀ Tizian, *Mädchen mit Veilchen,* 1515–18, Wien, Kunsthistorisches Museum. Dieses Bild ist sicher eines der verführerischsten und zugleich eindringlichsten Porträts des jungen Tizian. Über die Identität des Mädchens ist viel spekuliert worden. Ist es die junge Geliebte Tizians oder die Tochter des Palma il Vecchio? Das Rätsel bleibt ungelöst, auch weil kein gesichertes Bildnis von Cecilia, der späteren Gemahlin Tizians, überliefert ist.

Bildnis des Federico Gonzaga

Das Gemälde ist in den Jahren 1523–1525 während eines Aufenthalts von Tizian in Mantua entstanden und wird heute im Museo del Prado in Madrid aufbewahrt.

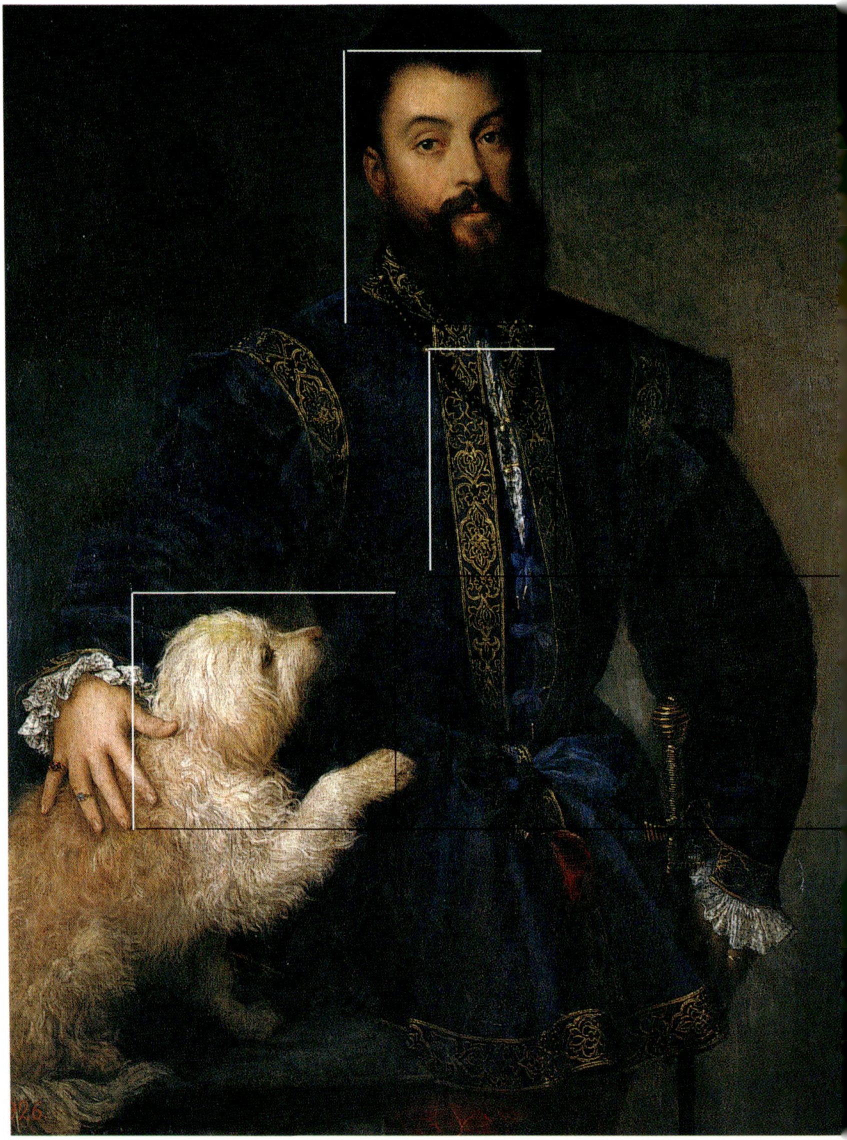

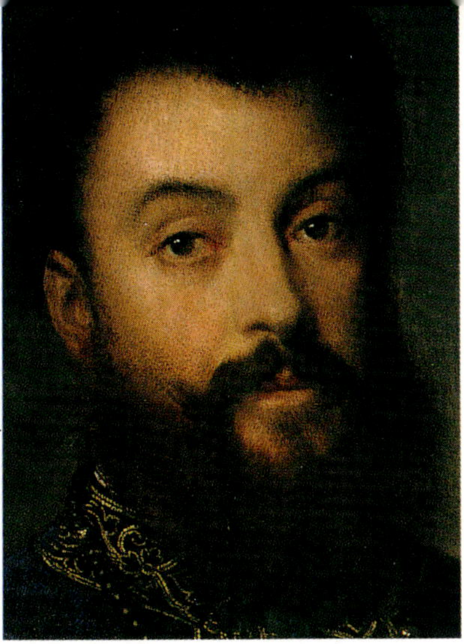

◀ Federico Gonzaga, Sohn von Isabella d'Este, pflegte sein Erscheinungsbild geradezu mit Besessenheit und ging dabei so weit, sich mit Jupiter, dem Beherrscher des Olymp, zu identifizieren.

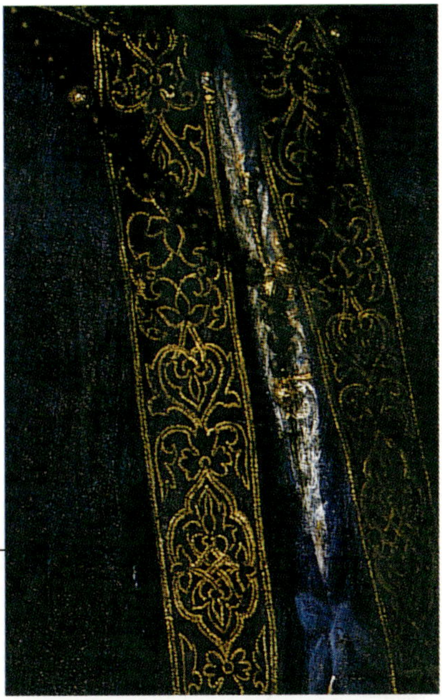

▶ Die Pracht des Hofes zu Mantua zeigte sich in Banketten und Feierlichkeiten, aber auch in der Kleidung: Der goldverbrämte Überrock des Markgrafen ähnelte vermutlich demjenigen, den Federico Gonzaga Tizian schenkte, um ihn an seinen Hof zu locken.

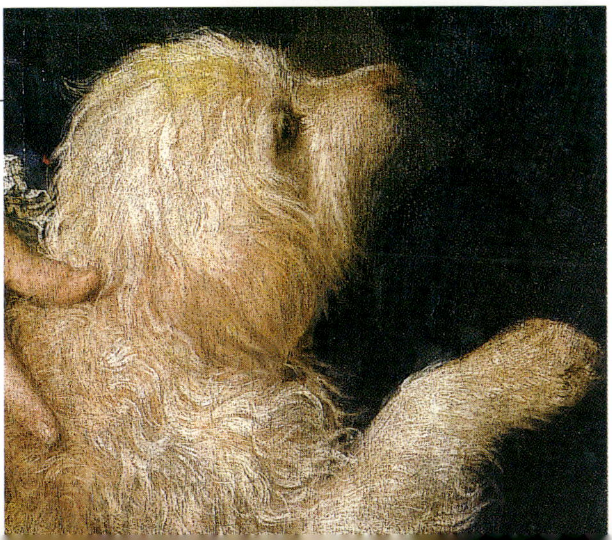

▶ Das Hündchen bringt einen Hauch Alltäglichkeit in das hoheitsvolle Bild. Die Gonzaga waren berühmt für die Zucht edler Jagdhunde; das zottelige Geschöpf, das seinem Herrn die Pfote gibt, gehört jedoch bestimmt nicht zu diesen kostbaren Exemplaren.

1525-1530

Zwischen Renaissance und Manierismus

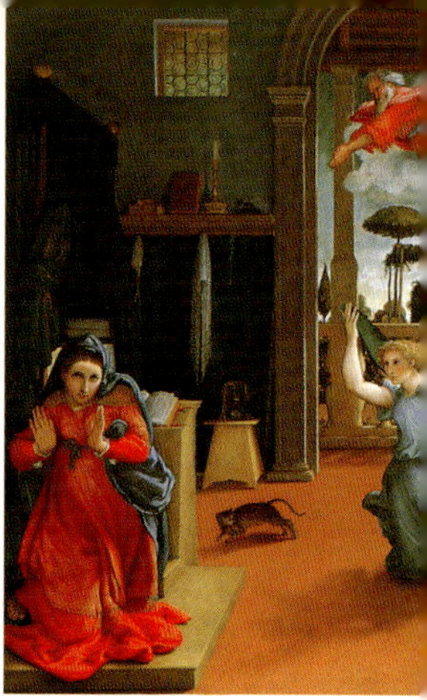

Während der zwanziger Jahre des 16. Jahrhunderts erlebt die italienische Kunst eine tiefgreifende Veränderung. Die Regeln des 15. Jahrhunderts bezüglich Aufbau, Perspektive und Symmetrie erscheinen nicht mehr ausreichend, um die Spannungen und Emotionen einer Epoche auszudrücken, die von überaus großen geschichtlichen Ereignissen geprägt ist: die Thronbesteigung Karls V., die Kriege in Italien, der Ausbruch der Reformation. In Venedig gibt Tizian als unbestrittener Führer der lokalen künstlerischen Schule eine genaue Richtung vor, doch in den anderen Regionen Italiens erlebt man eine rasche Folge neuer, unterschiedlicher Strömungen. Bahnbrechend wirkt die Entwicklung in Florenz durch Pontormo und Rosso Fiorentino: fahle Farben, Präzision der Zeichnung (*disegno*), bewußt übersteigerte Ausdrucksformen, erstarrte Posen, Verzicht auf realistische Perspektive. Der einsetzende Manierismus ist in Mittelitalien erfolgreich, während sich in den norditalienischen Gebieten interessante Alternativen entwickeln: die zarte, gefühlsbetonte Malerei Correggios, der robuste Naturalismus der Lombarden, die beunruhigende Psychologie eines Lorenzo Lotto.

▲ Lorenzo Lotto, *Verkündigung,* 1527, Recanati, Pinacoteca Comunale. Die in Bergamo verbrachten Jahre (1513–25) gehören zu den wenigen heiteren im peinvollen Dasein des Lorenzo Lotto. Von äußeren Zwängen befreit, offen für die Ereignisse des Alltags, geht er die traditionellen Themen in völlig neuer Weise an, wie die von höchster Spannung erfüllte *Verkündigung* beweist.

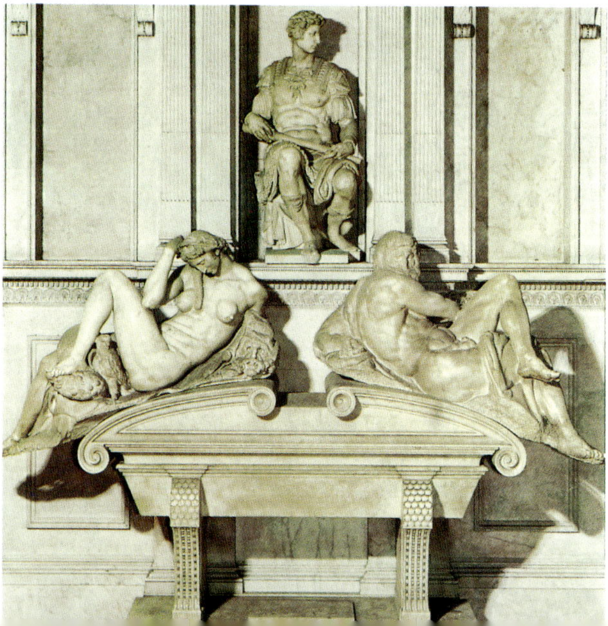

◄ Michelangelo, *Grabmal der Medici mit den Allegorien des Tages und der Nacht,* Florenz, Sacrestia Nuova in San Lorenzo. In den zwanziger Jahren des 16. Jahrhunderts nach langer Vorbereitung vollendet, zählen die Medici-Gräber zu den größten Meisterwerken der Bildhauerkunst. Mit der monumentalen Anatomie ihrer Figuren sind sie ein beeindruckendes Zeugnis für die Krise der Renaissance-Ideale.

▶ Correggio, *Anbetung der Hirten (»Die Nacht«)*, 1522, Dresden, Gemäldegalerie. Für eine Kirche in Reggio Emilia gemalt, nimmt diese meisterhafte Lichtkomposition Correggios die zukünftige Entwicklung der Malerei vorweg.

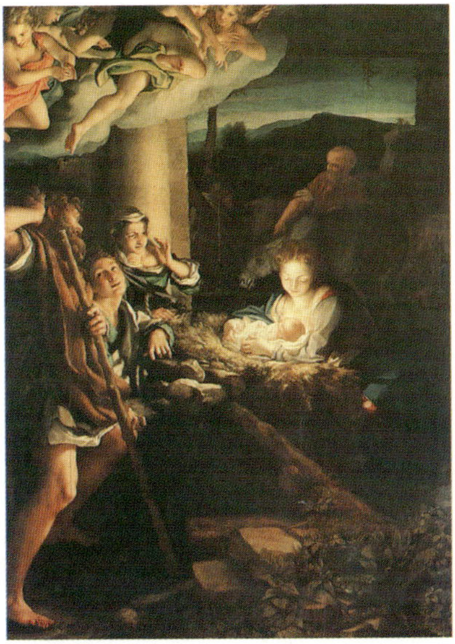

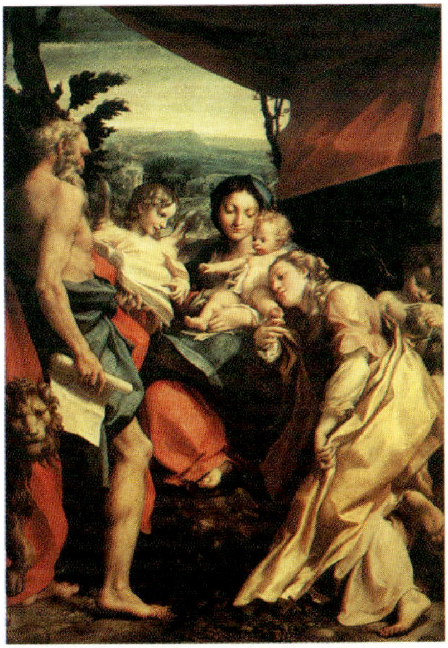

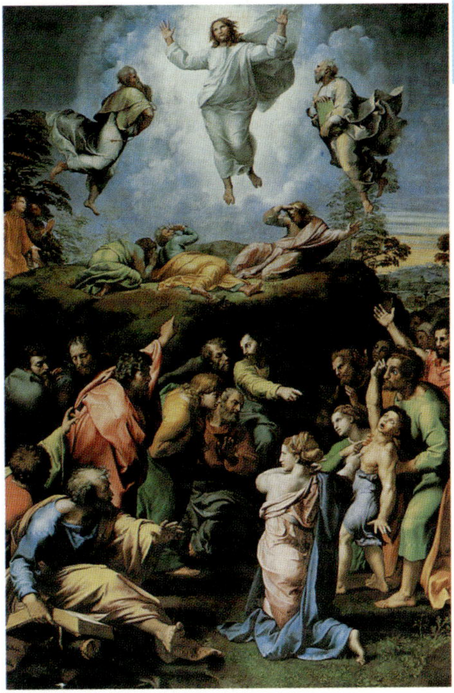

▲ Correggio, *Madonna mit dem Heiligen Hieronymus (»Der Tag«)*, 1523, Parma, Galleria Nazionale. Dieses lichterfüllte Altarbild, das meist als Gegenstück zur *Anbetung der Hirten* betrachtet wird, ist ein weiteres Zeugnis für die Originalität Correggios, der ohne die lineare Härte der Manieristen die herkömmlichen Schemata überwindet und somit zum Verbindungsglied zwischen Leonardo – man beachte das Antlitz der Madonna – und der Malerei des Barock wird.

▶ Raffael, *Verklärung Christi,* 1520. Rom, Pinacoteca Vaticana. Im Wettstreit mit Sebastiano del Piombo entstanden, der nach einem Entwurf Michelangelos arbeitete, stellt dieses Bild das letzte und dramatischste Werk Raffaels dar; er starb 1520 noch vor der Vollendung. Die antikisierend dargestellten Figuren im unteren Bereich mit ihren sprechenden Gebärden wurden zu einem wichtigen Ausgangspunkt für den Manierismus in Italien.

Die Pesaro-Madonna

Jacopo Pesaro gab das Gemälde im Jahr 1519 für den Altar seiner Familie in Auftrag, fertig wurde es erst 1526. Noch heute befindet es sich in Santa Maria Gloriosa dei Frari in Venedig.

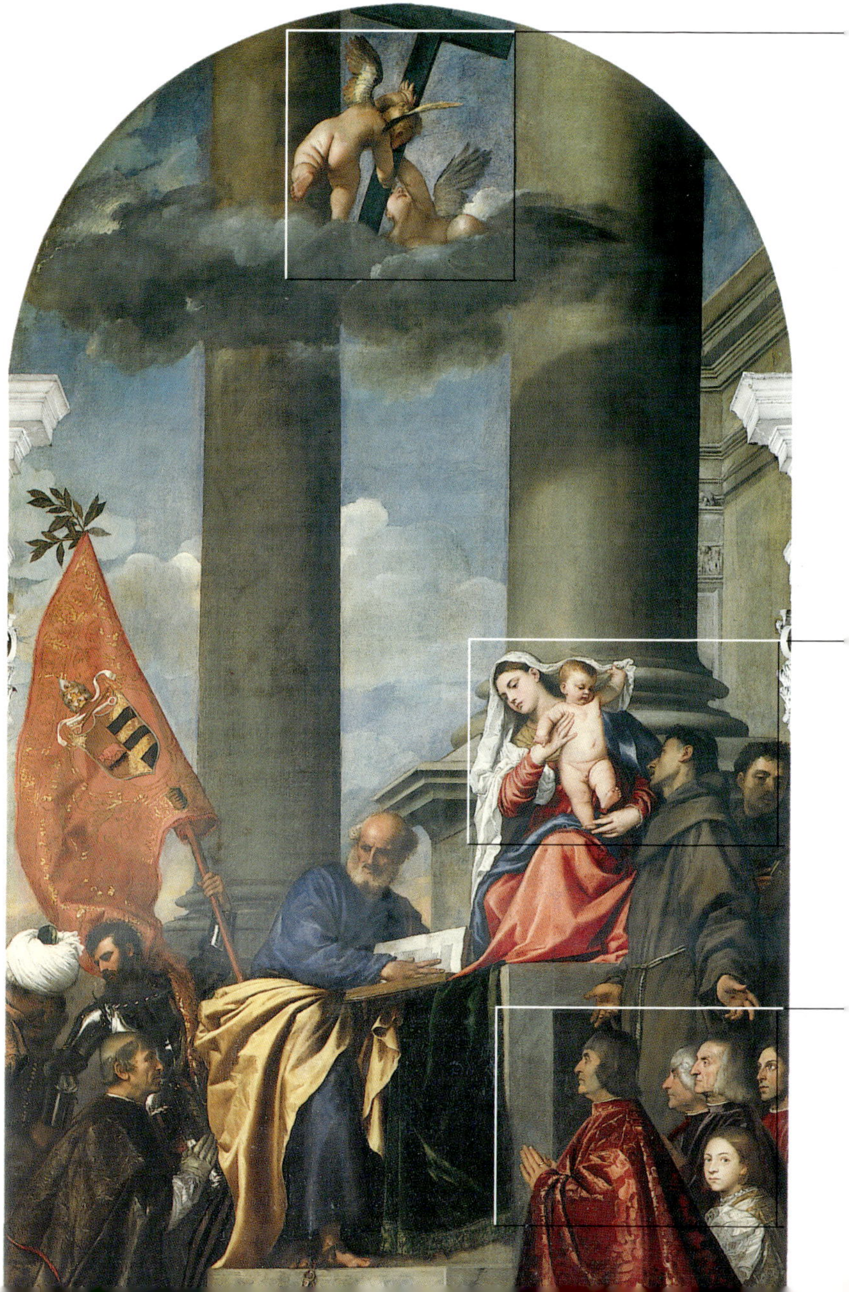

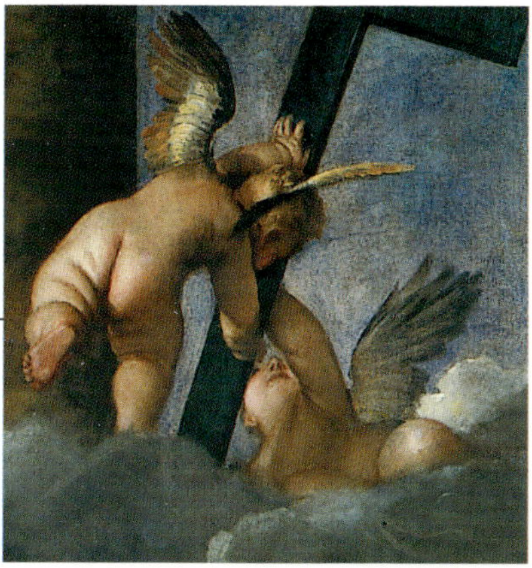

◀ Die Putten spielen mit dem Kreuz und schenken der Szene unter ihnen keine Beachtung. Sie lassen unendliche Räume jenseits des Bildes erahnen, wozu auch die beiden kolossalen Säulen hinter den Figuren beitragen. Die Lösung ist völlig neu: unübersehbar bricht Tizian mit einer Norm, die bislang für Altargemälde der Renaissance galt – die Szenen hatten sich im Inneren von klar definierten, meßbaren und abgeschlossenen Räumen abzuspielen. Die im Vergleich zu den Figuren überproportionierten Säulen der *Pesaro-Madonna* haben keine erkennbare architektonische Funktion. Ihre himmelstürmende Mächtigkeit verleiht aber der Komposition ungemeine Kraft und Monumentalität.

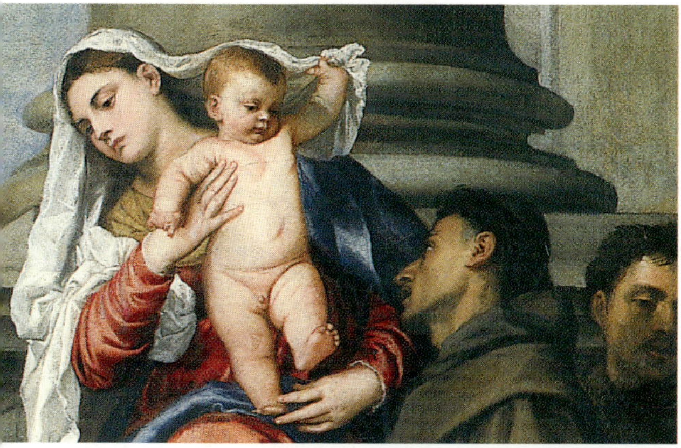

◀ Das Spiel der Blicke und Gesten ist revolutionär: die Madonna und das Kind befinden sich nicht im Bildzentrum und ziehen trotzdem alle Blicke auf sich. Die Jungfrau schaut auf Jacopo Pesaro herab, und der Christusknabe lauscht dem Heiligen Franziskus, der die Rolle des Fürsprechers der Stifterfamilie einnimmt. Der Blick des anderen Franziskanermönchs ist auf die Familie gerichtet.

▶ Die Profilporträts der Pesaro sind alle streng auf das Familienoberhaupt in der linken Bildhälfte ausgerichtet. Einzig das frische Gesicht eines Jungen in silbrig glänzender Kleidung wendet den Blick unmittelbar dem Betrachter zu und bezieht ihn so in die Komposition mit ein.

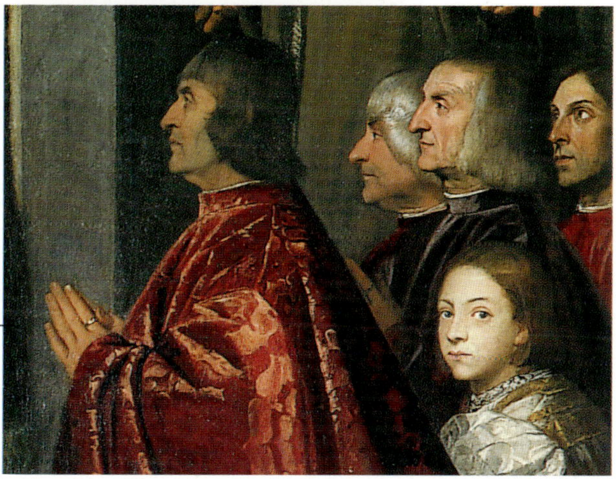

1525-1530

Die Plünderung Roms

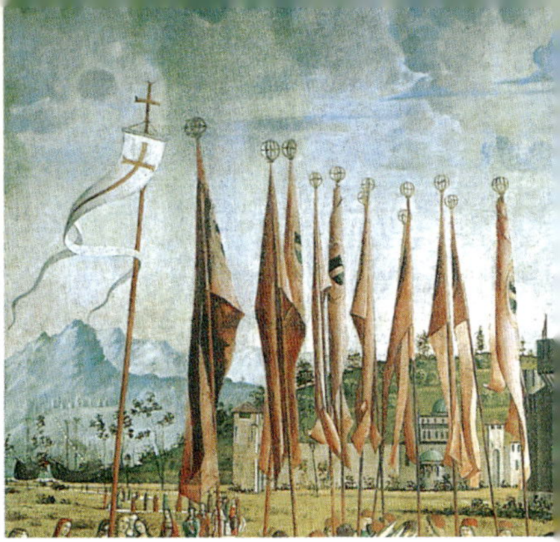

Am 6. Mai 1527 fallen Landsknechte aus dem Heer Kaiser Karls V. in Rom ein und plündern zwei Wochen lang die Ewige Stadt, Bürger und Papst in Angst und Schrecken versetzend. Neben rauchenden Trümmern hinterläßt die Brandschatzung Roms auch ihre Spuren in den Menschen. Das Ende des goldenen Zeitalters der Renaissance zeichnet sich ab, viele Künstler und Intellektuelle fliehen aus Rom. Der in der Engelsburg eingeschlossene Papst Clemens VII. muß den Raubzügen ohnmächtig zusehen, auch die kostbaren Goldschmiedearbeiten aus dem Kirchenschatz der Peterskirche werden zur Beute der plündernden Soldateska. Durch den Exodus der Maler und Architekten beschleunigt sich die Verbreitung der verschiedenen frühen Formen des Manierismus in ganz Italien. Nach Venedig verschlägt es zwei namhafte Männer, die Tizians beste Freunde und zwei der großen Gestalten des kulturellen Lebens werden: der scharfzüngige Polemiker und Schriftsteller Pietro Aretino und der Architekt Jacopo Sansovino. An der Seite des Papstes bleibt dagegen Sebastiano del Piombo, der zwanzig Jahre zuvor mit Tizian in der Werkstatt Giorgiones gelernt hatte und mittlerweile zu einem der bedeutendsten Maler Roms aufgestiegen ist.

▲ Vittore Carpaccio, *Begegnung der Heiligen Ursula mit dem Papst,* Ausschnitt, 1497, Venedig, Gallerie dell'Accademia. Im Hintergrund ist die Engelsburg in Rom dargestellt.

▼ In dieser spanischen Miniatur aus dem 16. Jahrhundert, aufbewahrt in der Bibliothek des Escorial, ist Kaiser Karl V. von den habsburgischen Wappen und den gekrönten Häuptern der Familie umgeben.

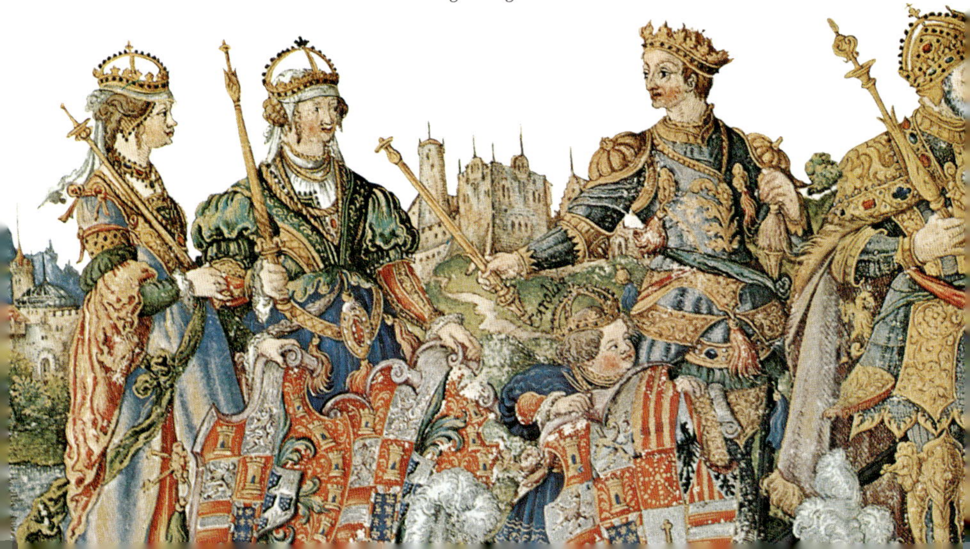

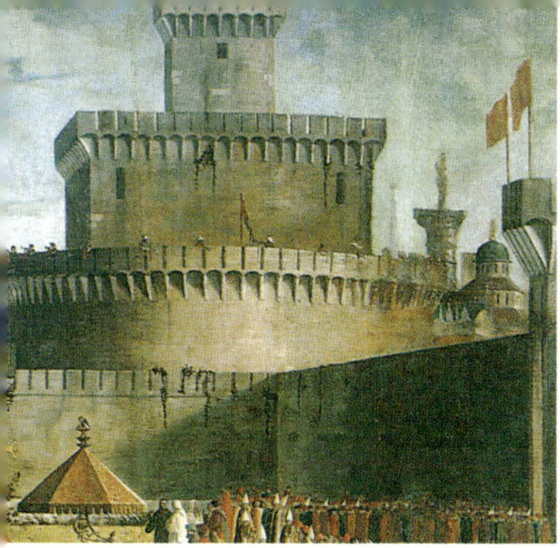

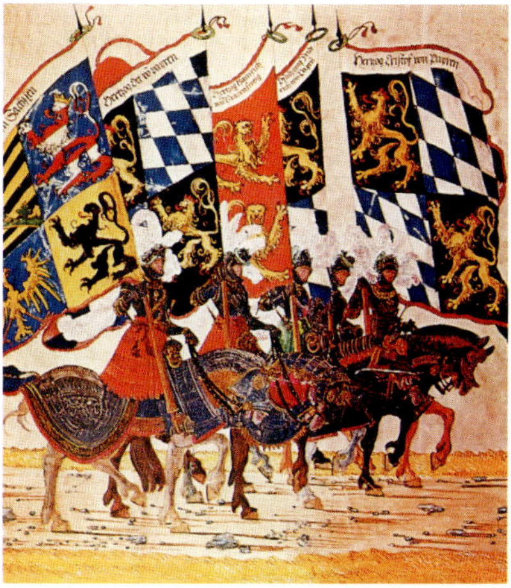

▶ Albrecht Altdorfer, *Die deutschen Ritter,* Illustration der *Unternehmungen des Kaisers Maximilian,* Wien, Albertina. Die brutalen Plünderungen der kaiserlichen Heere, die das Land verwüsteten, versetzten der italienischen Kultur einen harten Schlag.

▶ Sebastiano del Piombo, *Bildnis Papst Clemens' VII. Medici,* Neapel, Musei e Gallerie di Capodimonte. Der Papst war von der Plünderung Roms zutiefst erschüttert. In den später entstandenen Porträts erscheint er durch diesen Schicksalsschlag um Jahre gealtert, mit langem Bart und umschatteten Augen.

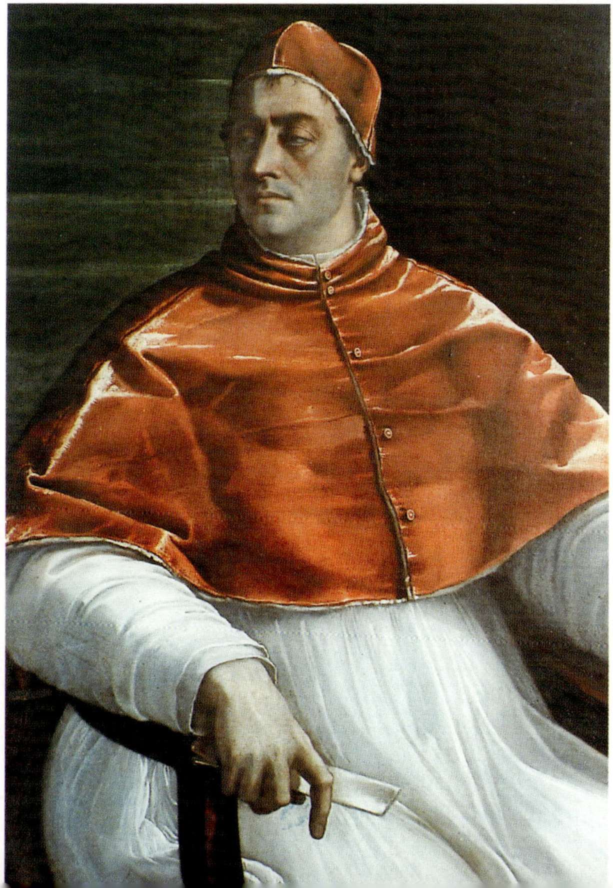

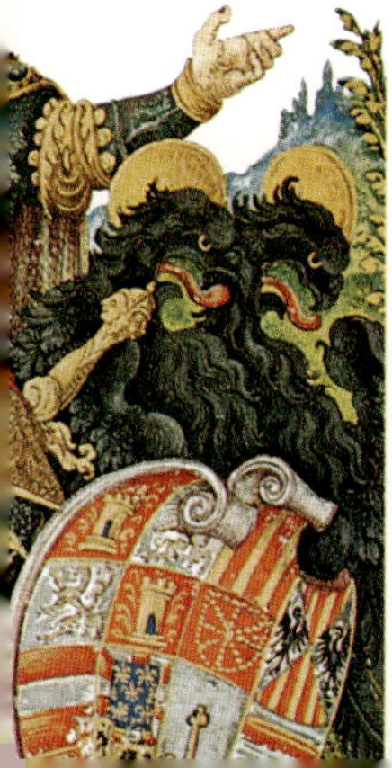

Ein verlorenes Meisterwerk: Die Ermordung des Heiligen Petrus Martyr

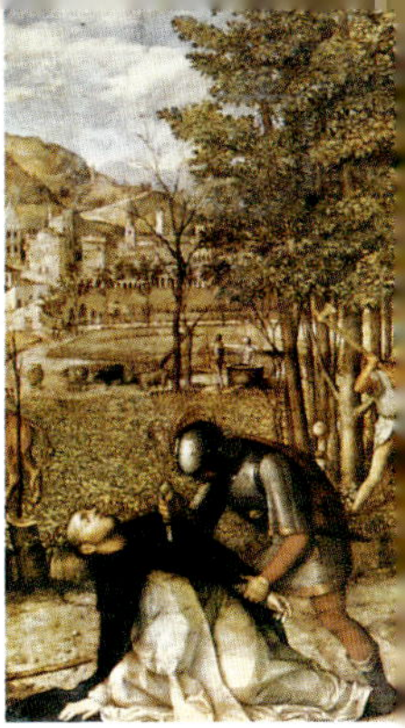

Im Jahr 1528 nimmt Tizian zusammen mit Palma il Vecchio an einem Wettbewerb für ein großes Altarbild teil, das für die Kirche Santi Giovanni e Paolo bestimmt ist und den Tod des Petrus Martyr darstellen soll. Tizian erhält den Auftrag, was einmal mehr seine Vorrangstellung in Venedig zeigt. Das 1530 fertiggestellte Gemälde wird als eines der größten Meisterwerke bewundert, Vasari rühmt es 1568 als »das reichste, gefeiertste, größte, am besten ersonnene und ausgeführte von allen, die Tizian bis jetzt vollendet hat«. Zu Beginn des 17. Jahrhunderts bietet der Kunsthändler Daniel Nys die horrende Summe von 18 000 Dukaten, doch ohne Erfolg. Von Napoleon 1797 nach Paris gebracht, wird es 1816 der Kirche in Venedig zurückgegeben und 1867 bei einem Brand vernichtet. Wenige Jahre später bestätigt der Kunsthistoriker Cavalcaselle: »Kein anderes Werk beweist kühner die außergewöhnliche Kraft jenes Geistes: Dieser Verlust ist für die Kunst unwiederbringlich.«

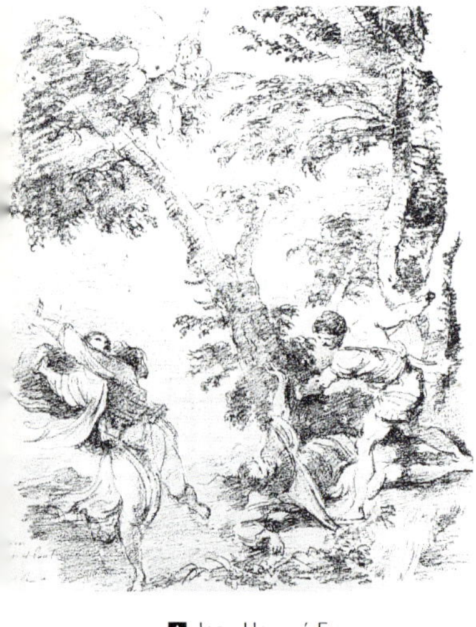

Jean-Honoré Fragonard, *Kopie des Heiligen Petrus Martyr nach Tizian,* 1760, Pasadena, Norton Simon Museum. Jahrhundertelang wurde das große Gemälde Tizians von Künstlern aus ganz Europa bewundert und kopiert. Diese Zeichnung gehört zu den Skizzen, die Fragonard während seiner Italienreise 1756–61 anfertigte.

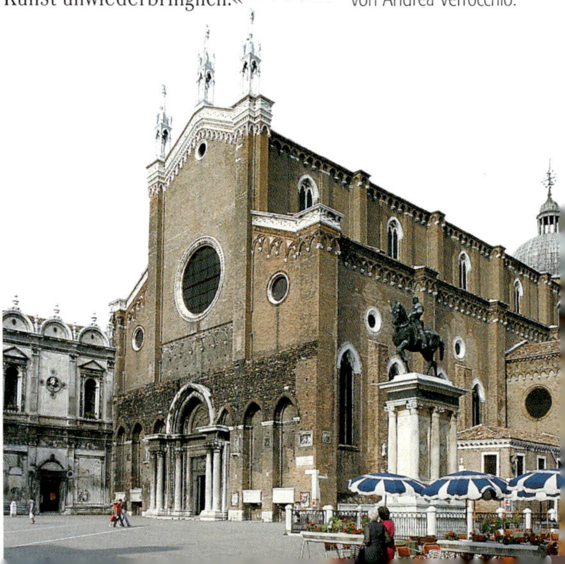

Die große gotische Basilika Santi Giovanni e Paolo (auch San Zanipolo genannt) ist eine der reichsten und eindrucksvollsten Kirchen Venedigs. Von den Dominikanern erbaut, beherbergt sie prachtvolle Gemälde von Giovanni Bellini, Paolo Veronese und Lorenzo Lotto sowie monumentale Grabmäler berühmter Venezianer. Neben der Fassade steht das bronzene Reiterstandbild des Bartolomeo Colleoni, ein Meisterwerk der Renaissancebildhauerkunst von Andrea Verrocchio.

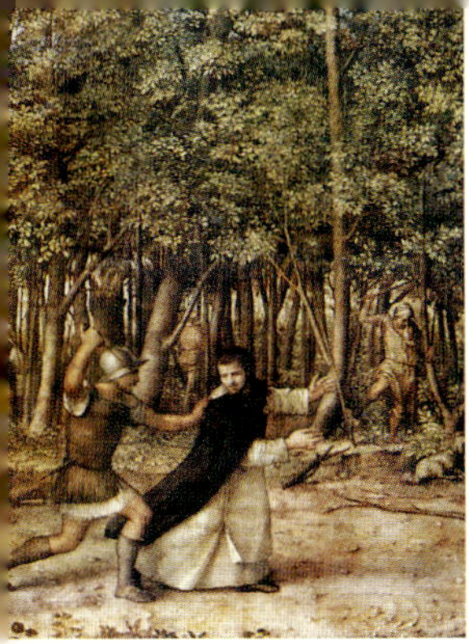

◀ Giovanni Bellini, *Tod des Heiligen Petrus Martyr,* um 1500, London, Courtauld Institute. Das Martyrium des Dominikanerheiligen ist ein häufiges Thema in der italienischen Malerei der Renaissance.

▼ Dieser Stich aus dem 17. Jahrhundert gibt eine Vorstellung von der kompositorischen Kraft des Meisterwerks: der tückische Angriff auf den Heiligen im geheimnisvoll raunenden Wald, während der Gefährte entsetzt flüchtet.

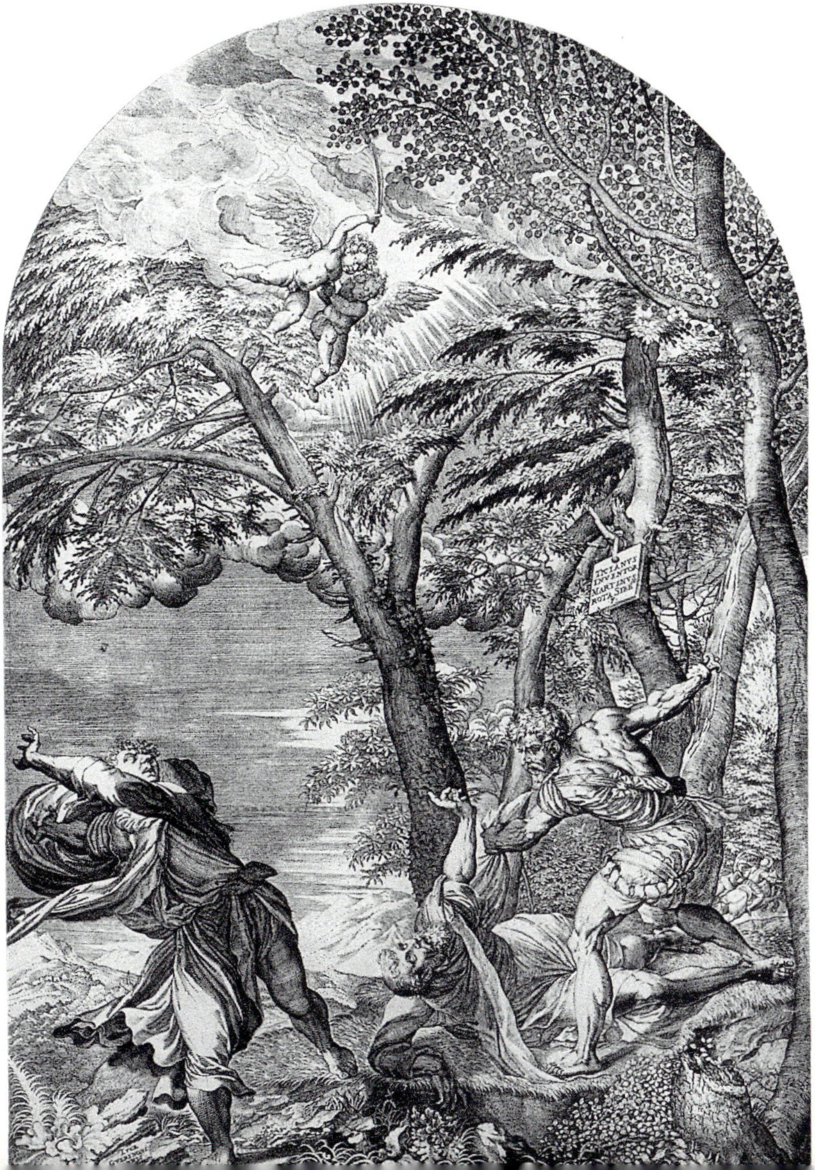

1530–1540

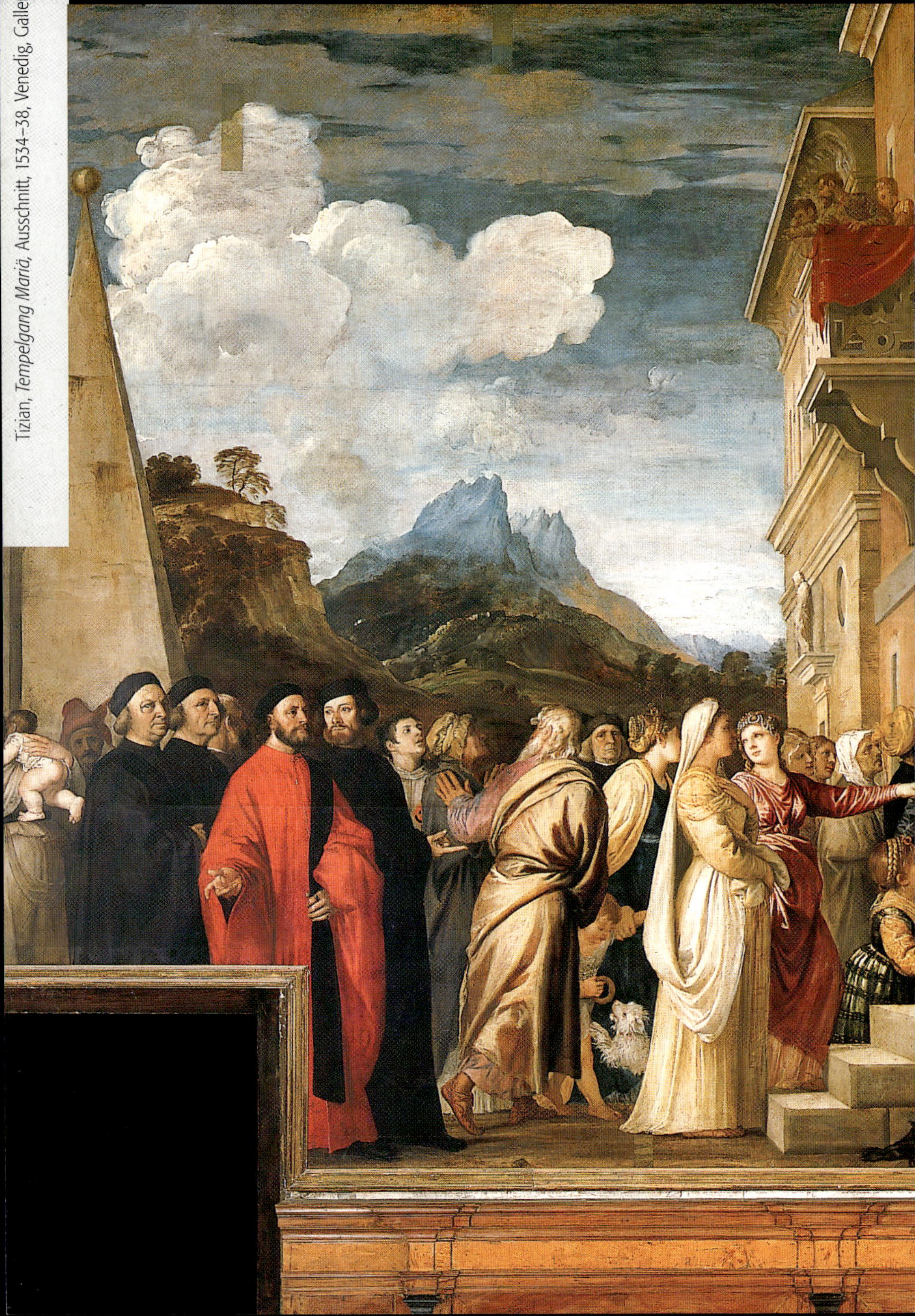

Tizian, *Tempelgang Mariä*, Ausschnitt, 1534–38, Venedig, Galleria dell'Accademia

Internationaler Ruhm

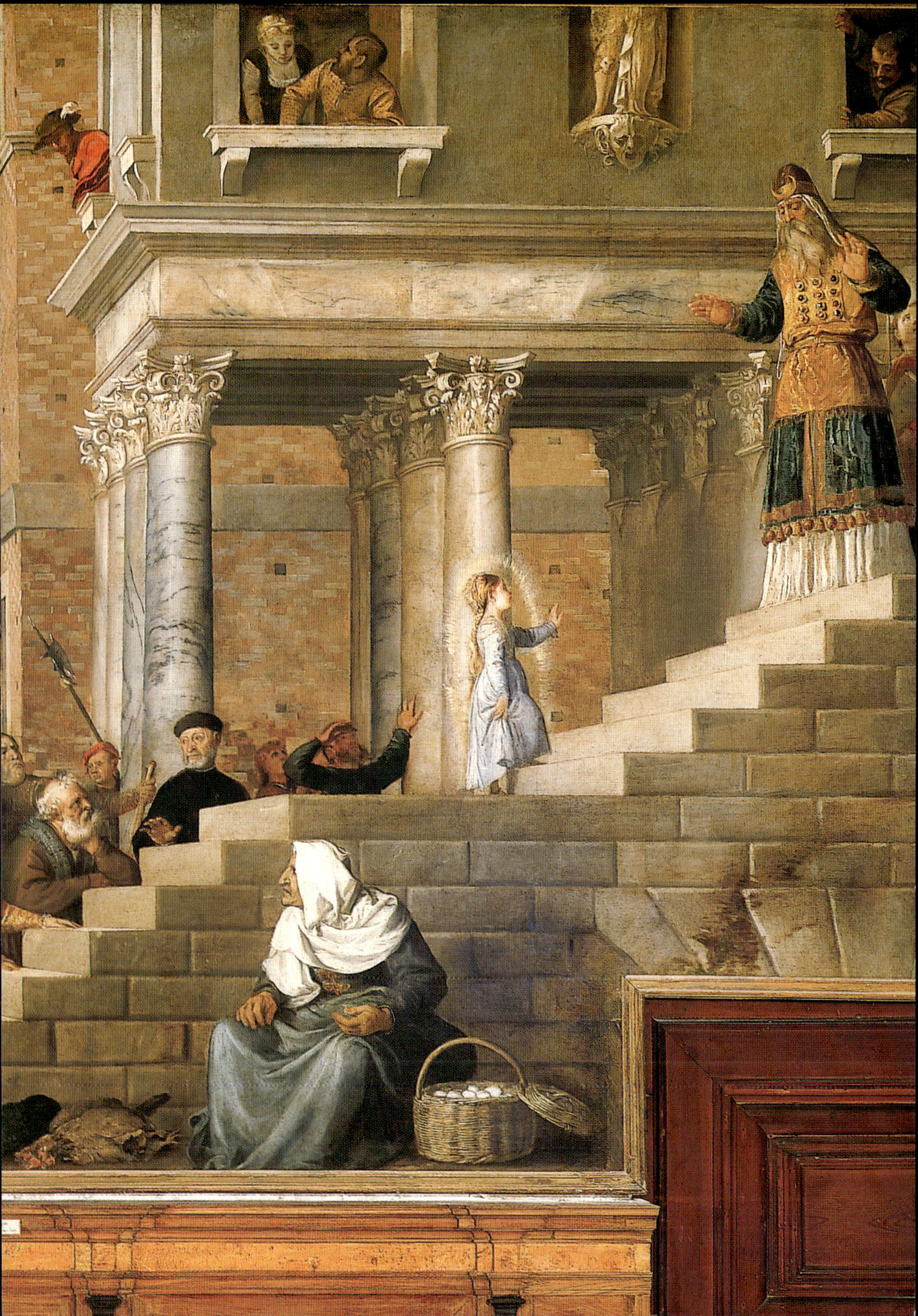

Tizian und Pietro Aretino

Pietro Aretino, von seinen Zeitgenossen die »Geißel der Fürsten« genannt, spielt im Leben Tizians eine entscheidende Rolle. Als Dichter und Dramatiker von europäischem Rang, unerbittlicher Polemiker und gefürchteter Verfasser von Streitschriften, bleibt Pietro Aretino dreißig Jahre lang Tizians vielleicht engster Freund, ja sein »Bevollmächtigter«. Er kommt 1527 nach Venedig und mietet die Ca' Bollani, einen kleinen Palast an der Ecke zwischen Rio Santi Apostoli und dem Canal Grande. Von hier aus spinnt er das Netz seiner Kontakte, verfaßt Briefe, Satiren und Schriften aller Art an die Mächtigen dieser Erde. In der umfangreichen Sammlung von Aretinos Korrespondenz wird Tizian in 225 Briefen erwähnt, 144 Schreiben sind direkt an den Maler gerichtet. Dank der guten Beziehungen des Schriftstellers hat Tizian bevorzugten Zugang zu den Höfen der Herzöge und Kaiser, Fürsten und Päpste. Obwohl aus der Toskana stammend, steht Aretino in der heftigen Auseinandersetzung zwischen dem venezianischen Kolorismus – vertreten durch Tizian – und der florentinischen Präzision der Zeichnung *(disegno)* – vertreten durch Michelangelo – auf der Seite Venedigs und wendet sich vehement gegen das *Jüngste Gericht* in der Sixtinischen Kapelle. Jenseits aller beruflichen Aspekte besteht zwischen Tizian und Aretino eine echte, tiefe Freundschaft, zu der bald auch der Architekt Jacopo Sansovino als Dritter im Bunde stößt. Aretino stirbt unerwartet am 21. Oktober 1556.

▼ Giulio Romano, Illustrationen zu den *Modi* des Pietro Aretino. Obwohl Aretinos literarische Produktion umfangreich und vielfältig war (darunter sogar einige frömmelnde Heiligenviten), galt er doch vor allem als pornographischer Schriftsteller. Zum echten Skandal wurde eine kostbare Ausgabe mit Illustrationen von Giulio Romano zu den verschiedenen Stellungen beim Liebesspiel. Als vulgäre Pornographie sofort verboten, zirkulierte der Band weiterhin heimlich – auch in Form von fliegenden Blättern.

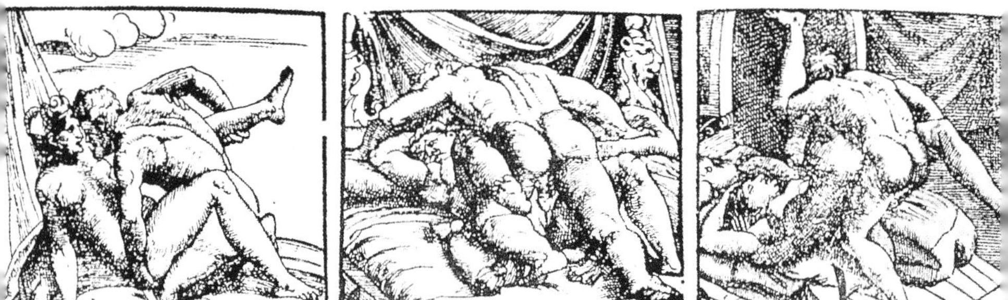

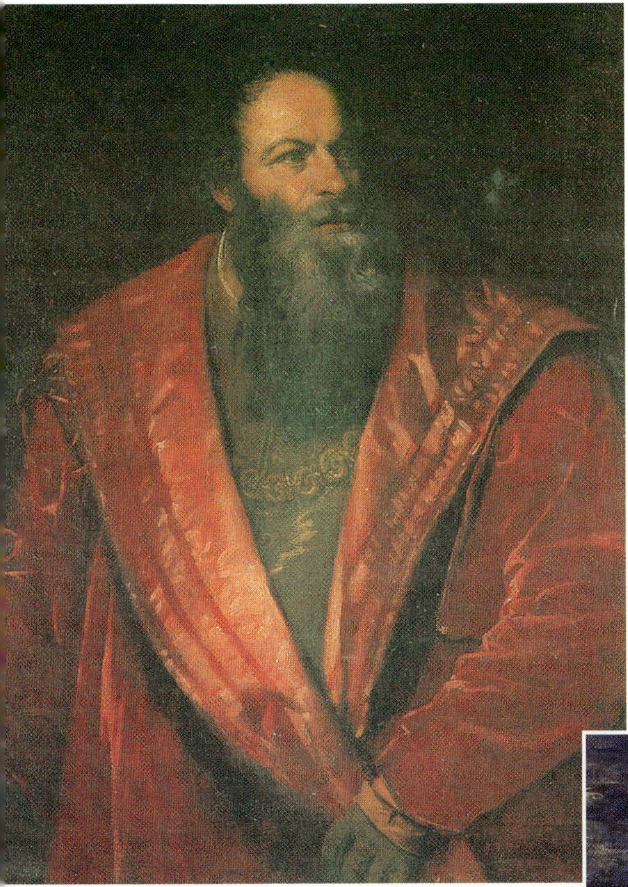

◀ Tizian, *Bildnis des Pietro Aretino,* 1545, Florenz, Galleria Palatina. Tizian hat den Dichter mehrere Male porträtiert, wobei die Bilder meist an Sammler verkauft oder als Geschenk an Fürsten gegeben wurden. Dieses höchst lebendige Werk war jedoch für den Freund selbst bestimmt, den die angewandte experimentelle Technik jedoch nicht befriedigte. Aretino urteilte, das Bild sei »eher ein Entwurf als ein fertiges Gemälde«.

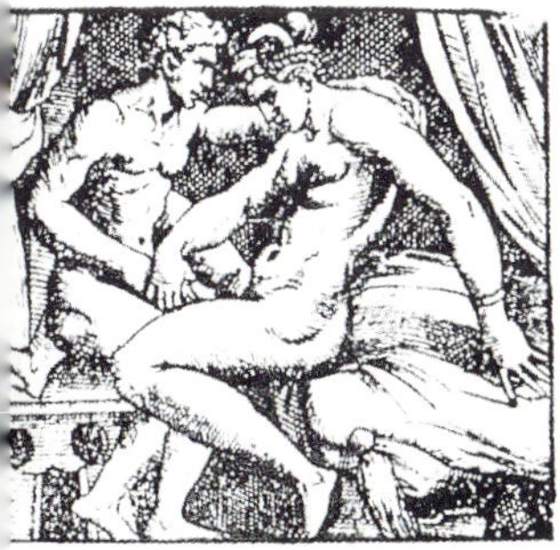

▶ Tizian, *Maria Magdalena,* 1531, Florenz, Galleria Palatina. Dieses für den Hof der Gonzaga bestimmte Gemälde hatte sofort großen Erfolg. Die unverhohlene Doppeldeutigkeit von Erotik und Frömmigkeit veranlaßte Aretino, das Werk begeistert in seinen Schriften zu preisen. Auf seinen Rat fertigte Tizian mehrere Exemplare davon an, die zu Höchstpreisen an verschiedene adlige Interessenten verkauft wurden.

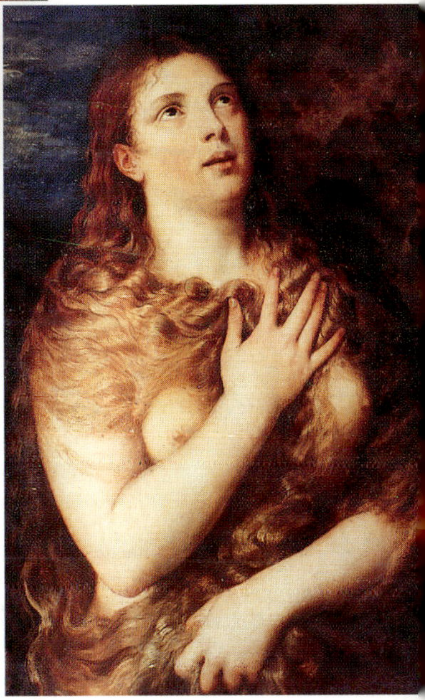

Madonna mit dem Kaninchen

Bereits in der Sammlung König Ludwigs XIV. eines der Prunkstücke, hängt dieses Bild heute im Louvre. Es entstand 1530, vielleicht in Erinnerung an Tizians Frau Cecilia, die im August 1530 nach der Geburt der Tochter Lavinia starb. Möglicherweise stellt die Heilige Katharina, die der Madonna das Neugeborene übergibt, ein Bildnis Cecilias dar.

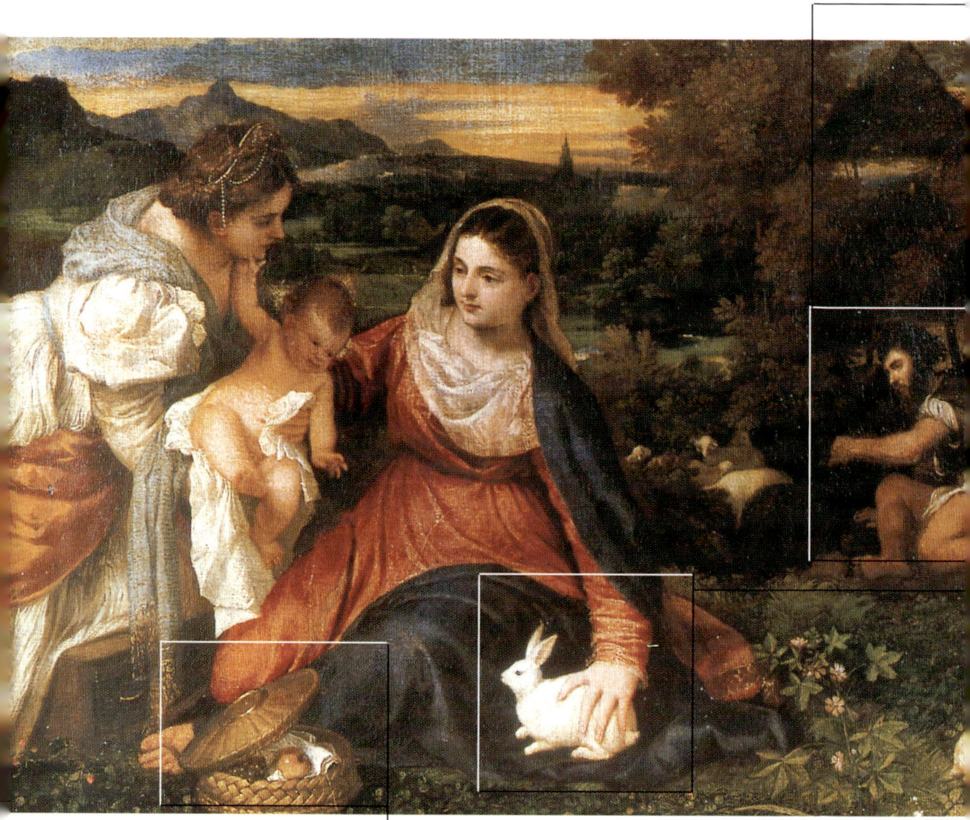

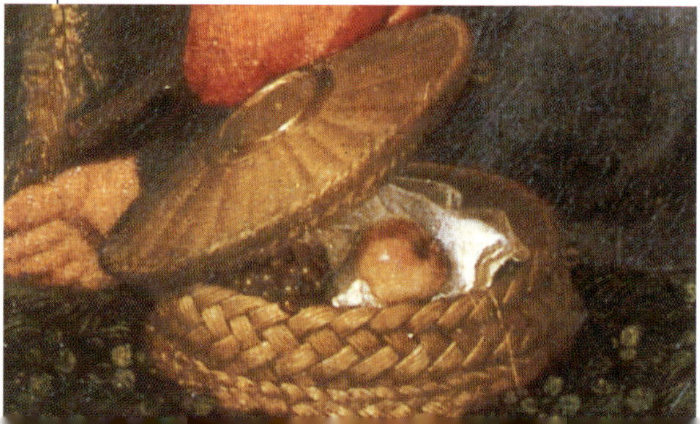

Das Handarbeitskörbchen, eine zarte Anspielung auf häusliche Tätigkeiten, ist ein Detail, das Tizian auch in einem anderen Werk verwendet, nämlich in der *Verkündigung* von 1538 (siehe rechte Seite).

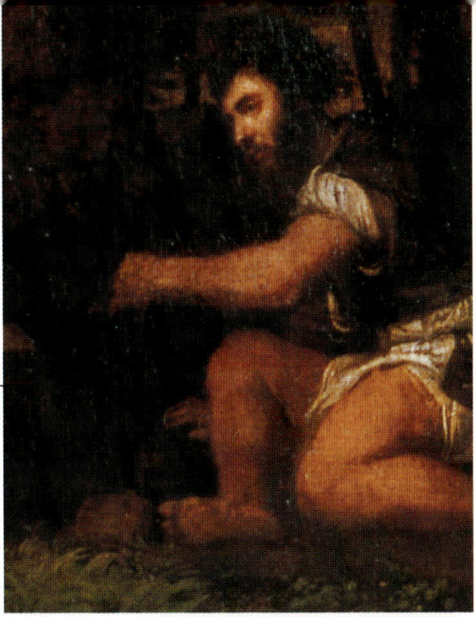

In der melancholischen Gestalt des Hirten im Hintergrund, der dieser Szene beiwohnt, ohne am Geschehen teilzuhaben, erkennt man die Züge des etwa vierzigjährigen Tizian.

Das weiße Kaninchen, das die Madonna streichelt, ist ein traditionelles Fruchtbarkeitssymbol und kann als bewegender Hinweis auf den Tod Cecilias bei der Geburt der Tochter gedeutet werden. Die wehmütige Stimmung wird durch den Sonnenuntergang im Hintergrund verstärkt.

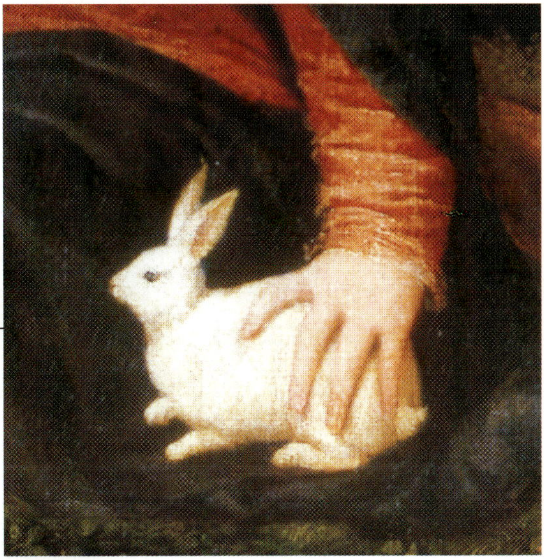

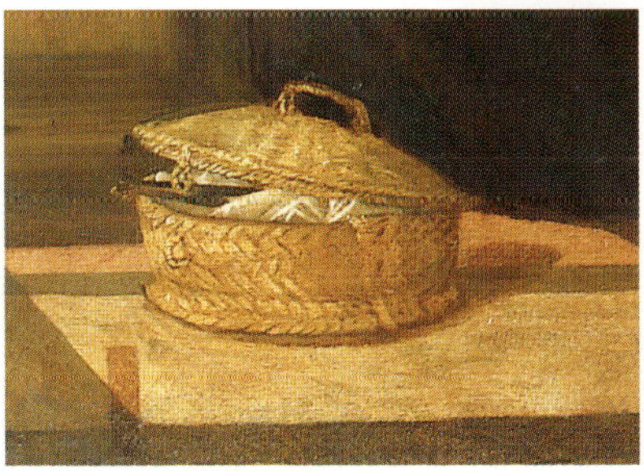

Tizian, *Verkündigung,* Ausschnitt, um 1538, Venedig, Scuola di San Rocco. Ein Jahr nach dem Tode Cecilias, am 1. September 1531, zog Tizian in ein Haus im Bezirk Biri Grande um, wo er bis zu seinem Tod lebte.

Kaiser Karl V.

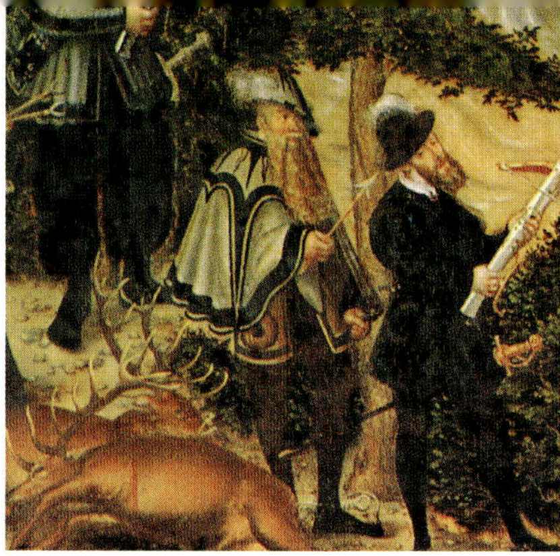

▲ Lucas Cranach der Ältere, *Hirschjagd zu Ehren Kaiser Karls V.*, Madrid, Museo del Prado. Der Kaiser trägt eine Armbrust während einer Jagdpartie, die ihm zu Ehren im Park eines deutschen Schlosses veranstaltet wird. Die Jagd war eine der wenigen Vergnügungen im aufreibenden Leben des Kaisers.

In Gent im Jahre 1500 geboren und bereits 1520 als Nachfolger Maximilians I. zum Kaiser gewählt, beherrscht und prägt Karl V. aus dem Hause Habsburg die erste Hälfte des 16. Jahrhunderts. Dieser große Herrscher von kleiner Statur, blaß und schmal, der die große Nase und die vorstehende Unterlippe der Habsburger geerbt hat, ist viele Jahre seiner Regierungszeit mit dem zermürbenden Kampf zwischen Katholiken und Protestanten beschäftigt. Doch regiert er sein zwei Kontinente umfassendes Reich mit großem Geschick. Tizian wird dem Kaiser im Februar des Jahres 1530 während der Krönungsfeierlichkeiten in Bologna vorgestellt. Es entsteht gegenseitige Zuneigung und Wertschätzung unter den beiden großen Männern. Karl V. wird zum wichtigsten Auftraggeber Tizians, verleiht ihm 1533 einen Adelstitel und gewährt ihm freien Zugang zum Kaiserhof. Tizian seinerseits hat uns unvergeßliche Porträts des Kaisers und seiner Familie hinterlassen. Zwischen dem Maler und dem spanischen Hof entspinnt sich eine lange Geschichte von Gemälden, Briefen und nicht bezahlten Rechnungen. Ein großer Teil der von Tizian für Karl V. und Philipp II. ausgeführten Gemälde befindet sich heute im Prado in Madrid oder im Escorial.

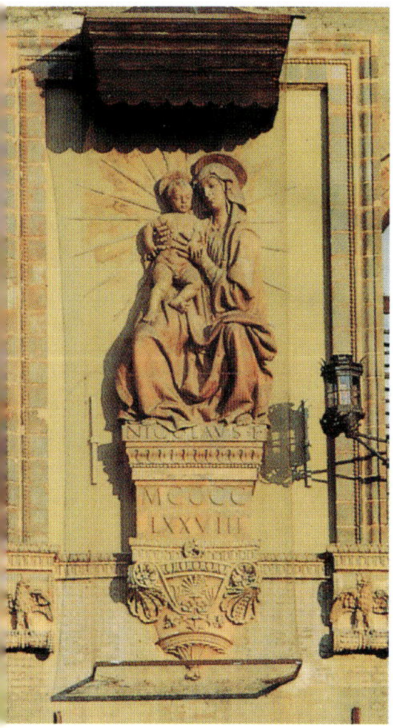

▲ Das große Relief der Madonna mit Kind von Nicolò dell'Arca schmückt die Fassade des Palazzo Accursio in Bologna. Am 25. Februar 1530 zeigte sich Karl V. auf dem Balkon des Palastes anläßlich seines dreißigsten Geburtstags und der feierlichen Krönung.

▶ Die Türme Asinelli und Garisenda im Herzen Bolognas sind das historische Wahrzeichen der Stadt.

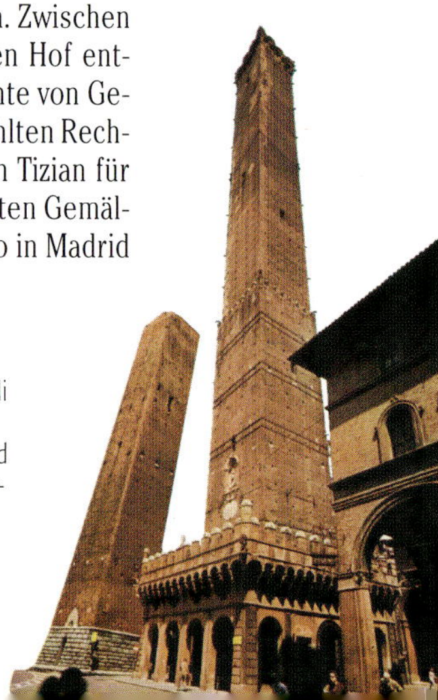

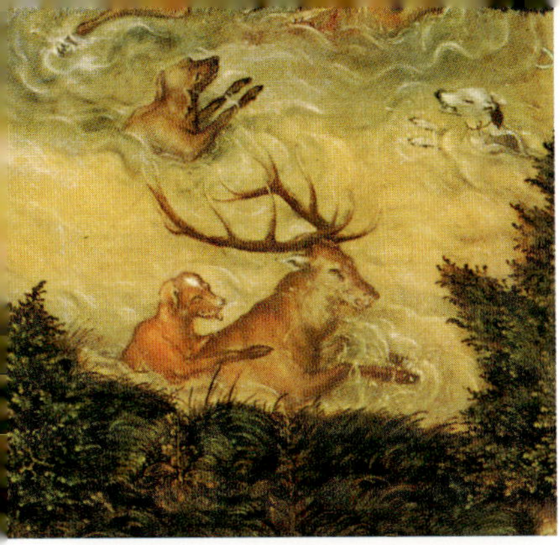

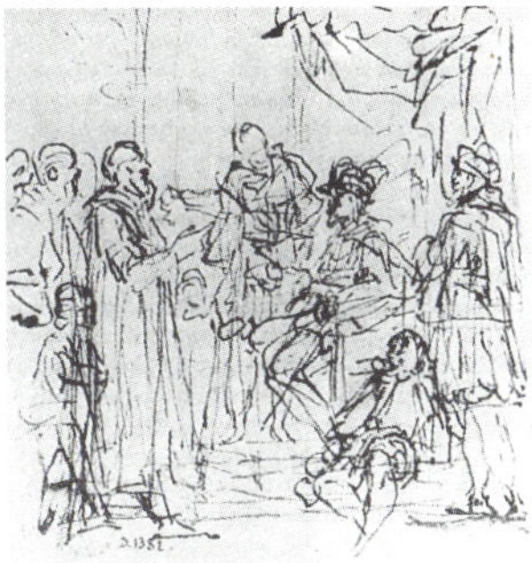

▲ Tizian, *Szene eines Empfangs,* um 1530, Besançon, Musée des Beaux-Arts. Diese flüchtige Skizze wurde als zeichnerisch festgehaltene Erinnerung an die erste Begegnung Tizians mit Kaiser Karl V. interpretiert.

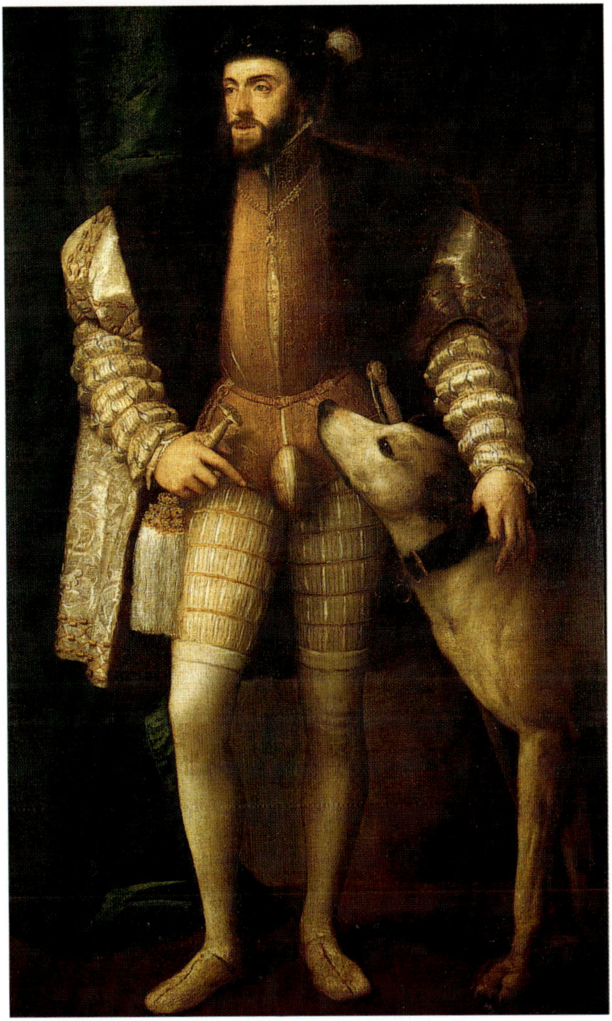

◄ Tizian, *Bildnis Kaiser Karls V. mit seinem Hund,* 1532–33, Madrid, Museo del Prado. Während eines kurzen Aufenthalts in Bologna geschaffen, ist dieses Gemälde das älteste Bildnis des Kaisers, das uns von Tizian überliefert ist. Der Herrscher, fast erdrückt von seiner prunkvollen Kleidung, streichelt gedankenverloren seinen Hund. Tizian entschloß sich für das Hochformat und hatte mit dieser neuen Auffassung des Ganzfigurenporträts sofort großen Erfolg.

Die Werke für die Familie Della Rovere

Ab 1532 ist Tizian ein Jahrzehnt lang immer wieder mit Arbeiten für Francesco Maria Della Rovere beschäftigt, denn der Herzog von Urbino will an seinem kleinen Hof die Pracht und die glücklichen Tage früherer Zeiten wiederaufleben lassen. Obwohl Tizian seine Schaffenskraft bereits zwischen den offiziellen Aufträgen der Republik Venedig, den Wünschen Karls V. und dem Hof der Gonzaga in Mantua aufteilt, wendet er doch auch den Della Rovere besondere Aufmerksamkeit zu. Der größte Teil dieser Werke befindet sich heute in Florenz, darunter die beiden Porträts des Herzogpaars und die wundervolle *Venus von Urbino*, die für Guidobaldo II. Della Rovere gemalt wurde; andere in frühen Schriften erwähnte Werke gelten als verloren. Die Freundschaft mit den Della Rovere wird sich als äußerst wertvoll erweisen, denn als sich Tizian 1545 nach Rom aufmacht, gibt ihm der Herzog sieben Berittene als Eskorte mit.

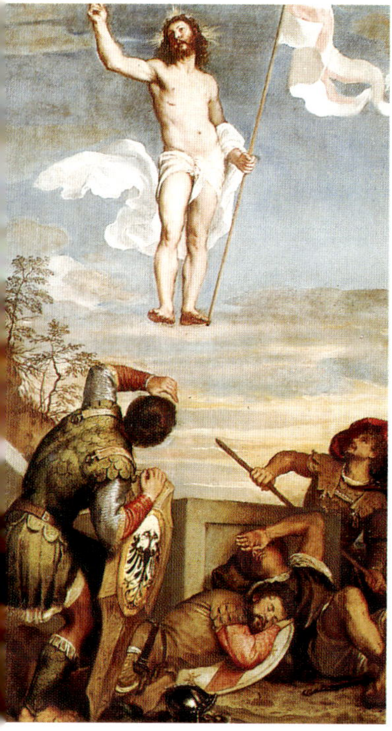

◄ Tizian, *Auferstehung Christi,* 1542, Urbino, Galleria Nazionale delle Marche. Diese Darstellung bildet die Vorderseite der *Standarte* (heute in zwei einzelne Gemälde aufgeteilt), das einzige in Urbino verbliebene Werk Tizians. Die Szene nimmt in ruhigerer Form das zentrale Motiv des Averoldi-Polyptychons von Brescia wieder auf (Seite 44–45).

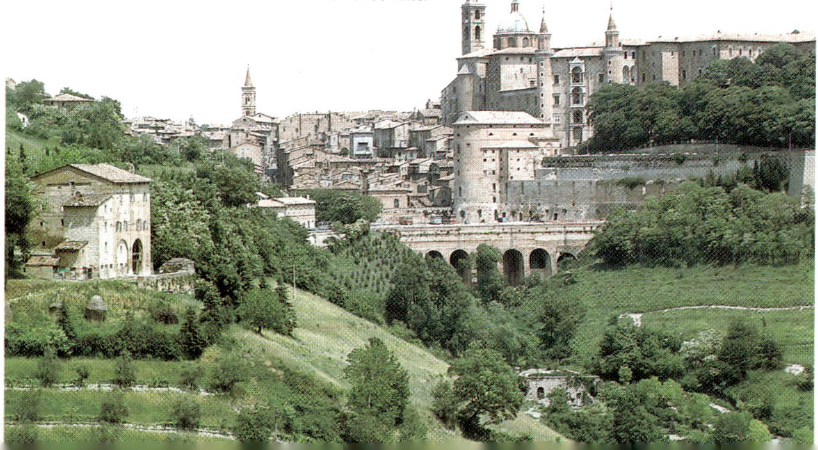

▼ Die unverwechselbare Silhouette von Urbino mit der in grüne Hügel eingebetteten, türmchenbekrönten Fassade des Herzogspalastes.

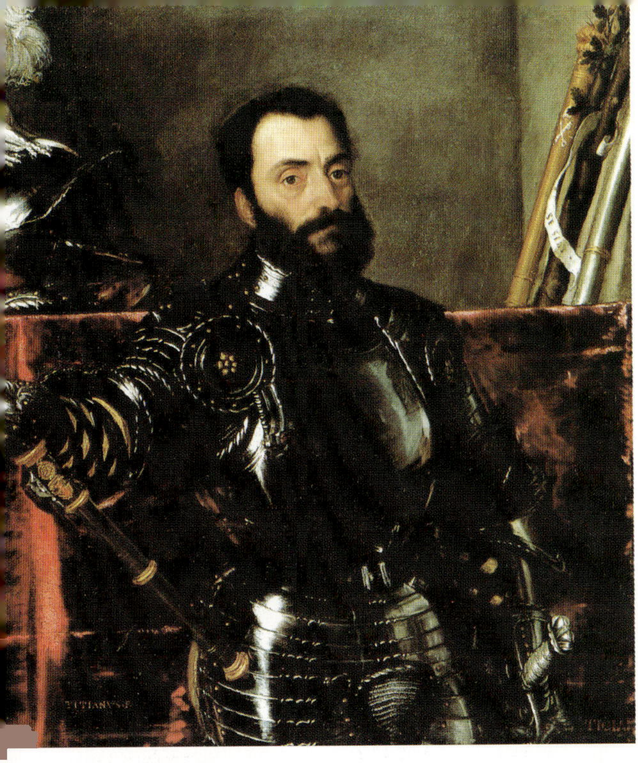

◀ Tizian, *Francesco Maria Della Rovere,* 1536–38, Florenz, Galleria degli Uffizi. Dieses Gemälde ist eines der vollkommensten Porträts Tizians. Der Maler ließ sich die wertvolle Rüstung eigens kommen, um sie so detailgetreu wie nur möglich malen zu können, und der Herzog schickte einen Offizier gleich mit, um sie im Atelier des Künstlers zu bewachen.

▼ Tizian, *Bildnis der Eleonora Gonzaga,* 1536–38, Florenz, Galleria degli Uffizi. Die Gemahlin des Herzogs Della Rovere – die beiden Porträts sind als Pendants konzipiert – war die Schwester von Federico Gonzaga, dem Markgrafen von Mantua.

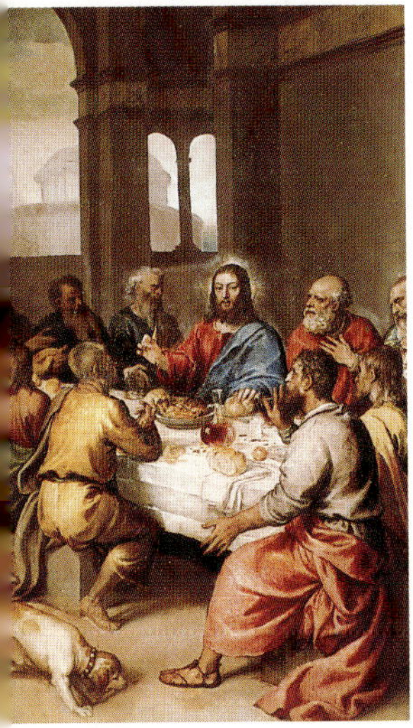

▲ Tizian, *Das Abendmahl,* 1542, Urbino, Galleria Nazionale delle Marche. Die Rückseite der bereits erwähnten *Standarte*.

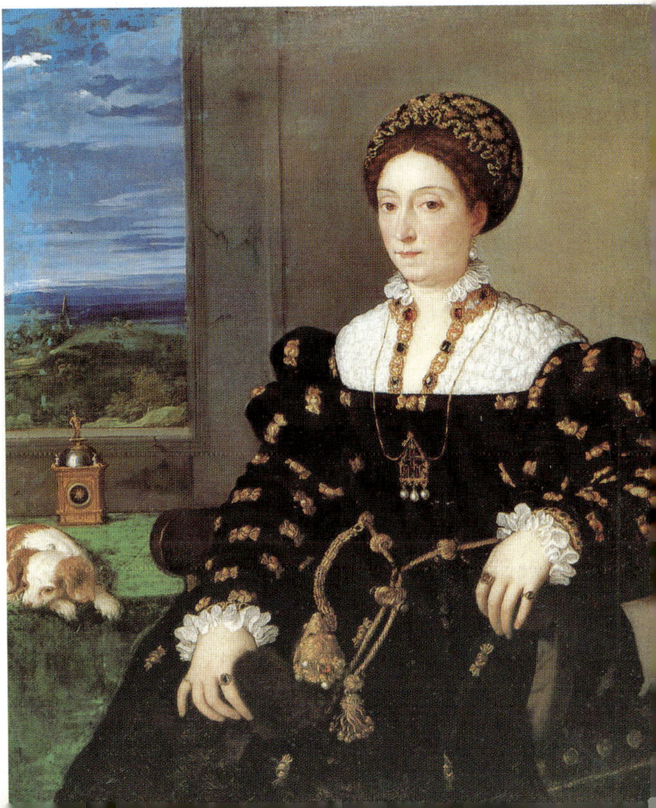

Die Venus von Urbino

Im Jahr 1538 von Herzog Guidobaldo II. Della Rovere in Auftrag gegeben, wurde das Bild 1631 von Urbino nach Florenz gebracht, wo es sich heute in den Uffizien befindet. Es diente vielen späteren Künstlern als Anregung und Vorbild.

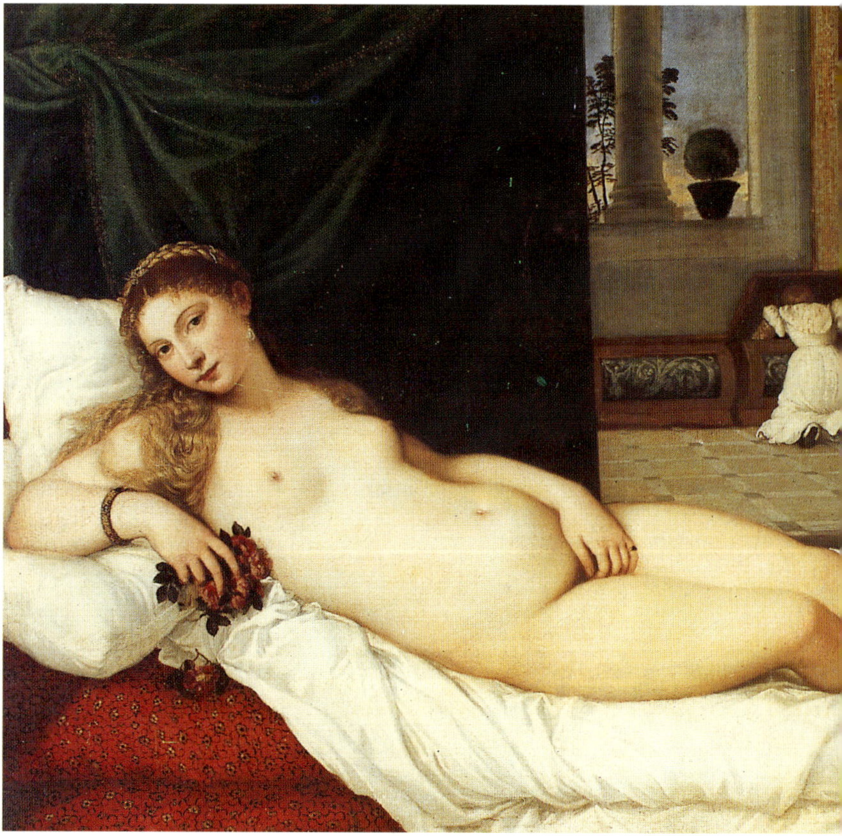

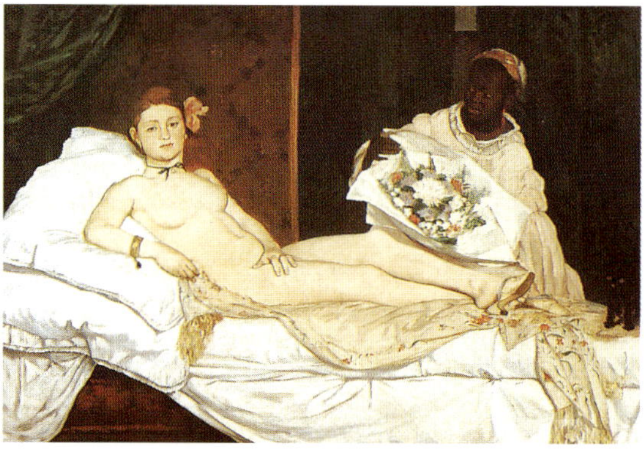

Edouard Manet, *Olympia,* 1863, Paris, Musée d'Orsay. Das Meisterwerk des »klassischsten« der Impressionisten ist von Tizian inspiriert, besonders in der verführerischen Haltung der Frauengestalt.

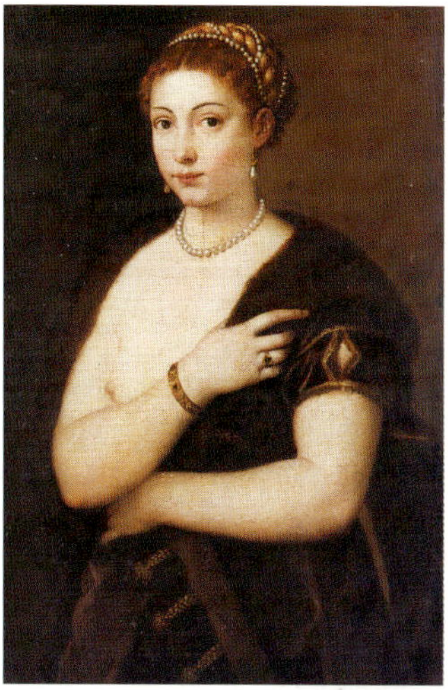

◀ Tizian, *Mädchen im Pelz,* 1536, Wien, Kunsthistorisches Museum. Tizian hat hier offensichtlich erneut das Modell der Venus von Urbino verwendet. Sein jetziges Schönheitsideal unterscheidet sich deutlich von dem seiner jungen Jahre.

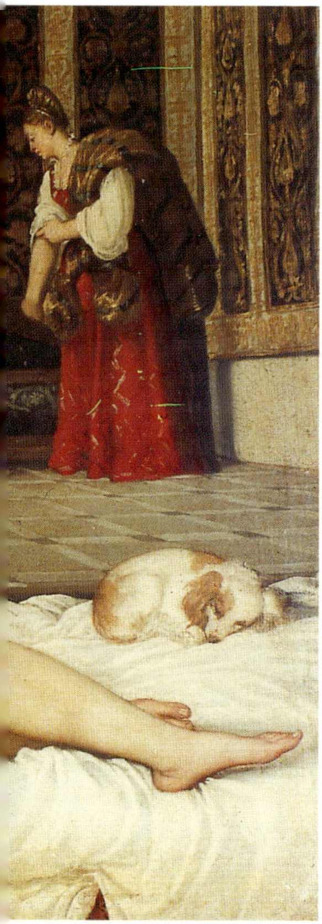

▶ Tizian, *La Bella,* 1536, Florenz, Galleria Palatina. Auch für dieses Porträt bediente sich Tizian des gleichen Modells, dieses Mal reich gekleidet. Die dunklen und ausdrucksvollen Augen, die schlanken, zierlichen Formen und die braunen Haare kontrastieren auffällig mit den fülligen, blonden jungen Frauen, die Tizian in seiner Jugend malte.

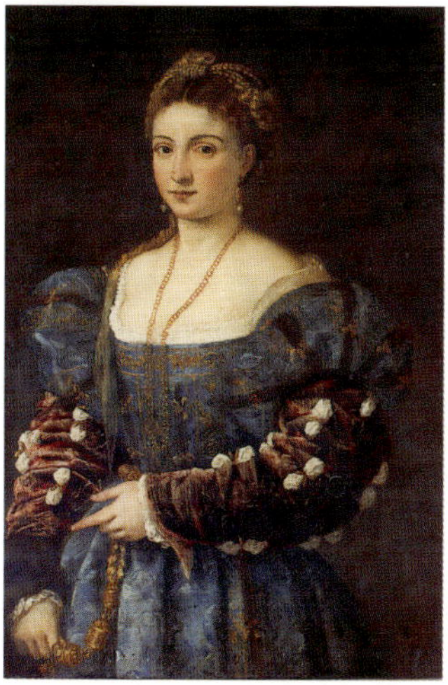

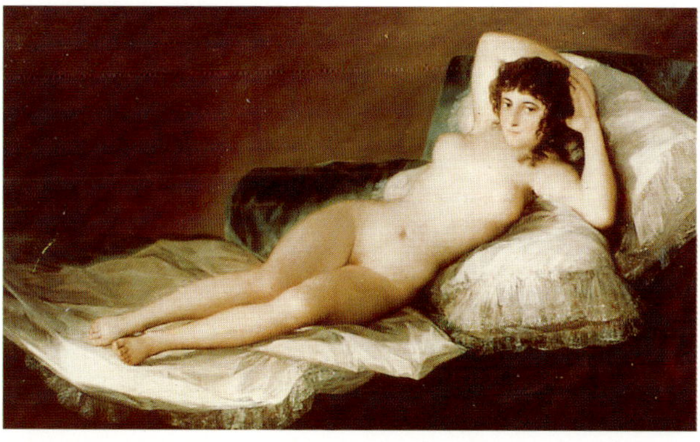

◀ Francisco Goya, *Die nackte Maja,* 1797–1800, Madrid, Museo del Prado. Tizians von den Zeitgenossen begeistert gefeierte Venus findet sich als Vorbild in einigen der bekanntesten Werke der europäischen Malerei wieder.

Die Auseinandersetzung mit dem Manierismus

▼ Tizian, *Dornenkrönung,* 1542–44, Paris, Musée du Louvre. Dieses für die Mailänder Kirche Santa Maria delle Grazie gemalte Altarbild ist die direkte Antwort Tizians auf den Manierismus. Mit der Dynamik der Bewegung, den mächtigen Körperformen und der Hommage an die Antike in Form der Büste des Tiberius im Hintergrund fordert Tizian Michelangelo heraus und setzt ihm den Reichtum seiner Farbgebung entgegen.

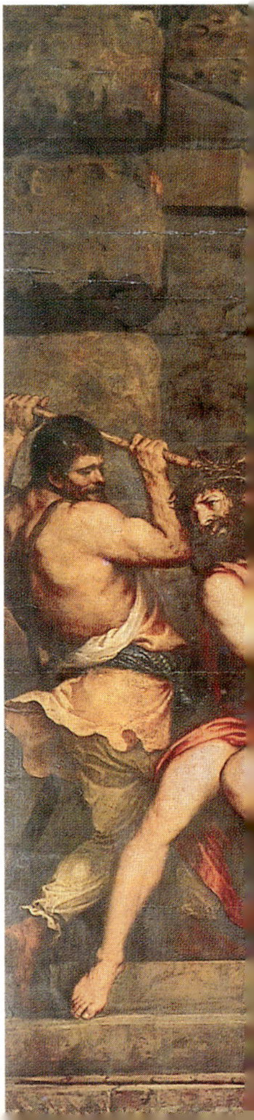

Die Malerschule Venedigs kann sich lange und mit bemerkenswerter Konsequenz eine eigenständige Tradition erhalten, die von Giovanni Bellini zu Giorgione und Tizian führt. Gegen Ende der dreißiger Jahre jedoch muß man auch hier zur Kenntnis nehmen, daß die »moderne Manier« sich erfolgreich behauptet. Um 1520 als Reaktion auf die strengen kompositorischen Regeln des Humanismus entstanden, entwickelt sich der Manierismus zuerst in Florenz und Rom. Später setzt er sich durch die Reisen der Schüler Raffaels und anderer toskanischer Maler als »offizieller« Stil in Italien und im Ausland durch. Die Auseinandersetzung mit der Antike, eine heroische Monumentalität im Sinne Michelangelos, die gezierte Bewegung und die feine Eleganz der Zeichnung *(disegno)* sind die Grundelemente dieses Stils, der auch von Kunsttheoretikern und Literaten unterstützt wird. Um 1540 kommen zwei einflußreiche toskanische Künstler nach Venedig, Francesco Salviati und Giorgio Vasari. Die jungen venezianischen Maler, wie der zwanzigjährige Tintoretto und Jacopo Bassano, interessieren sich sofort für ihre Werke. Tizian nimmt die Herausforderung an, er schiebt aber die letztlich unumgängliche Reise nach Rom noch einige Jahre auf.

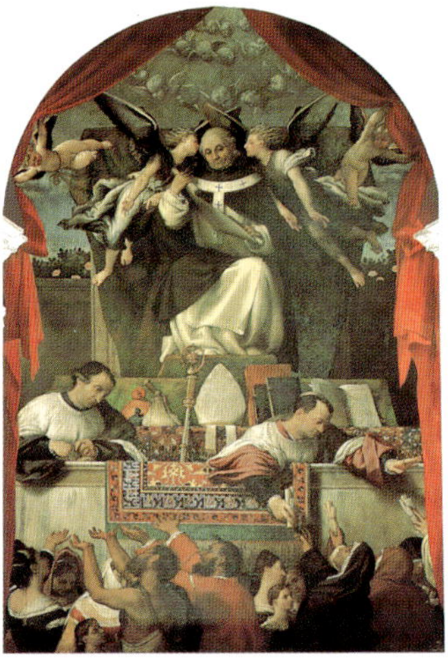

◀ Lorenzo Lotto, *Almosenspende des Heiligen Antonius,* 1540, Venedig, Santi Giovanni e Paolo. Einer der wenigen Aufträge, die Lotto in seiner Heimatstadt erhielt. Von Tizian und Aretino gering geschätzt, wurde Lotto aus der Kunstwelt Venedigs ausgeschlossen und geriet sehr bald in Vergessenheit.

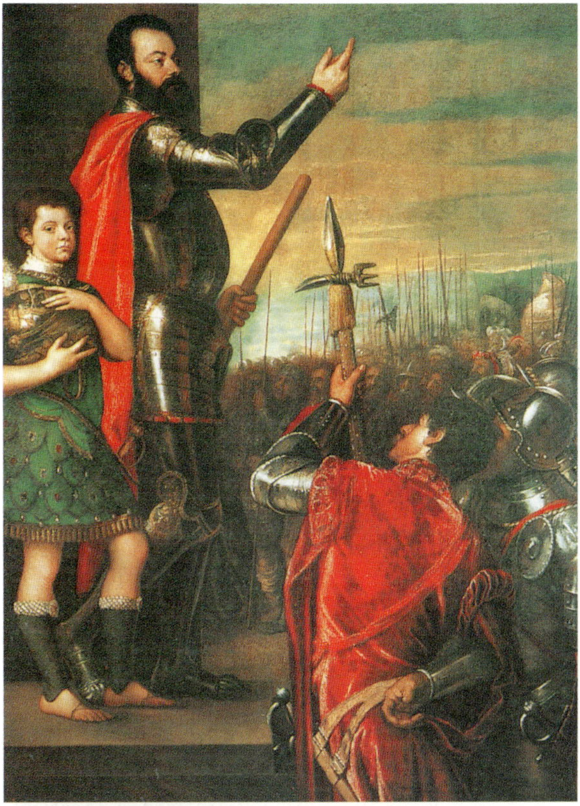

▶ Tizian, *Die Ansprache des Generals del Vasto an seine Soldaten,* 1540, Madrid, Museo del Prado. Alfonso d'Avalos, Marchese von Vasto und Pescara und Statthalter Spaniens in Mailand, steht vor seinen Truppen in der stolzen Pose der sogenannten adlocutio, in der sich die antiken Kaiser darstellen ließen. Das übersteigerte Licht, das Rüstungen und Gewänder zum Leuchten bringt, verleiht der Szene eine bewußt manieristische Atmosphäre.

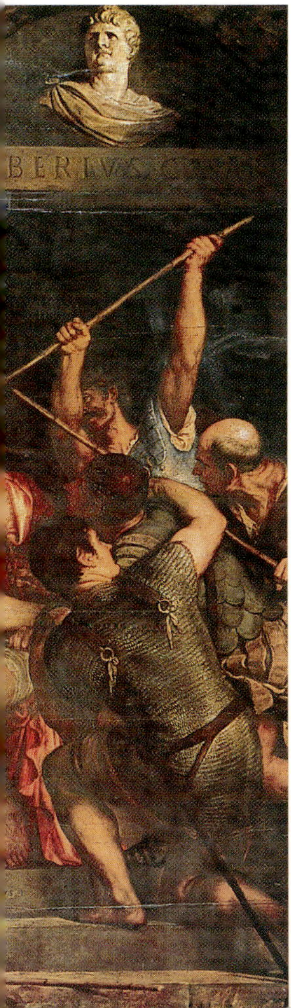

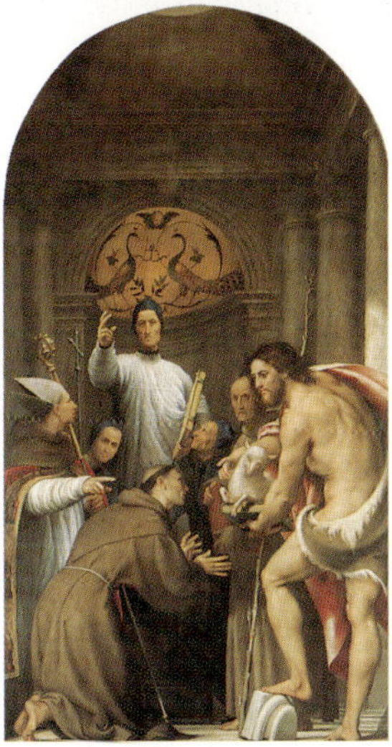

◀ Pordenone, *Altarbild des Seligen Lorenzo Giustiniani,* 1532, Venedig, Gallerie dell'Accademia. Pordenone, bestens vertraut mit dem aktuellen toskanisch-römischen Stil, war während der dreißiger Jahre der Hauptgegner Tizians im Kampf um die Vorrangstellung in der venezianischen Malerschule.

1540 – 1551

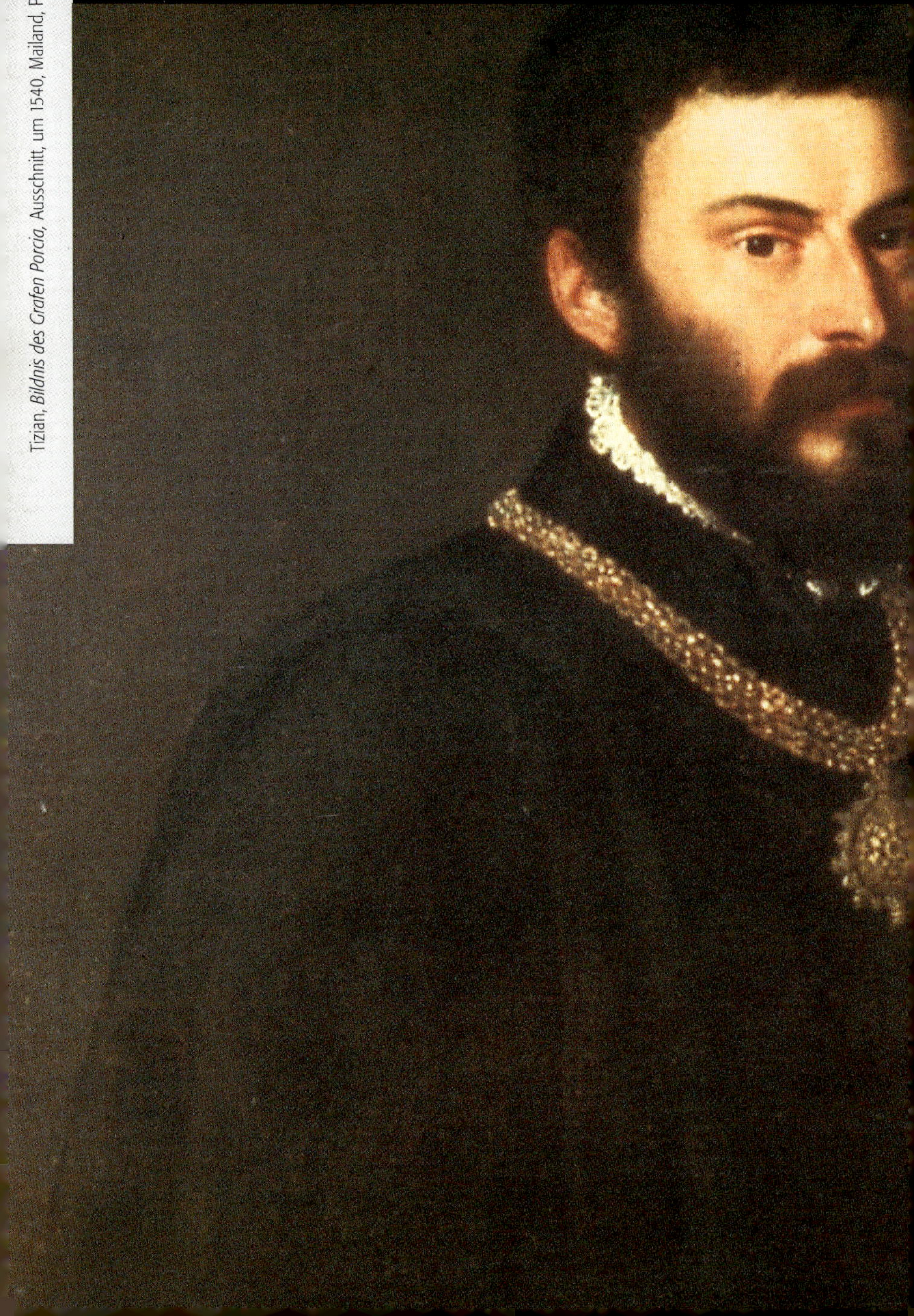

Tizian, *Bildnis des Grafen Porcia*, Ausschnitt, um 1540, Mailand, Pinacoteca di Brera

Tizian im Mittelpunkt der Geschichte

1540-1551

Tizian in Rom

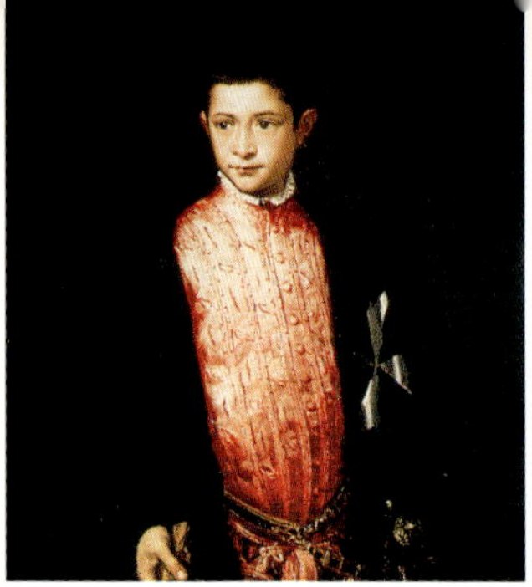

▲ Tizian, *Ranuccio Farnese,* 1542, Washington, National Gallery. Mit dem Porträt des elfjährigen zukünftigen Herzogs von Parma und Piacenza begann die Folge von Arbeiten für das Haus Farnese.

Um das Jahr 1542 kommt Tizian durch die Vermittlung Pietro Aretinos mit der Familie Farnese in Berührung, die durch die Wahl eines ihrer Mitglieder zum Papst, nämlich Paul III., ungeheuer mächtig geworden ist. Nachdem er seine geschäftlichen Angelegenheiten geregelt und die Reise sorgfältig vorbereitet hat, bricht Tizian im September 1545 in Begleitung seines Sohnes Orazio nach Rom auf, wo er eine Wohnung gegenüber den Vatikanischen Gärten anmietet. Die vom Manierismus und von Michelangelo beherrschten römischen Künstlerkreise blikken mit einer gewissen Feindseligkeit auf den venezianischen Meister; zu weit entfernt ist die glühende Intensität seiner Farben von der kühl-distanzierten Strenge der Manieristen. Auch Michelangelo, der Tizian bei der Arbeit an der *Danae* für Kardinal Farnese beobachtet, bedauert, daß Tizian der Zeichnung, dem *disegno,* nicht genügend Beachtung schenkt. Für Tizian bedeutet der Aufenthalt in Rom die Gelegenheit, die antiken und die zeitgenössischen Meisterwerke direkt zu studieren, aber auch, alle Befangenheit gegenüber der Klassik endgültig zu überwinden. Für ihn ist die manieristische Phase bereits hier zu Ende.

▼ Tizian, *Danae,* 1545, Neapel, Musei e Gallerie di Capodimonte. Diese Darstellung verführerischer Sinnlichkeit, die als »eine Nackte, die den Teufel verführt« bezeichnet wurde, entstand im Vatikan für Kardinal Alessandro Farnese.

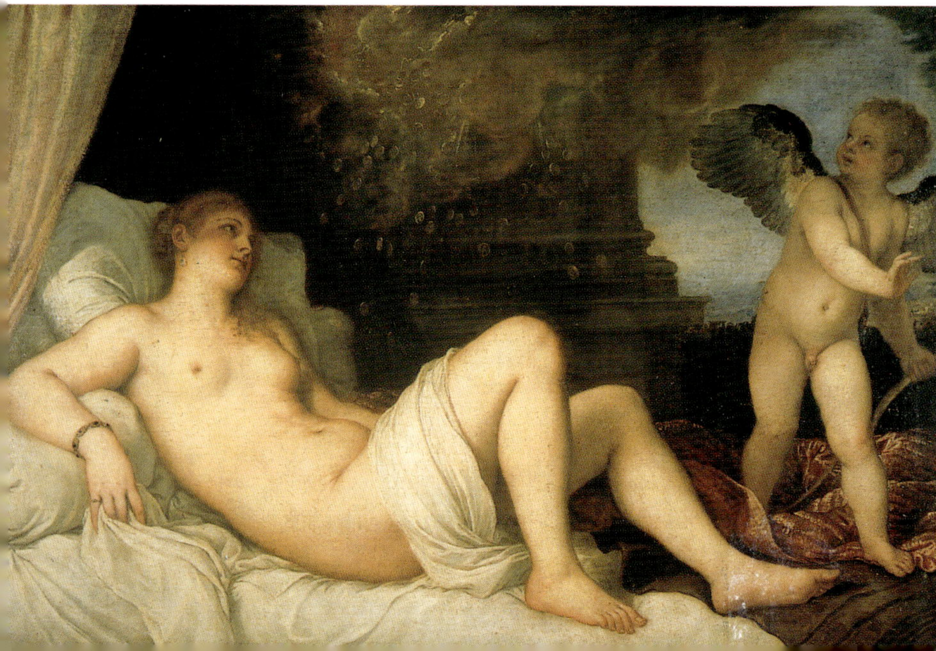

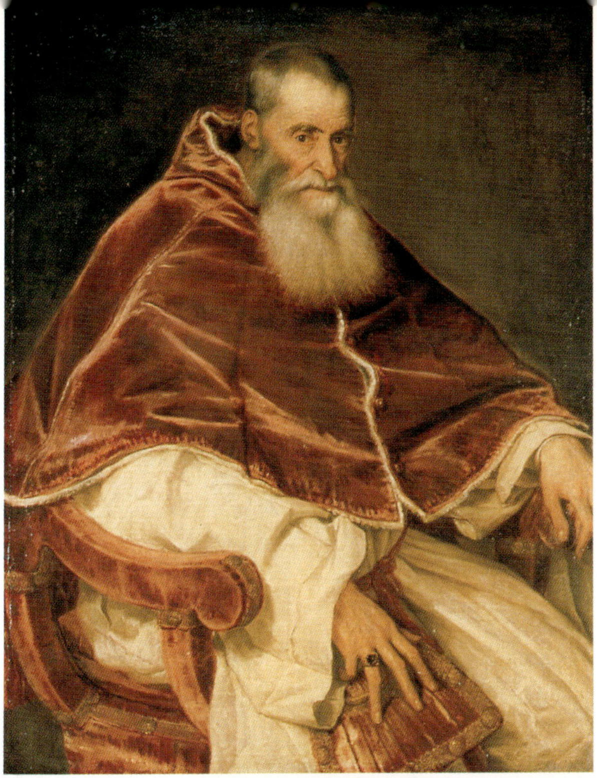

◄ Tizian, *Papst Paul III. Farnese,* 1545, Neapel, Musei e Gallerie di Capodimonte. Ein privates Porträt des Papstes, wie immer mit der geradezu sprichwörtlichen Wahrhaftigkeit Tizians ausgeführt. Das schlichte und unprätentiöse Bildnis ohne schmückendes Beiwerk diente jahrhundertelang als Vorbild für Papstporträts.

► Tizian, *Alessandro Farnese,* 1543, Neapel, Musei e Gallerie di Capodimonte. Kardinal Alessandro Farnese, ehrgeizig, schmeichlerisch und machtbesessen, war das vollkommene Beispiel eines durch die Vetternwirtschaft seines Clans begünstigten »Nepoten«. Für einige Jahre war er einer der wichtigsten Auftraggeber Tizians. Nahezu alle für die Farnese bestimmten Gemälde befinden sich heute in Neapel, wohin man ihre einzigartige Kunstsammlung im 18. Jahrhundert überführte.

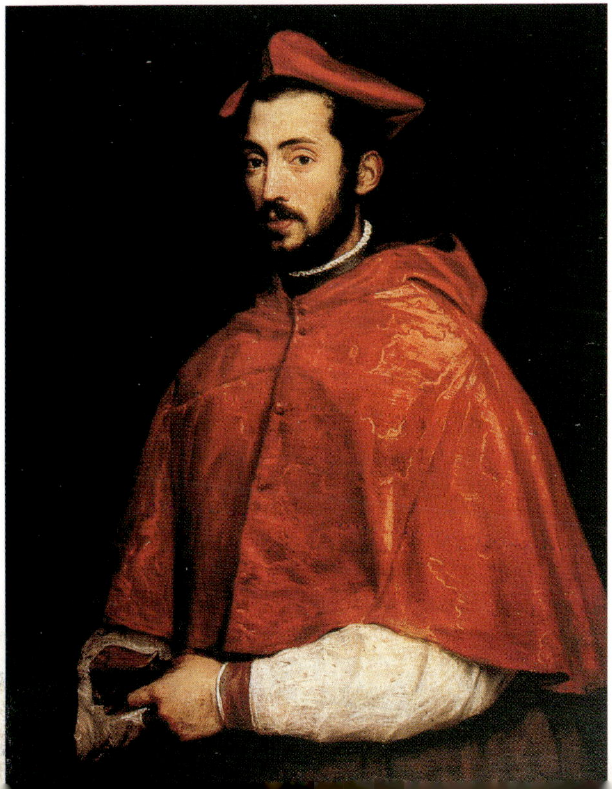

Papst Paul III.

Tizian schuf das Werk 1545, heute befindet es sich im Museum von Capodimonte in Neapel. Es ist das Bildnis des altersgebeugten Papstes Paul III. und seiner beiden Enkel, des Kardinals Alessandro und des jungen Ottavio.

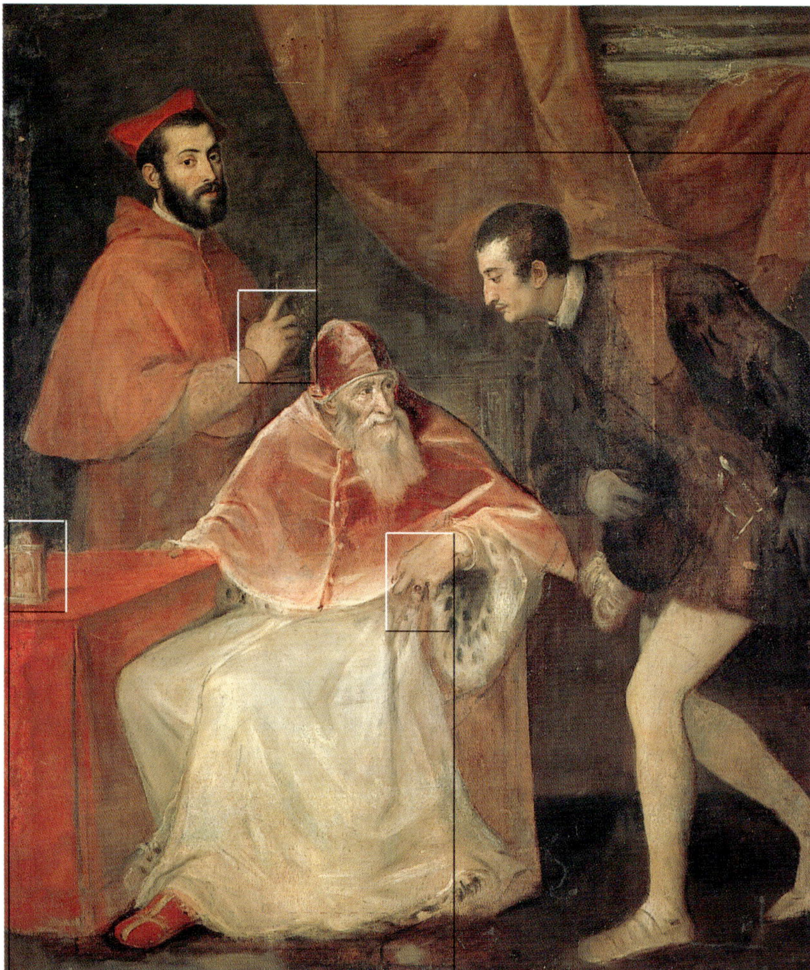

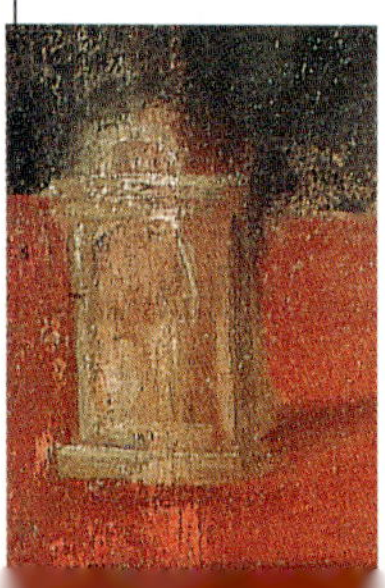

Tischuhren erscheinen häufig in Tizians Porträts von 1530–40. Der Maler sammelte die kostbaren Zeitmesser.

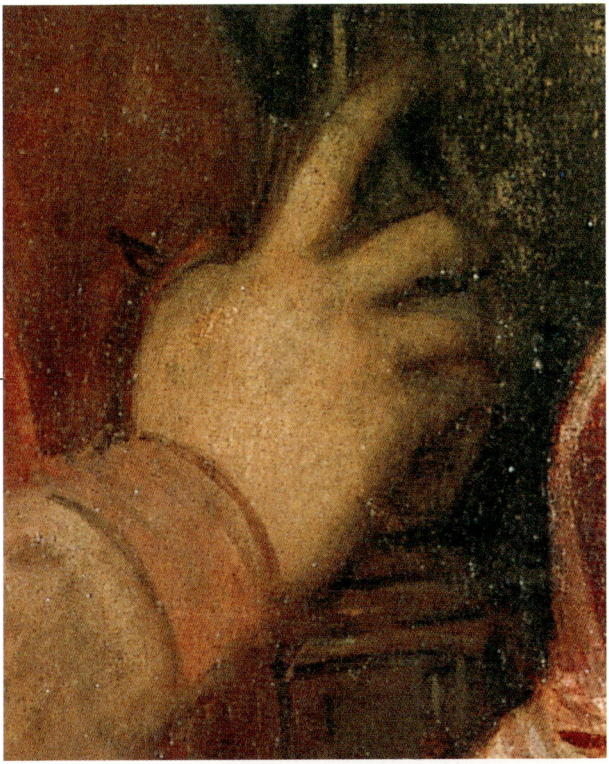

▷ Die Hand Alessandros, die den Knauf der Rückenlehne des Papstes umfaßt, ist ein feiner Hinweis auf das Machtstreben des Kardinals, das sich hinter seinem distanzierten Gesichtsausdruck verbirgt. Das komplizierte psychologische Beziehungsgeflecht macht dieses Familienporträt zu einer Meisterleistung Tizians.

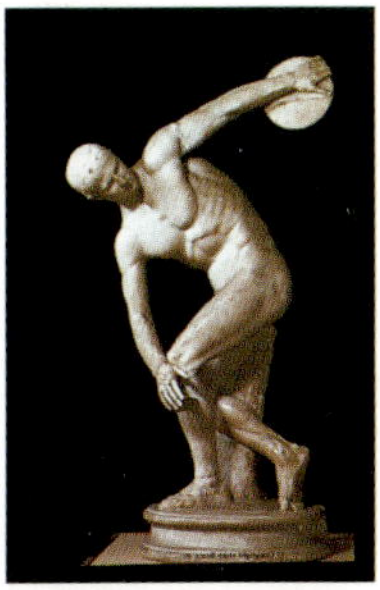

△ Der kriecherische Kniefall Ottavios ist eine Parodie auf den *Diskuswerfer* des Myron. Die nüchterne und respektlose Einstellung Tizians zur Kunst der Antike steht in krassem Gegensatz zu ihrer absoluten Verehrung von seiten der Manieristen. Aus künstlerischen Lösungen wie diesem Familienporträt in Verbindung mit dem reichen und pastosen Farbauftrag erkennt man den Konflikt in der Kunstauffassung, der zwischen den venezianischen und den florentinischen bzw. römischen Malern und Theoretikern ausgefochten wurde.

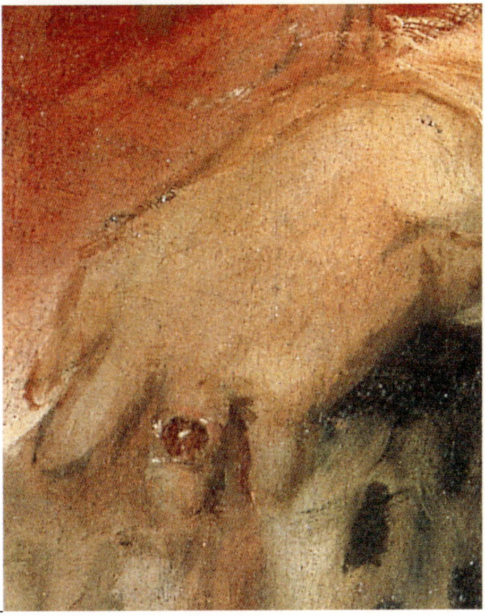

▷ Die Hände des Papstes, in wenigen flüchtigen Pinselstrichen eigentlich nur skizziert, vermitteln den Eindruck des Unvollendeten. Tatsächlich experimentierte Tizian bereits mit dem Modus des »nicht Vollendeten« *(non finito),* der für sein Spätwerk charakteristisch werden sollte.

Das Tridentinische Konzil und der Reichstag von Augsburg

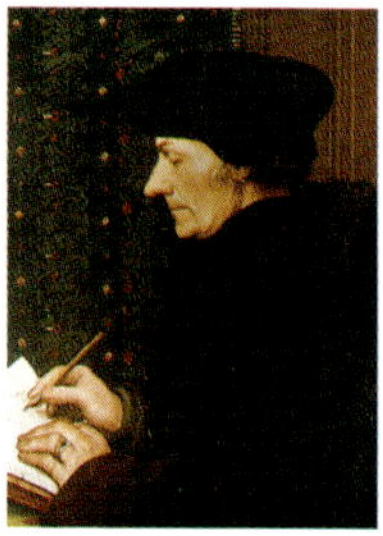

Hans Holbein der Jüngere, *Erasmus von Rotterdam,* Paris, Musée du Louvre. Der Humanist Erasmus hatte als einer der ersten Kritik an der Macht des Klerus geübt.

Um das Jahr 1550 vollzieht sich endgültig die dramatische Trennung der Gefolgsleute Martin Luthers von der katholischen Welt. Dabei kommt es im Grunde zu einer doppelten Spaltung: zur Glaubensspaltung im eigentlichen Sinne, zu dem die Reformation durch die Gedanken Melanchthons und Calvins führt, und zur politischen Spaltung zwischen den protestantischen deutschen Fürsten und dem Kaiser als Verteidiger des katholischen Glaubens. Die Eröffnung des von Papst Paul III. gewünschten Konzils von Trient ist die Reaktion auf die Notwendigkeit einer »inneren«, von Erasmus von Rotterdam geforderten Reform des Katholizismus. Der Reichstag in Augsburg, von Karl V. nach der siegreichen Schlacht bei Mühlberg einberufen, endet mit einem Friedensschluß und dem Bekenntnis zur Religionsfreiheit. Tizian nimmt als Persönlichkeit von internationalem Ansehen 1548 und 1551 an den Versammlungen des Reichstags teil und wohnt in unmittelbarer Nähe des Kaisers. 1548 wird er mitten im Winter zur Abreise nach Augsburg gezwungen und muß die Aufsicht über seine Werkstatt Pietro Aretino überlassen. Im Jahr 1551 dagegen wird sein Aufenthalt in Augsburg in hervorragender Weise von dem Kardinal Perrenot de Granvelle organisiert.

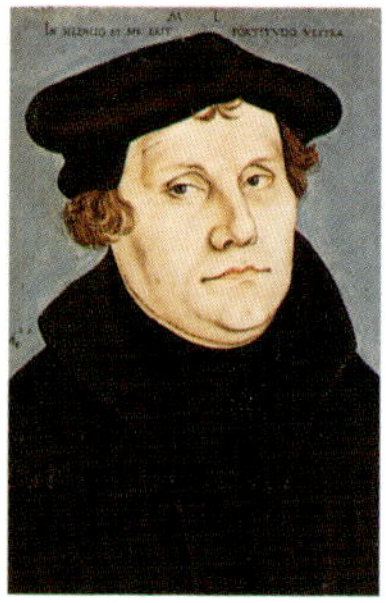

Lucas Cranach der Ältere, *Martin Luther,* Mailand, Museo Poldi Pezzoli. Das Bild ist eines der »propagandistischen« Porträts des Malers, der ein glühender Verehrer Luthers war.

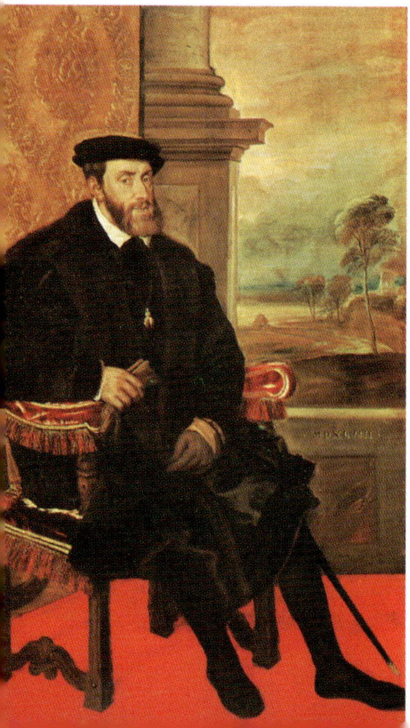

Tizian, *Karl V.,* 1548, München, Alte Pinakothek. Das Bild des schlicht gekleideten Privatmannes steht in bemerkenswertem Gegensatz zu der Darstellung Kaiser Karls zu Pferde (Seite 86). Der Herrscher erscheint hier frühzeitig gealtert, von Mühsal und Gicht gezeichnet.

Giovan Battista Moroni, *Kirchenväter-Altar,* Ausschnitt, Trient, Santa Maria Maggiore.

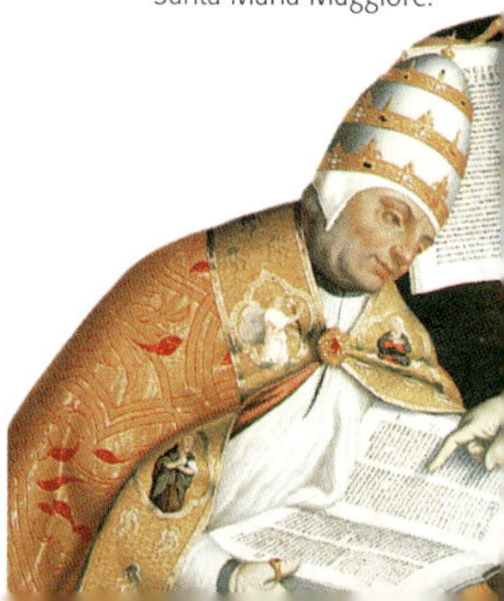

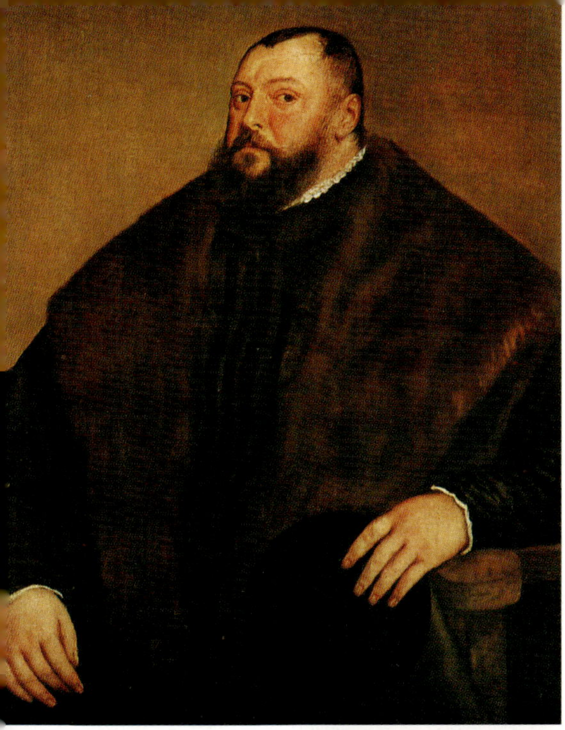

◀ Tizian, *Bildnis des Kurfürsten Johann Friedrich von Sachsen,* 1548 oder 1551, Wien, Kunsthistorisches Museum. Der Kurfürst befehligte die Truppen des mächtigen Schmalkaldischen Bundes der protestantischen Staaten und wurde von Karl V. bei Mühlberg vernichtend geschlagen. Er nahm an den Sitzungen des Augsburger Reichstages in der schwierigen Position des Verlierers teil. Tizians Bildnis zeichnet den leidenschaftlichen, aber auch noblen Charakter des Fürsten nach.

▶ Tizian, *Bildnis des Kardinals Cristoforo Madruzzo,* um 1543, São Paulo (Brasilien), Museu de Arte. Tizian stellt den Bischof von Trient, den Hausherrn des Tridentinischen Konzils, als vielbeschäftigten Gelehrten dar. Auf dem Tisch steht wiederum eine der kostbaren Tischuhren.

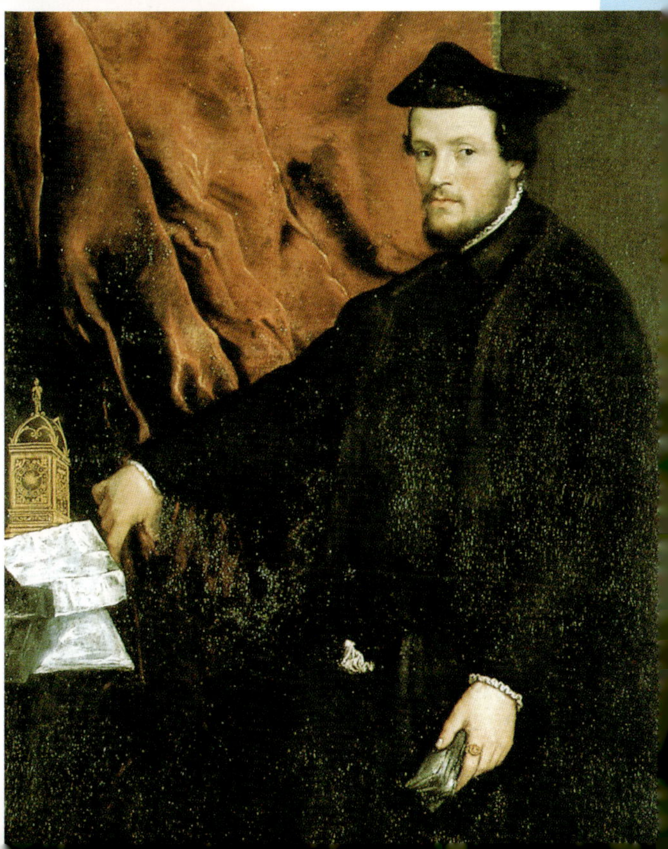

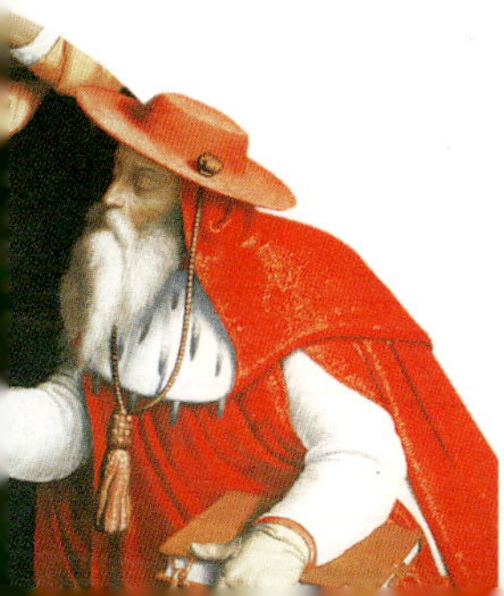

1540-1551

Zwischen Papst und Kaiser

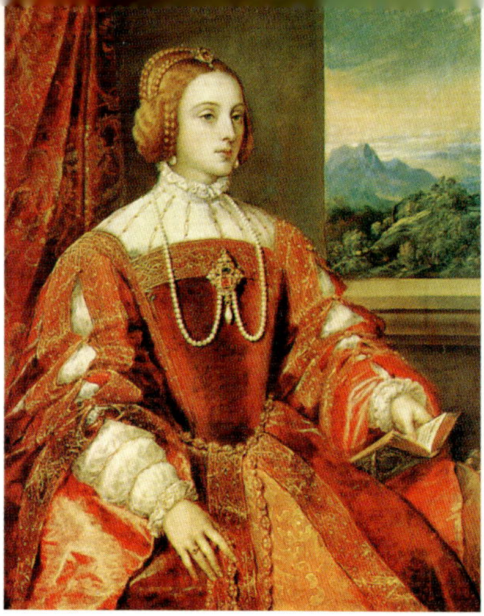

Das internationale Ansehen Tizians wird durch seine Reisen nach Rom und Florenz als Gast des Papstes und der Medici (1545–1546) sowie durch die Aufenthalte in Augsburg an der Seite Karls V. noch vergrößert. Seinen Höhepunkt erreicht es um die Mitte des Jahrhunderts, zu einer Zeit, als Tizian häufig in Cadore weilt und sich an einigen Werken für die Kirchen der Umgebung beteiligt. Der Sechzigjährige wird hauptsächlich mit Porträts beauftragt, seine absolute Meisterschaft in dieser Gattung ist unbestritten. Auch Werke religiösen Inhalts malt er nach wie vor und setzt sich ebenfalls wieder mit mythologischen Themen intensiv auseinander, die er nun ganz anders interpretiert als in seiner Jugend. In fortgeschrittenem Alter sieht Tizian nun in oft tragischen Geschehnissen um Götter und Helden ein ebenso poetisches wie dramatisches Beispiel für die ewige Wiederkehr menschlichen Schicksals.

▲ Tizian, *Bildnis der Isabella von Portugal,* 1548, Madrid, Museo del Prado. Das Gemälde zeigt die geliebte Gattin Kaiser Karls V., die bereits 1539 gestorben war. Ein älteres Bild diente Tizian als Vorlage für dieses reizvolle Porträt, in dem die Herrscherin wieder zum Leben erweckt scheint.

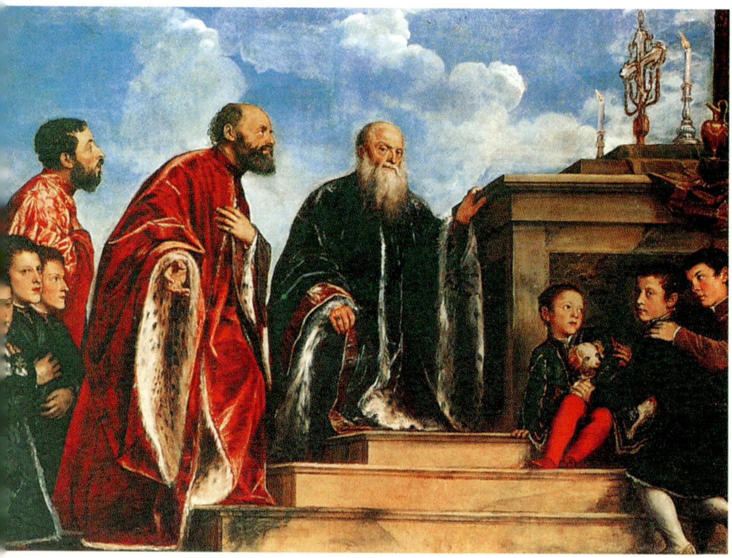

◀ Tizian, *Gruppenporträt der Familie Vendramin,* Ausschnitt, 1543–47, London, National Gallery. Bei seiner Abreise nach Rom ließ Tizian dieses großartige Votivbild mit den männlichen Mitgliedern der adligen Familie bewußt unvollendet. Wieder in Venedig, stellte er es fertig und bekräftigte damit symbolisch seine Rückkehr an die Spitze der venezianischen Schule.

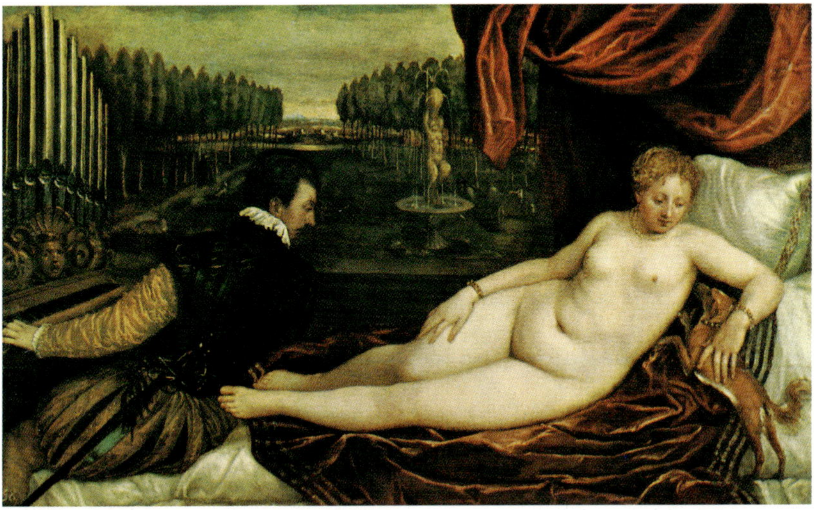

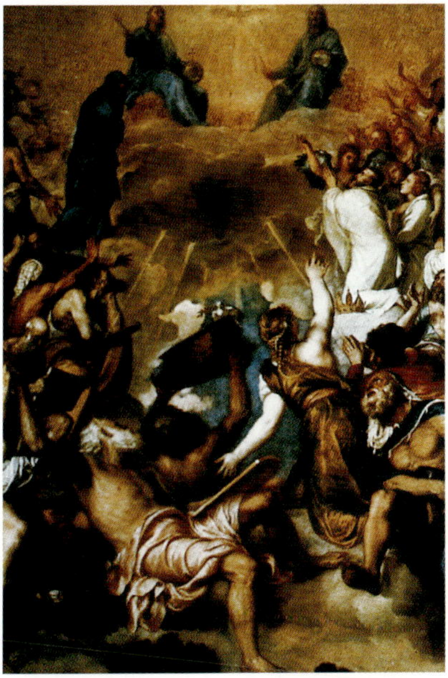

▲ Tizian, *Venus mit dem Orgelspieler,* 1550, Madrid, Museo del Prado. Eine der gelungensten Versionen des Gemäldes. Das Urbild (ebenfalls im Prado) schenkte Karl V. dem Kardinal Perrenot de Granvelle.

▼ Tizian, *Bildnis eines Malteserritters,* um 1550, Madrid, Museo del Prado. Der Dargestellte, der eine Tischuhr berührt, ist vielleicht der aus Cremona stammende Giannello della Torre, Hofuhrmacher in Madrid.

▲ Tizian, *Triumph der Dreifaltigkeit,* 1551–54, Madrid, Museo del Prado. Dieses vielschichtige allegorische Werk gab Karl V. in Auftrag, der mit seiner Familie in demütiger Haltung am rechten oberen Bildrand kniet. Der Kaiser trennte sich von diesem Gemälde nie und nahm es ins freiwillige Exil im Kloster San Jerónimo in Yuste mit, wohin er sich nach seiner Abdankung zugunsten seines Sohnes Philipp zurückzog.

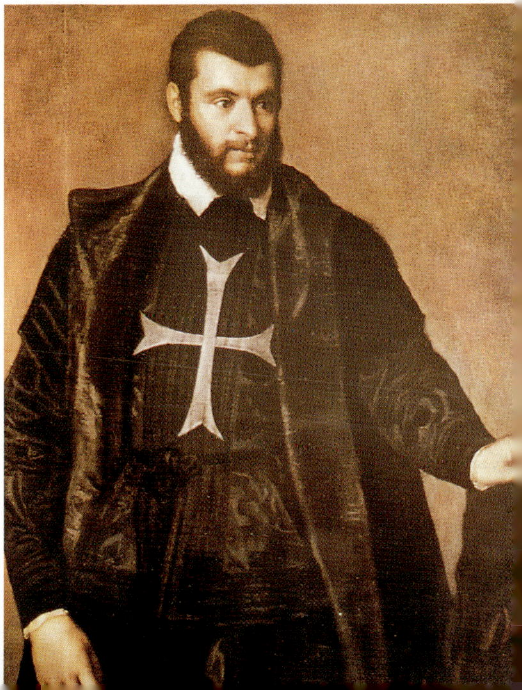

Karl V. zu Pferd

Das Gemälde aus dem Jahr 1548, heute im Prado in Madrid, erinnert an den Sieg des Kaisers bei Mühlberg 1547 über die protestantischen Fürsten. Über Jahrhunderte hinweg diente es als Vorbild für repräsentative Reiterporträts.

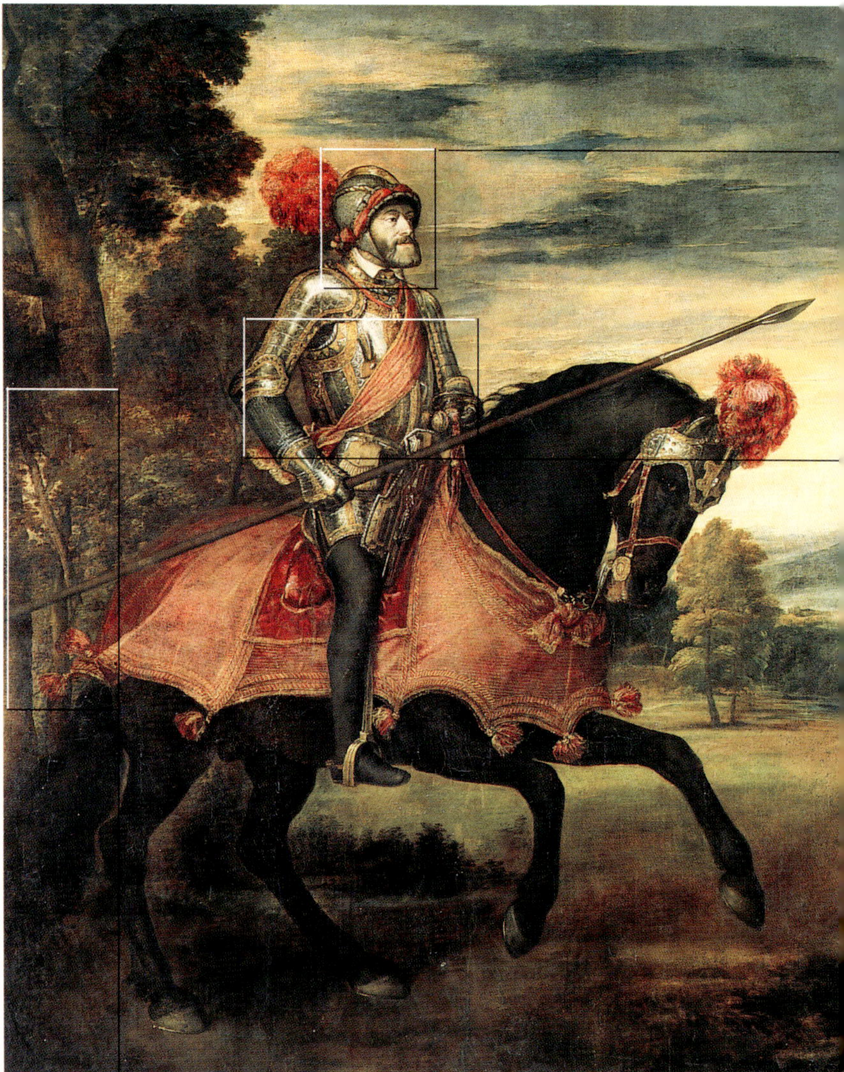

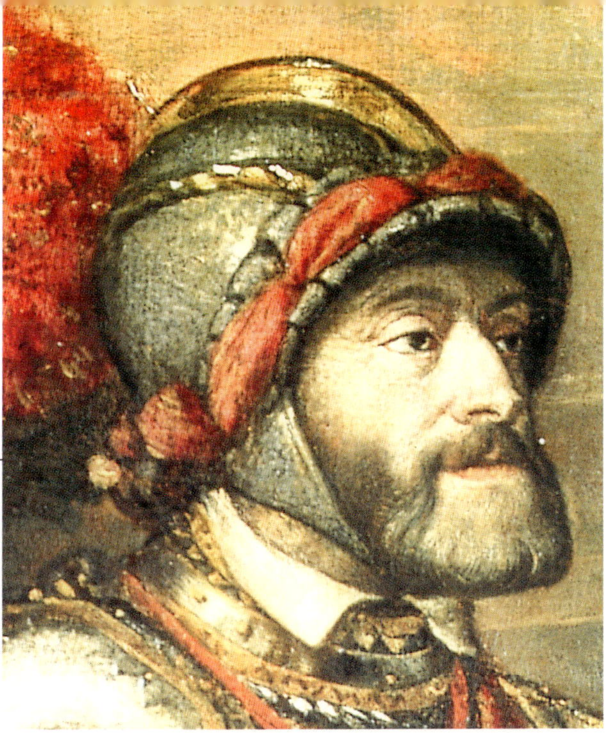

◀ Die harten Züge Karls V. demonstrieren eiserne Entschlossenheit. Mit glühenden Augen und energisch angespanntem Unterkiefer erscheint er gänzlich verwandelt im Vergleich zu der müden Hinfälligkeit, die er auf dem Porträt in der Münchener Pinakothek zeigt (Seite 82).

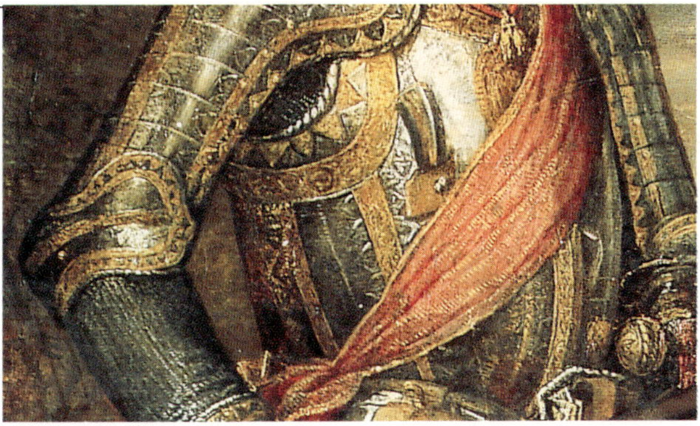

▲ Die Rüstung Karls V. mit der leuchtend roten Schärpe galt als ein Meisterwerk der Ziselierkunst Mailänder Waffenschmiede. Eher ungewöhnlich erscheint dagegen die Waffe, eine lange Lanze statt des üblichen Schwertes oder des Feldherrenstabes.

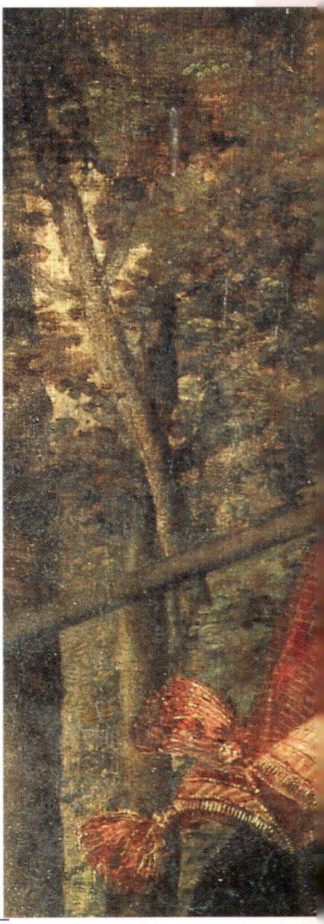

▶ Das leuchtende Abendrot scheint die Landschaft in Flammen zu setzen. Diese bedeutungsträchtige Färbung wandte Tizian auch später an, um bestimmten Szenen die Atmosphäre einsamer Schicksalhaftigkeit zu verleihen.

1540–1551

Eine neue Generation venezianischer Maler

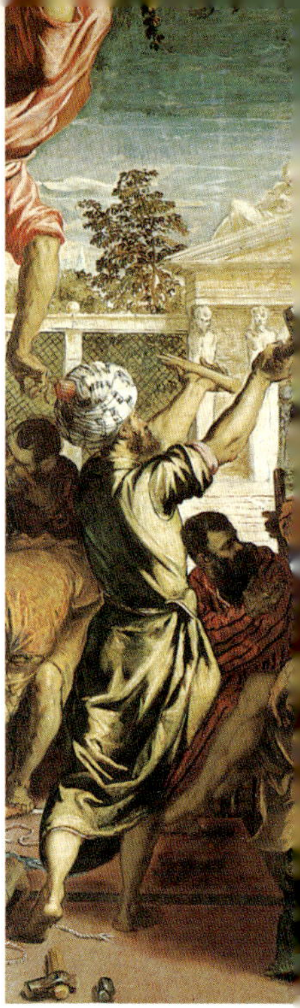

Seit Jahrzehnten beherrscht Tizian unangefochten die Kunstszene Venedigs. Jetzt, am Beginn seines siebten Lebensjahrzehnts, beobachtet er das Heranwachsen einer ganzen Generation junger, noch vom Manierismus beeinflußter Künstler, die begierig sind, sich mit der lokalen Tradition zu messen. Unter ihnen ragt besonders der dreißigjährige Jacopo Tintoretto hervor, der sich die ehrgeizige Aufgabe gestellt hat, einen Mittelweg zwischen Michelangelos Kunst der Zeichnung *(disegno)* und dem Kolorismus Tizians zu finden. Tizian betrachtet ihn als gefährlichen Konkurrenten und hegt keine besondere Sympathie für ihn, der junge Paolo Veronese dagegen wird vom alten Meister mehrmals öffentlich gelobt und ausgezeichnet. Einige Maler, wie etwa Andrea Schiavone, folgen weiterhin der manieristischen Strömung, doch aus der Provinz dringen nun die ersten Impulse des Realismus nach Venedig (Bassano, Moroni, die Maler aus Brescia).

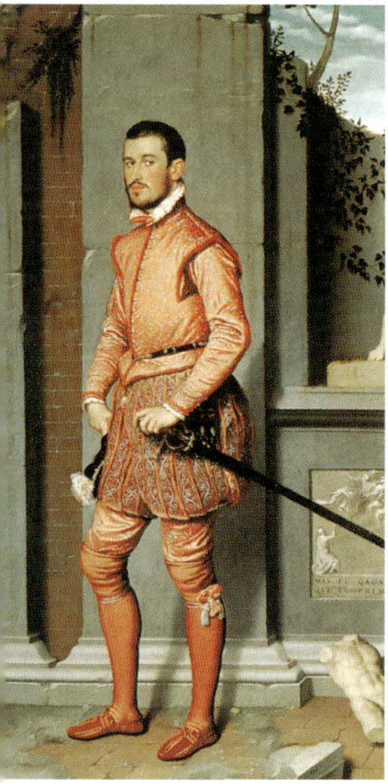

▲ Giovan Battista Moroni, *Junger Edelmann,* Bergamo, Sammlung der Grafen Moroni. Der Porträtist aus Bergamo war für die mittlere Adelsschicht eine gute Alternative zu Tizian.

▼ Andrea Schiavone, *Anbetung der Könige,* Mailand, Pinacoteca Ambrosiana. Schiavone war ein Hauptvertreter des Manierismus in Venedig.

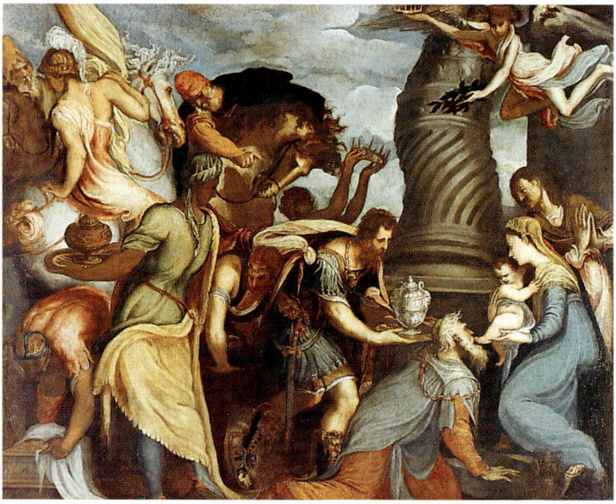

▼ Jacopo Bassano, *Ruhe auf der Flucht nach Ägypten,* Mailand, Pinacoteca Ambrosiana. Der Realismus in den volkstümlichen Darstellungen Bassanos erwies sich als eine der neuen Richtungen in der Malerei Venetiens.

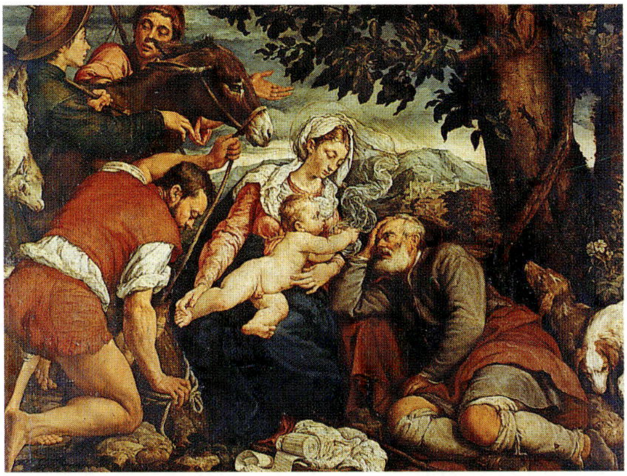

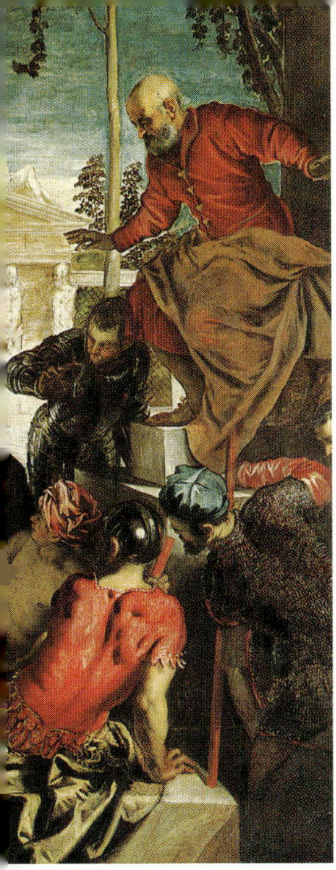

▲ Jacopo Tintoretto, *Der Heilige Markus befreit einen Sklaven,* Ausschnitt, Venedig, Gallerie dell'Accademia. Das Gemälde wurde 1548 in der Scuola di San Marco ausgestellt, während Tizian sich gerade in Augsburg aufhielt. Es machte Tintoretto mit einem Schlag berühmt, zog das Interesse Pietro Aretinos auf sich und trug ihm die Freundschaft Jacopo Sansovinos ein.

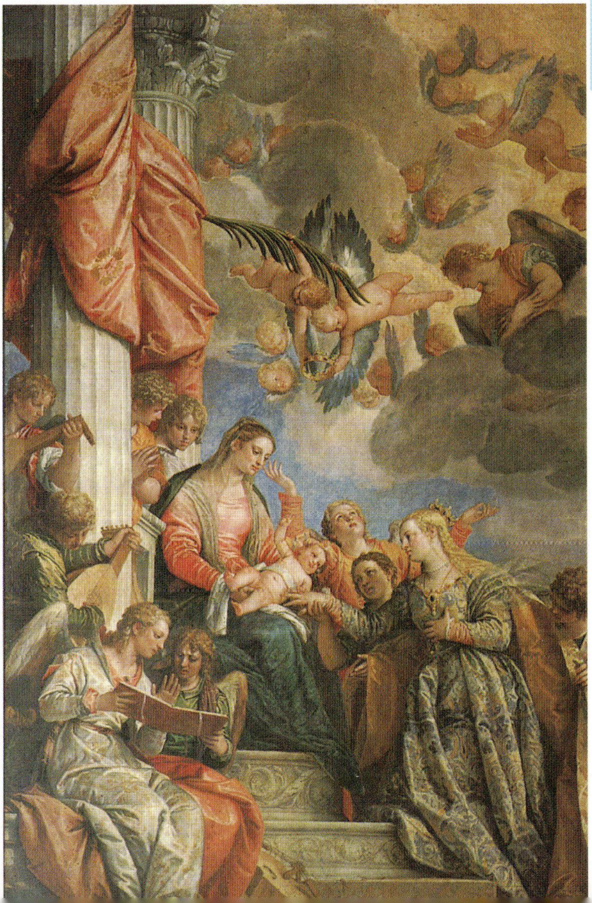

▶ Paolo Veronese, *Die mystische Vermählung der Heiligen Katharina,* Venedig, Gallerie dell'Accademia. Das Motiv der Säulen hat Veronese von Tizians *Pesaro-Madonna* übernommen (Seite 56).

1551–1560

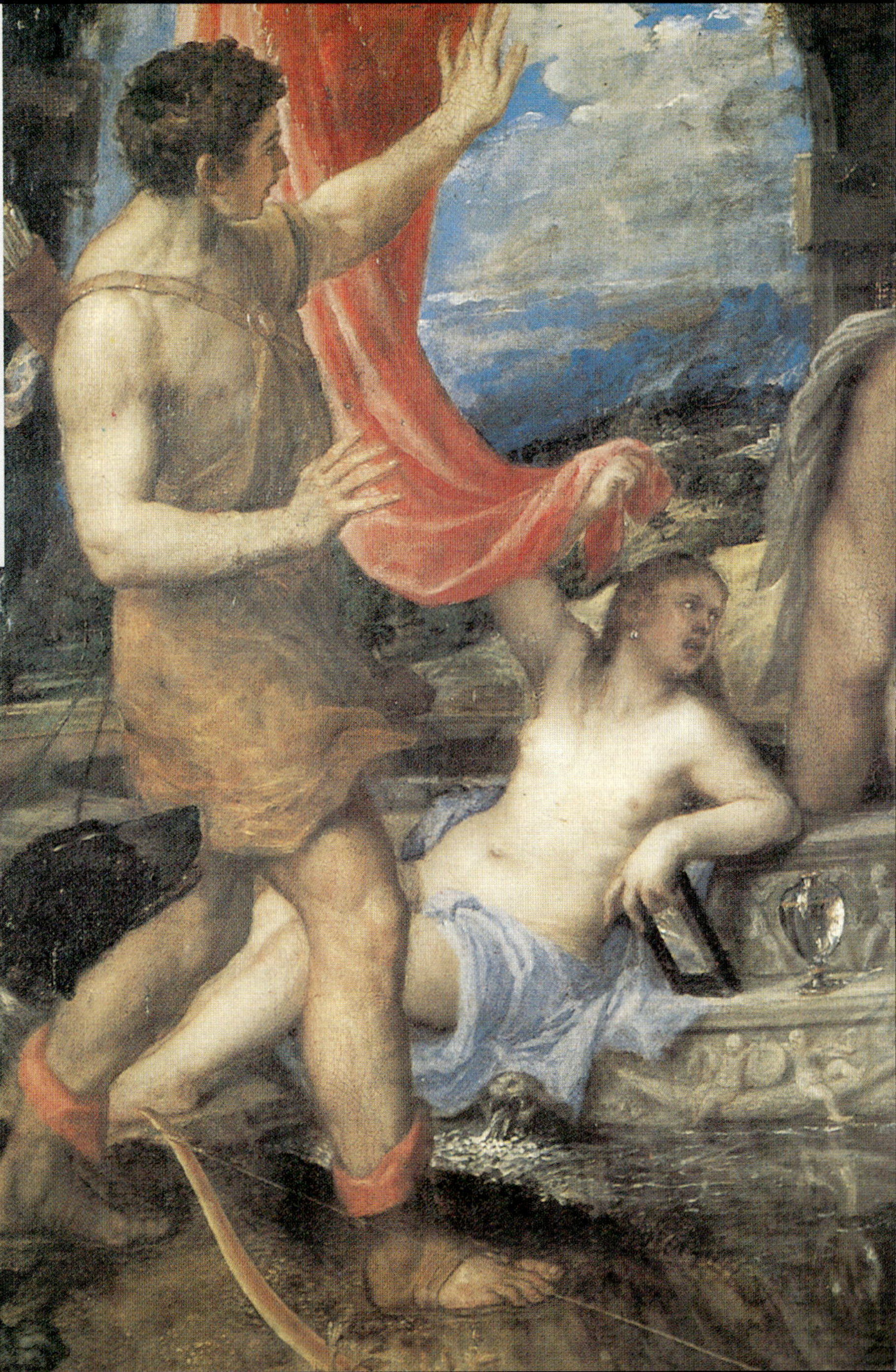

Tizian, *Diana und Aktaion*, Ausschnitt, 1556–1558, Edinburgh, National Gallery of Scotland

Betrachtungen eines reifen Künstlers

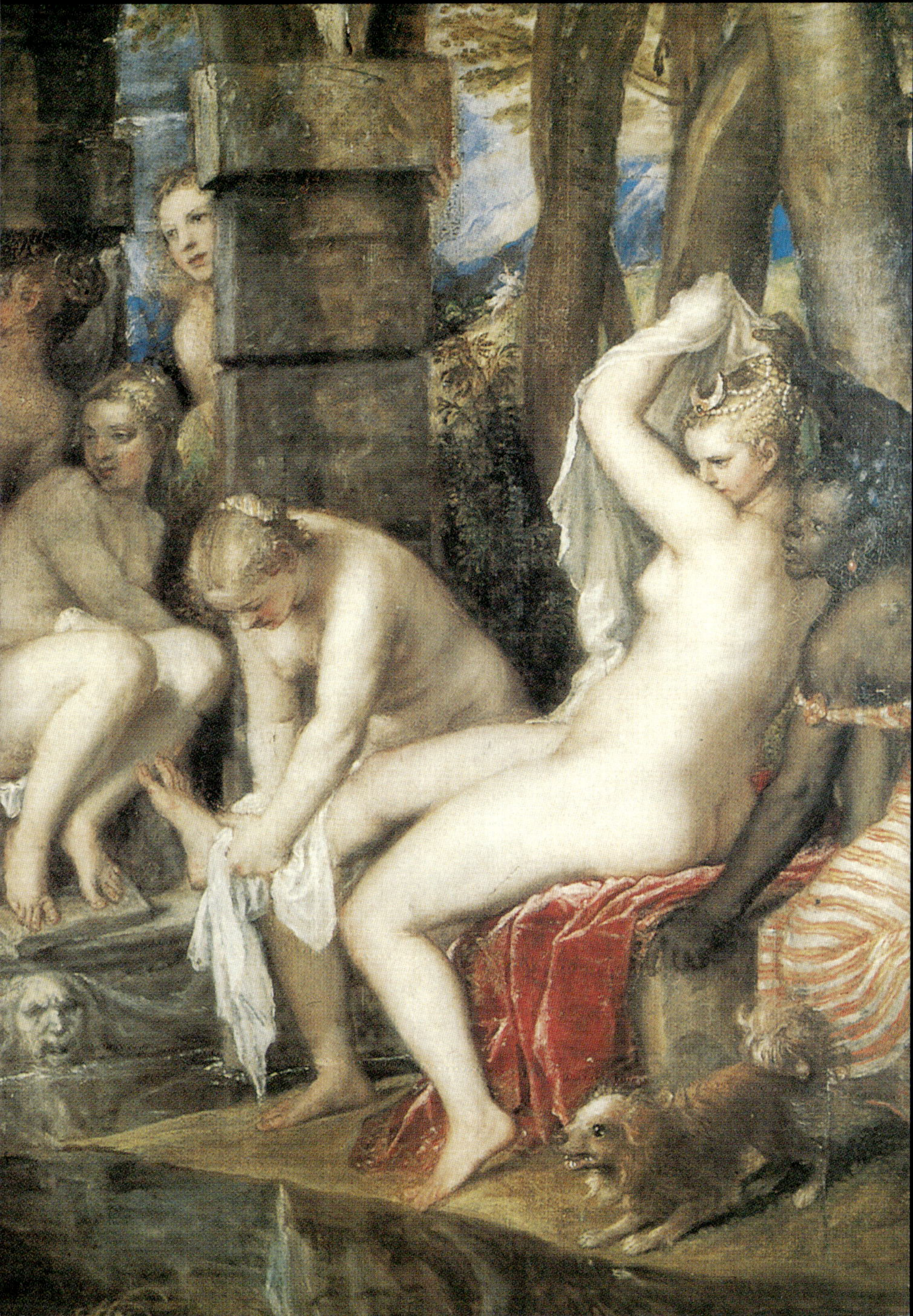

Die mythologischen Gemälde für Philipp II.

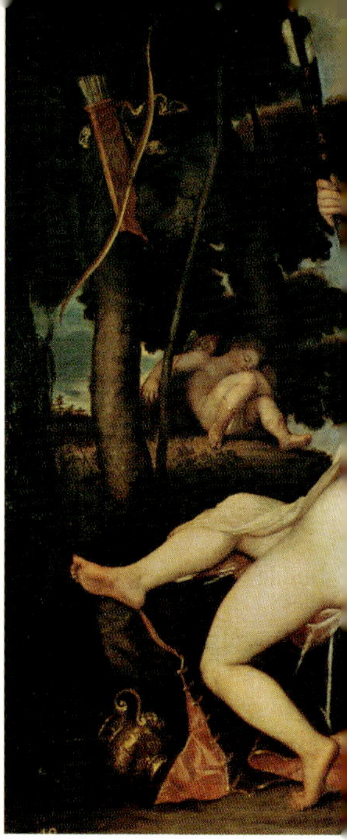

Zu Beginn der fünfziger Jahre findet Tizian einen neuen Gönner in Philipp II., der 1556 nach der Abdankung seines Vaters Karls V. spanischer König wird. Von schmächtiger Gestalt und unstetem Temperament, beginnt Philipp einen regen Briefwechsel mit Tizian. Ab 1553 führt der Maler sieben Bilder mythologischen Inhalts für ihn aus, die er *Poesien* nennt und die heute über verschiedene Museen verteilt sind. Im Unterschied zu den 35 Jahre zuvor für Alfonso d'Este geschaffenen *Bacchanalien* (Seite 36–37) befassen sich die Gemälde der fünfziger Jahre intensiv mit der menschlichen Existenz. Tizian geht zwar vom antiken Mythos aus, beschränkt sich jedoch nicht auf eine gelehrte Illustration der Klassiker. Er deutet die Geschehnisse als bittere Metapher des von Schicksal und äußeren Zwängen bestimmten menschlichen Daseins. Die außergewöhnliche Intensität seiner Malerei, die sich stilistisch auf die Suche nach neuen Horizonten begibt, unterstützt den inhaltlichen Anspruch. Die Bilder entstehen in erster Linie für den spanischen Hof, Tizian läßt jedoch von den berühmten *Poesien* Werkstattrepliken anfertigen.

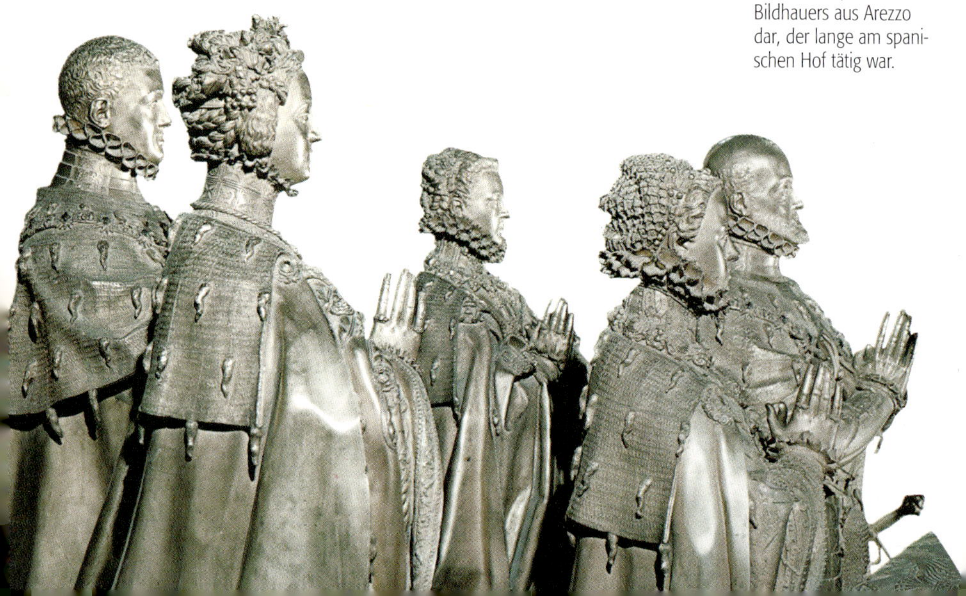

▼ Leone Leoni, *Die Familie des Kaisers*. Die beiden Gruppen der Familien Karls V. und Philipps II. aus vergoldeter Bronze, die in der Kirche des Escorial zu sehen sind, stellen das Hauptwerk des Bildhauers aus Arezzo dar, der lange am spanischen Hof tätig war.

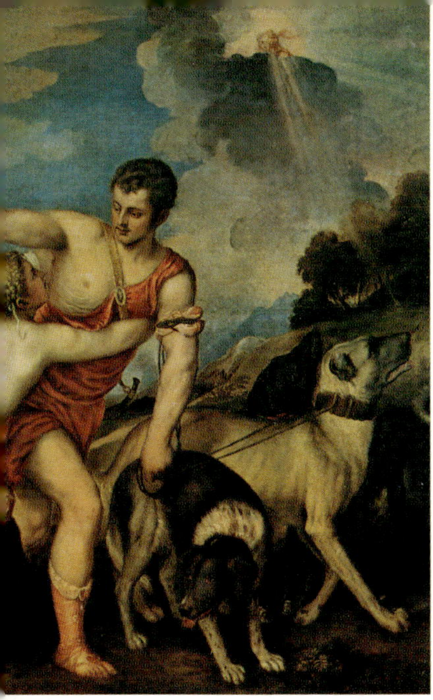

◀ Tizian, *Abschied der Venus von Adonis,* 1553, Madrid, Museo del Prado. Die erste der für Philipp II. geschaffenen *Poesien*. Die Göttin versucht verzweifelt, den Geliebten von seinem Aufbruch zur Jagd zurückzuhalten, bei der er durch ein Wildschwein getötet werden wird. Die Dramatik der Szene wird durch das nahende Gewitter gesteigert, während Amor nichtsahnend im Wald schlummert. Dieses wundervolle Detail hat auch eine moralische Bedeutung: gerade er, durch dessen Einwirkung Venus sich in Adonis verliebt hat, verschärft nun die Pein der Göttin.

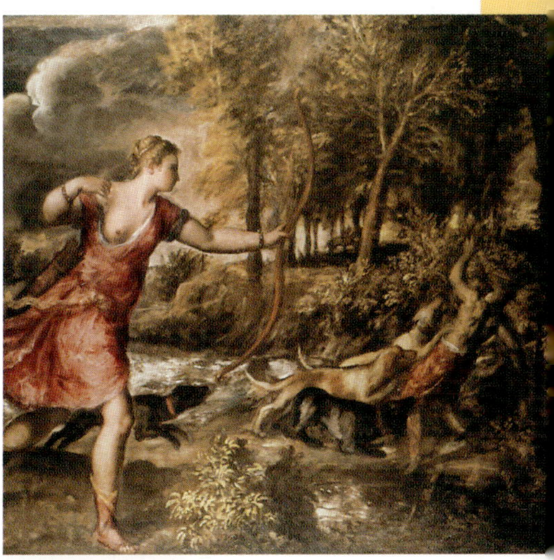

▶ Tizian, *Diana und Aktaion,* um 1559, London, National Gallery. Im dargestellten Mythos wird Aktaion in einen Hirsch verwandelt und von seinen eigenen Hunden zerrissen. In der sturmgepeitschten, das schreckliche Geschehen dramatisierenden Landschaft setzt die kraftvolle Göttin unbeirrt ihre Jagd fort.

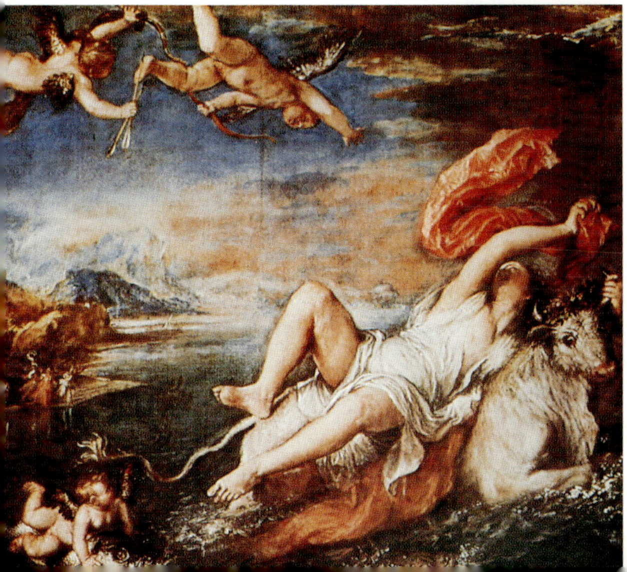

◀ Tizian, *Der Raub der Europa,* 1559–62, Boston, Isabella Stewart Gardner Museum. Von Zeus in der Gestalt eines weißen Stiers entführt, wehrt sich Europa vergeblich gegen ihr Geschick, das sie erbarmungslos vom Strand wegführt, an dem ihre Gefährtinnen um sie weinen.

Venedig – »unvergleichliche Stadt«

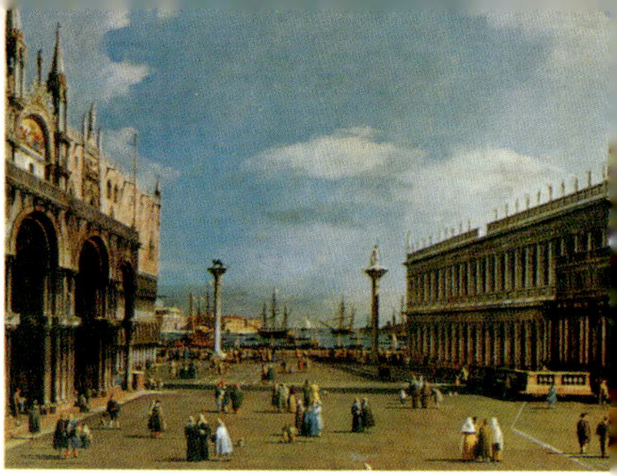

Die Bauten Jacopo Sansovinos, hier die großartige Fassade der Markus-Bibliothek, gehören zum typischen Repertoire venezianischer Veduten; so auch in dieser Ansicht von Canaletto.

Innerhalb von fünfzig Jahren – vom Beginn bis zur Mitte des 16. Jahrhunderts – verändert sich das Stadtbild Venedigs radikal. Die feinen, delikaten Ornamente der Spätgotik und der frühen Renaissance werden von der neuen, mächtigen Ausdruckskraft des Klassizismus verdrängt. Der Doge Andrea Gritti leitet diesen Prozeß um das Jahr 1520 ein, wobei das Vokabular der klassischen Architektur einen kundigen Interpreten in Jacopo Sansovino findet, der für mehrere Jahrzehnte die Stellung des offiziellen Baumeisters der Republik einnimmt. Einige der Bauten, die das Gesicht der Stadt prägen, wie die Markus-Bibliothek an der Piazzetta und die Loggetta des Campanile, sind ihm zu verdanken. Zu Sansovino gesellt sich später Palladio als Schöpfer der bedeutendsten Renaissancekirchen Venedigs (Il Redentore, San Giorgio Maggiore, San Francesco della Vigna). Vom Klassizismus der Hochrenaissance inspiriert sind auch einige der großartigen Fassaden am Canal Grande sowie die Rialto-Brücke. Dieser Architektur des 16. Jahrhunderts ist es zu verdanken, daß Venedig nicht als Erbin Konstantinopels oder Roms, sondern als einzigartig auf der Welt angesehen wird, die »vornehmste und unvergleichliche Stadt«, wie im ersten Fremdenführer aus dem Jahr 1581 zu lesen ist. Doch mit dem Tod der großen Baumeister – Sansovino stirbt 1570, Palladio zehn Jahre später – geht auch die Epoche der klassischen Architektur in der Lagunenstadt zu Ende.

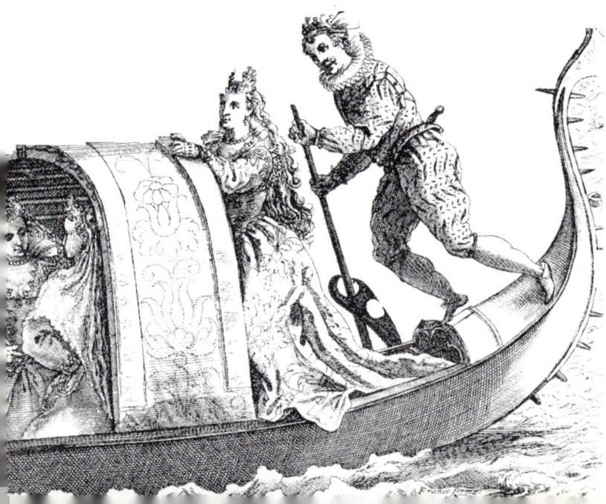

Auch in der Hochblüte des an die Klassik angelehnten Stils bewahrte Venedig sein ganz eigenes, verführerisches und festliches Bild: Dieser Druck aus dem 16. Jahrhundert zeigt die *Fahrt der Debütantinnen* auf dem Canal Grande.

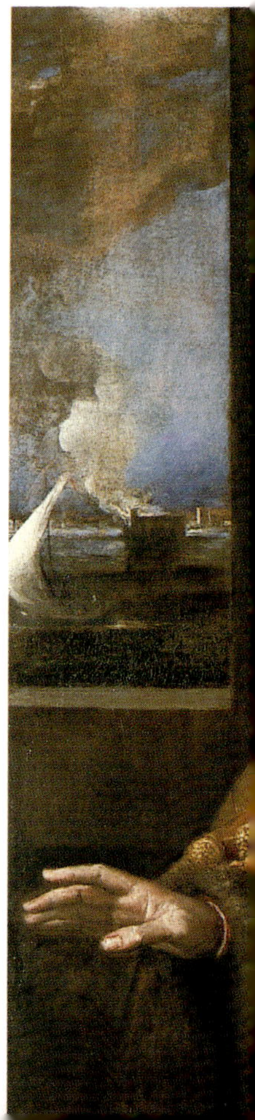

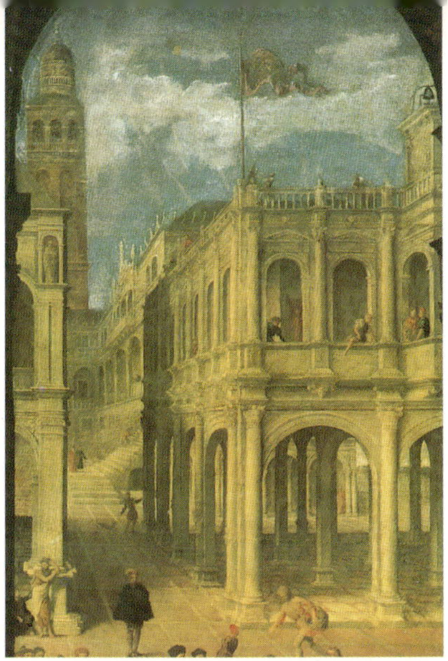

◀ Paris Bordone, *Übergabe des Ringes an den Dogen,* Ausschnitt, Venedig, Gallerie dell'Accademia. Paris Bordone aus Treviso war unter den Künstlern Venetiens am empfänglichsten für die neue Architektur der Hochrenaissance, die er in seinen Bildern sehr fein und phantasievoll ausarbeitete.

▼ Jacopo Tintoretto, *Bildnis des Jacopo Sansovino,* Florenz, Galleria Palatina. Von 1529 bis zu seinem Tod im Jahr 1570 hatte Sansovino das Amt des obersten Architekten der Republik inne und betreute die wichtigsten Bauvorhaben der Stadt.

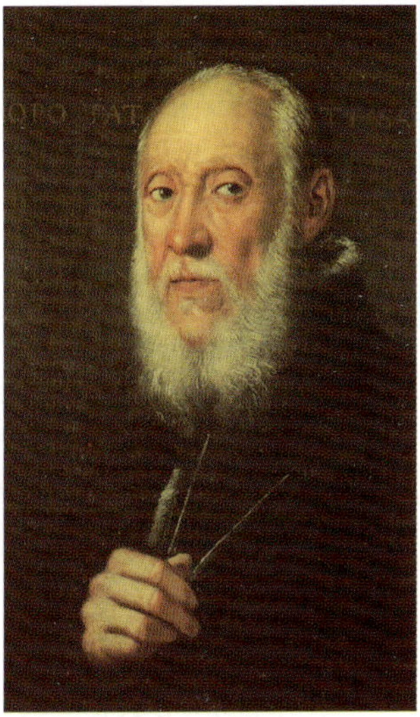

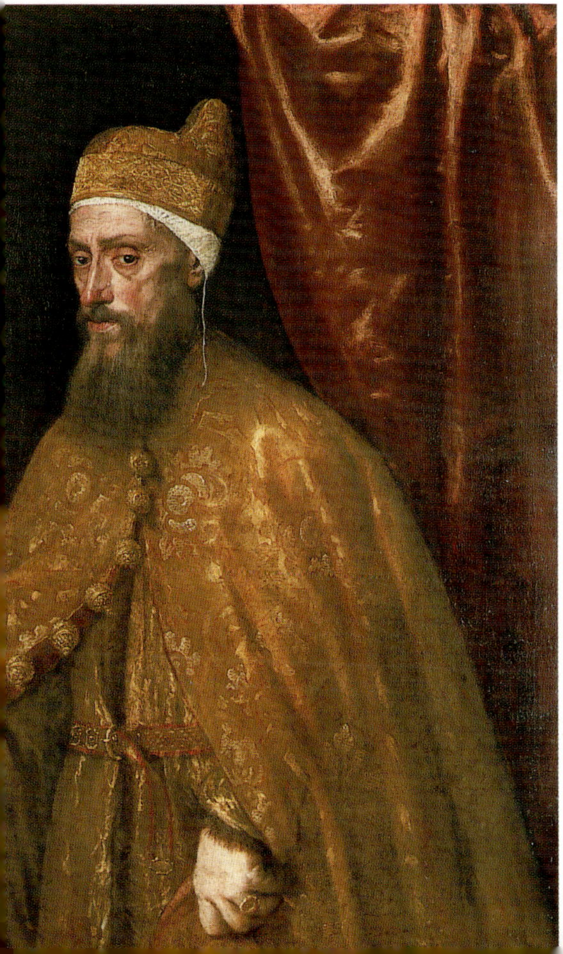

◀ Tizian, *Bildnis des Dogen Francesco Venier,* 1555, Madrid, Sammlung Thyssen-Bornemisza. 1554 gewählt und bereits 1556 verstorben, blieb dem Dogen Venier wenig Zeit, verschiedene Werke bei Tizian in Auftrag zu geben. Das »offizielle« Porträt ist 1577 im Dogenpalast verbrannt; erhalten blieb das private Bildnis des Dogen, eines hageren, stillen Mannes.

Die Toilette der Venus

Eines der schönsten Gemälde des reifen Tizian entstand im Jahr 1555, möglicherweise im Zusammenhang mit der Hochzeit der Tochter Lavinia. Heute befindet es sich in der National Gallery in Washington.

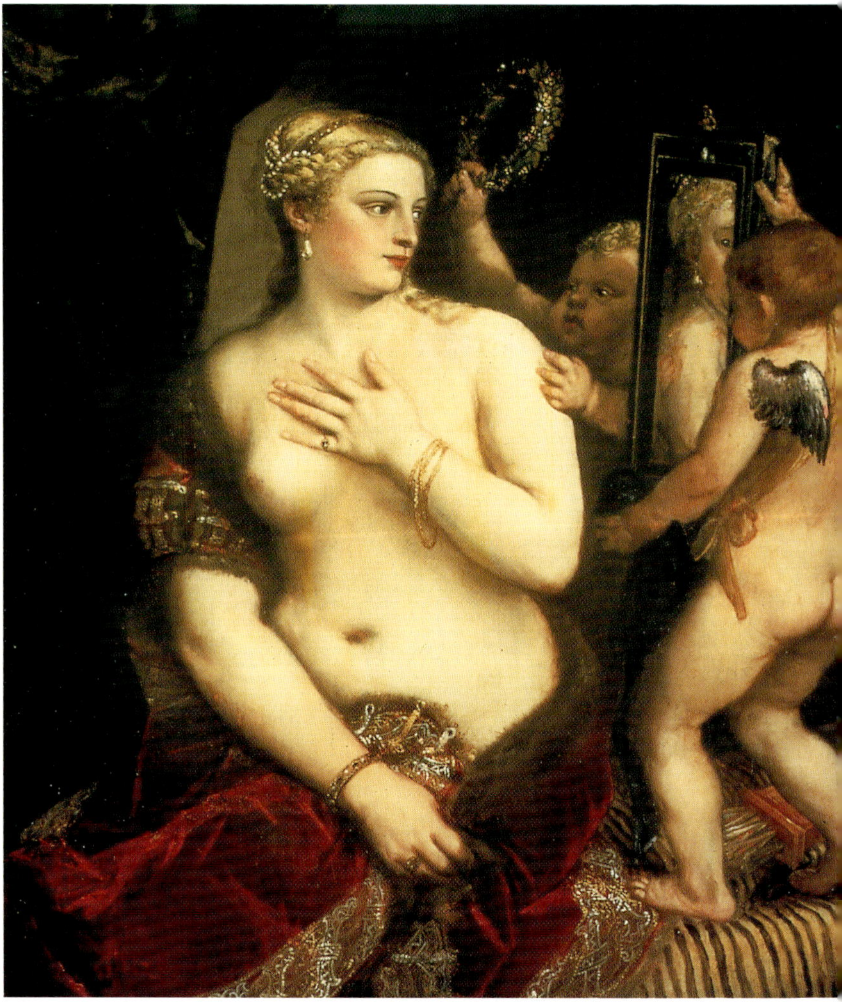

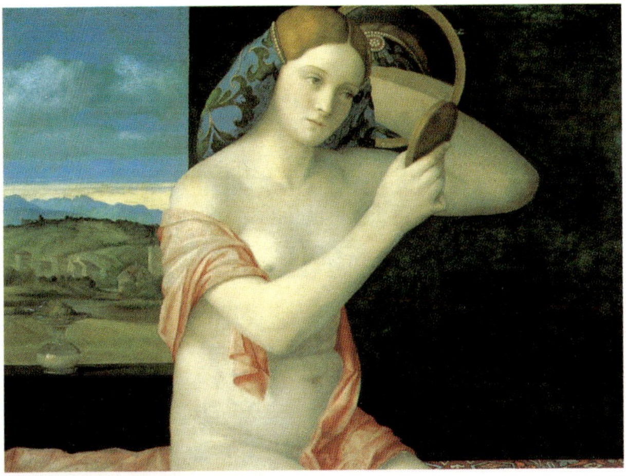

▶ Giovanni Bellini, *Sich kämmendes Mädchen,* 1515, Wien, Kunsthistorisches Museum. Das Motiv des Mädchens, das sich im Spiegel betrachtet, kommt mit Giorgione und diesem Werk Giovanni Bellinis auf. Die sich spiegelnde Figur wurde zu einem wichtigen Argument im Rangstreit zwischen Malerei und Bildhauerei.

▼ Tizian, *Junges Mädchen vor dem Spiegel,* 1516. Paris, Musée du Louvre.

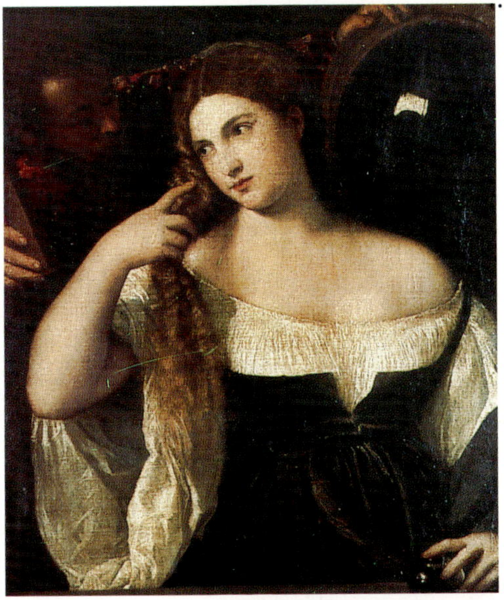

Reflektiert im Spiegel: der Stellenwert der Malerei

In den frühen Werken Tizians ist der Spiegel ein Attribut, das er seinen weiblichen Halbfiguren beigibt, um ihren Reiz zu erhöhen. Es besteht wohl auch ein Zusammenhang mit dem Disput über die Rangfolge der Künste: Auf die Behauptung, daß die Bildhauerei der Malerei überlegen sei, weil sie den Körper von allen Seiten zeige, reagierte Giorgione mit einem (heute verschollenen) Bild, auf dem eine Figur ringsum von Spiegeln umgeben war und so auch von allen Seiten gesehen werden konnte. Auch Savoldo hat dieses Motiv aufgegriffen; in einem Porträt (heute im Louvre) deutet die dargestellte Person auf ihr eigenes Spiegelbild.

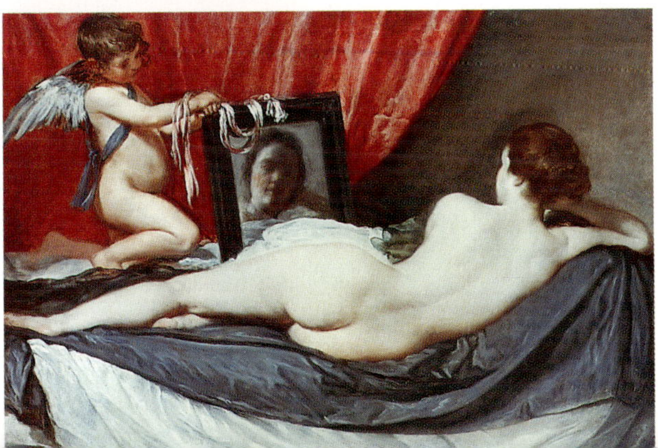

▶ Diego Velázquez, *Toilette der Venus,* 1650, London, National Gallery. Tizians Behandlung des Themas wurde im 17. Jahrhundert begeistert aufgegriffen. Rubens und Velázquez ließen sich in einigen ihrer Meisterwerke von dem venezianischen Malerfürsten inspirieren.

Der Vertrag von Cateau-Cambrésis

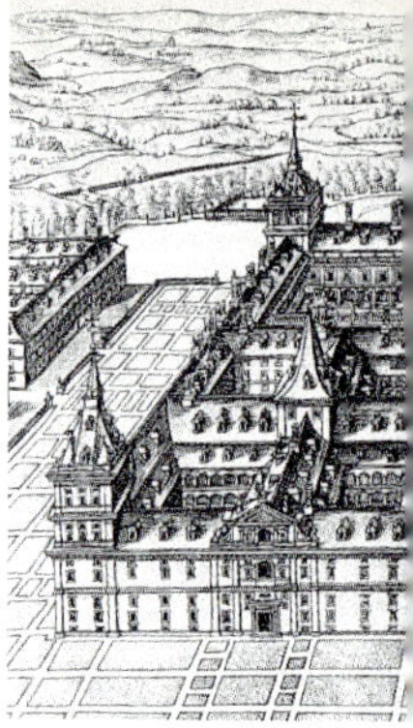

Nachdem der Friede mit den protestantischen Fürsten in Augsburg besiegelt ist, beschließt Karl V., sich von der politischen Bühne zurückzuziehen. Er dankt 1556 ab und teilt sein Weltreich in zwei Teile, indem er die Kronen Spaniens und Österreichs trennt und seinem Sohn Philipp den größeren Teil übergibt. Müde und vor der Zeit gealtert, zieht sich der große Herrscher ins Kloster von Yuste zurück. Einige seiner liebsten von Tizian gemalten Bilder nimmt er mit, darunter den *Triumph der Dreifaltigkeit* (Seite 85) und das Porträt seiner Gattin (Seite 84). Philipp ist sofort mit einer schwierigen Situation konfrontiert: Papst Paul IV. Carafa ist mit dem König von Frankreich, Heinrich II., eine Allianz eingegangen, um die Einziehung kirchlichen Besitzes in den deutschen protestantischen Ländern abzuwenden. Emanuel Philibert von Savoyen als Befehlshaber der spanischen Truppen bringt den Franzosen 1557 bei Saint-Quentin eine Niederlage bei. Am 21. September 1558 stirbt Karl V. einsam in Yuste. Das neue Gleichgewicht in Europa wird durch den Frieden von Cateau-Cambrésis (1559) abgesichert. Spanien rüstet seine Seestreitkräfte zum Kampf gegen die Türken und die Engländer und beginnt mit dem Bau der »Unbesiegbaren Armada«, einer mächtigen Flotte aus großen, aber nur schwer manövrierbaren Schlachtschiffen.

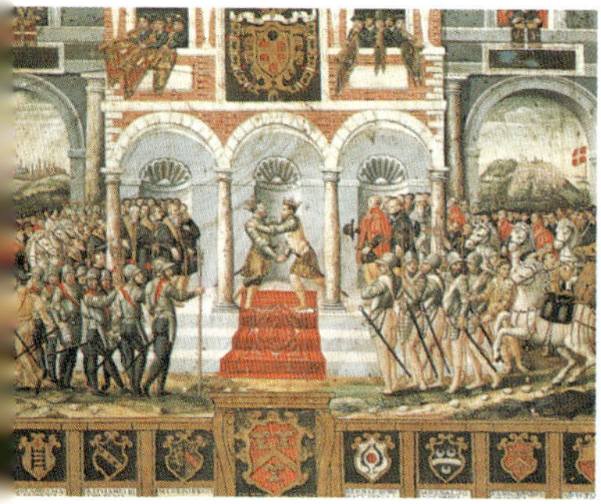

▼ Die Umarmung Philipps II. und Heinrichs II. von Frankreich anläßlich der Unterzeichnung des Friedensvertrags von Cateau-Cambrésis auf dem illuminierten Einband einer sienesischen Magistratsakte (»Biccherna-Tafel«).

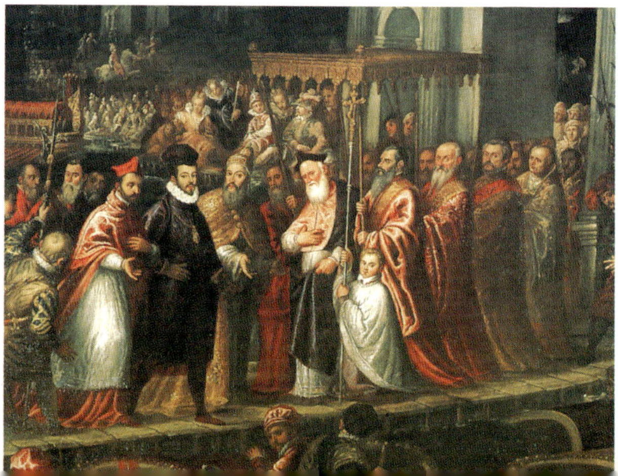

▶ Andrea Vicentino, *Der Empfang des Königs von Frankreich am Lido,* Venedig, Dogenpalast. Der König von Frankreich wird vom Dogen und dem Patriarchen von Venedig empfangen, während sich ein Zug von Würdenträgern durch den von Palladio entworfenen Triumphbogen aus Papiermaché herandrängt.

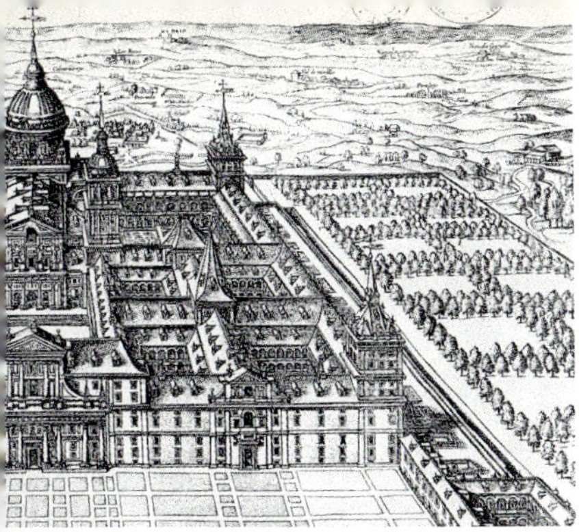

◀ Dieser Stich des 16. Jahrhunderts zeigt den beeindruckenden Bau des Escorial. Das Kloster wurde nach der Schlacht von Saint-Quentin von Philipp II. gegründet und erhielt zu Ehren des Heiligen Laurentius die Form eines Feuerrostes.

▼ Schlafzimmer Philipps II. im Escorial. Die königlichen Gemächer sind betont bescheiden gehalten und befinden sich mitten in dem feierlichen, aber düsteren Riesenbau, der von Philipp ausdrücklich als letzte Ruhestätte für die spanischen Könige vorgesehen war.

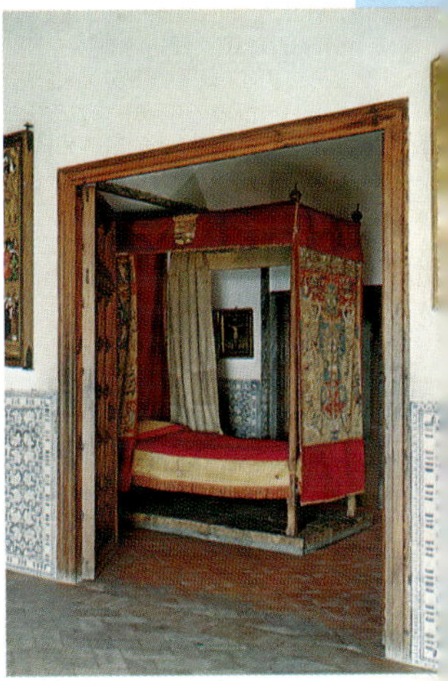

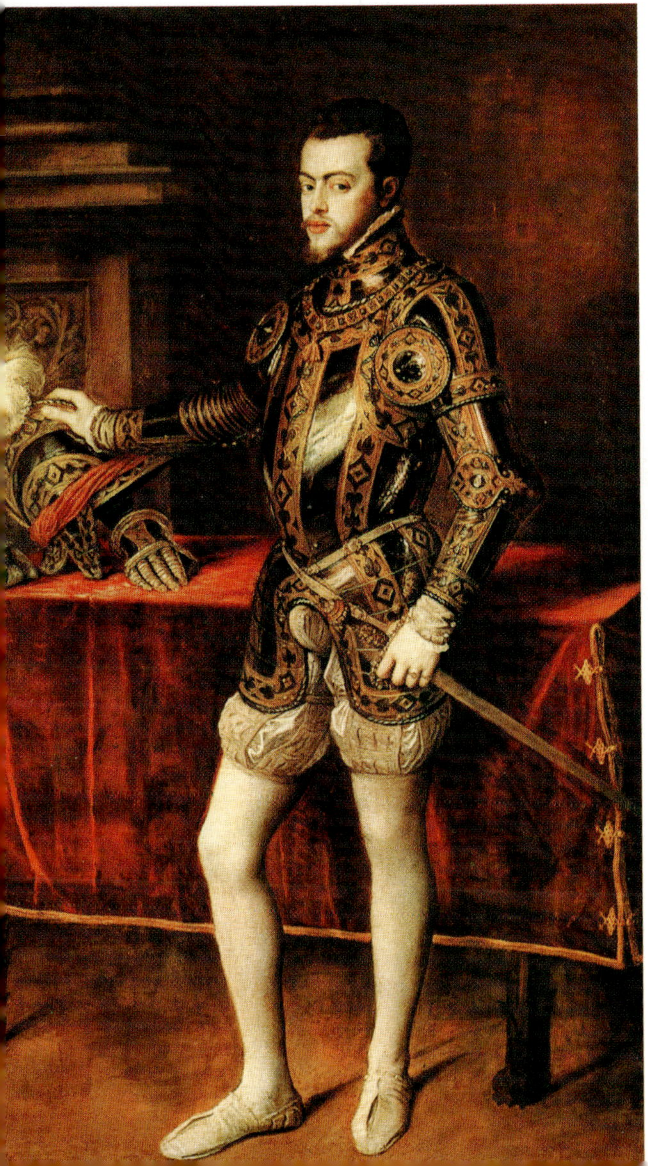

◀ Tizian, *Philipp II.*, 1551, Madrid, Museo del Prado. Das erste und zugleich anspruchsvollste Porträt Philipps von Tizians Hand entstand während des Reichstags in Augsburg. Der schmächtige, düstere Prinz wird nahezu erdrückt von der glänzenden Prunkrüstung, die noch heute in der königlichen Waffenkammer in Madrid aufbewahrt wird.

Ein neuer Höhepunkt

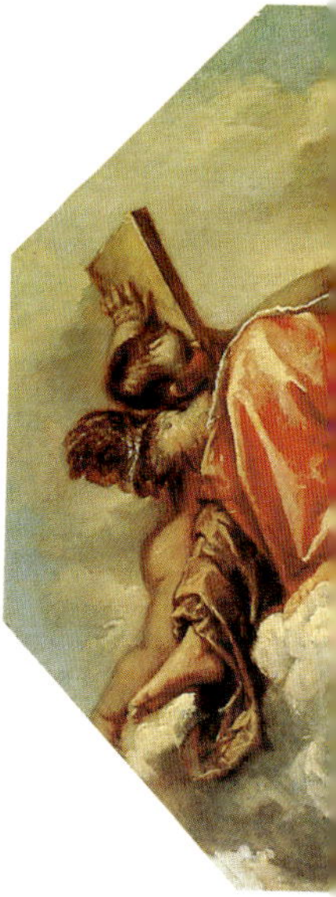

Der Tod Pietro Aretinos im Oktober 1556, im Jahr darauf die schwere Verletzung des Sohnes Orazio, der von Leone Leoni in Mailand niedergestochen und beraubt wird, der Tod Karls V. im Jahr 1558 und schließlich das Ableben des geliebten Bruders Francesco 1559 verschärfen bei Tizian ein Gefühl von Einsamkeit und Bedrohung. Als Reaktion darauf stürzt er sich in die Arbeit. Vom spanischen Hof kommen umfangreiche Aufträge, und man kann sagen, daß sich der Künstler gegen Ende der fünfziger Jahre auf einem neuen Höhepunkt seiner Schaffenskraft befindet. Er malt kaum noch Porträts, sondern hauptsächlich Altarbilder, mythologische Sujets und religiöse oder profane Allegorien. Ein großes Meisterwerk dieser Zeit ist das *Martyrium des Heiligen Laurentius,* 1548 begonnen und zehn Jahre später vollendet, in dem Tizian eine radikal neue Maltechnik einsetzt. Die Intensität der religiösen Gemälde Tizians aus jenen Jahren steht in einem engen Zusammenhang mit den religiösen Auseinandersetzungen dieser Zeit. Während das Tridentinische Konzil sich seinem Abschluß nähert, veröffentlicht der Inquisitionspapst Paul IV. Carafa 1559 den *Index* der verbotenen Bücher – das Gesamtwerk Pietro Aretinos ist hier aufgeführt.

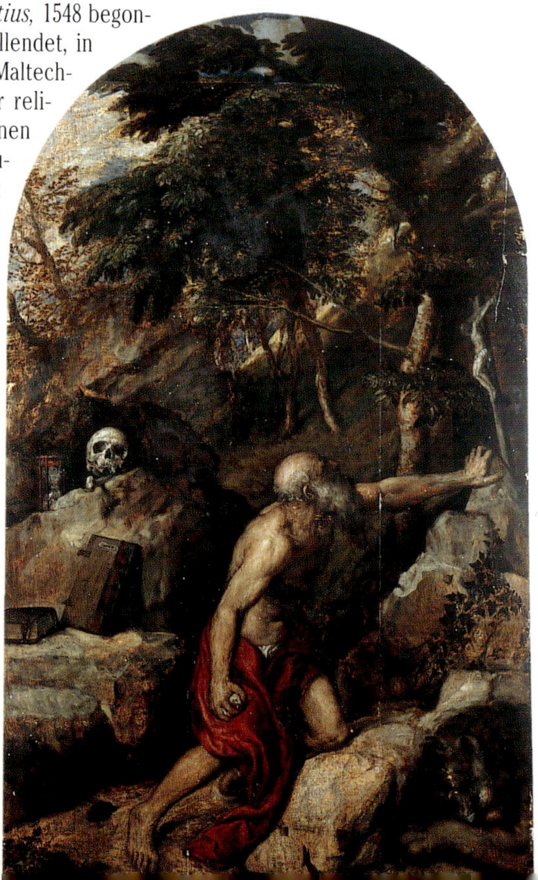

Tizian, *Der büßende Heilige Hieronymus,* um 1552, Mailand, Pinacoteca di Brera. Die wilde Landschaft erinnert an Tizians 1867 verbrannten *Tod des Heiligen Petrus Martyr.*

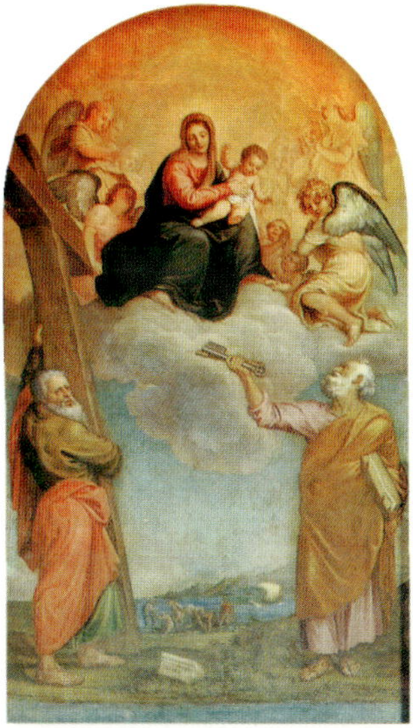

◄ Tizian, *Madonna mit Kind und den Heiligen Andreas und Petrus,* 1547, Serravalle (heute Vittorio Veneto), Dom. Das Altarbild wurde ursprünglich bei Francesco, dem Bruder Tizians, in Auftrag gegeben, doch dann vom Meister selbst fertiggestellt, wobei er auch eine beträchtliche Aufbesserung des vereinbarten Honorars durchsetzen konnte. Tizians Tochter Lavinia lebte in Serravalle seit ihrer Heirat im Jahr 1555.

▲ Tizian, *Allegorie der Weisheit,* 1559, Venedig, Markus-Bibliothek. Dieses Deckengemälde findet sich im Vestibül der Bibliothek. Für die Decke des Lesesaals wurde ein Wettbewerb unter sieben jungen Künstlern ausgeschrieben. Tizian, der zur Beurteilung gebeten wurde, erklärte alle Maler gemeinsam zu Siegern, dem jungen Veronese übergab er jedoch eine Goldkette zum Zeichen seiner besonderen Wertschätzung.

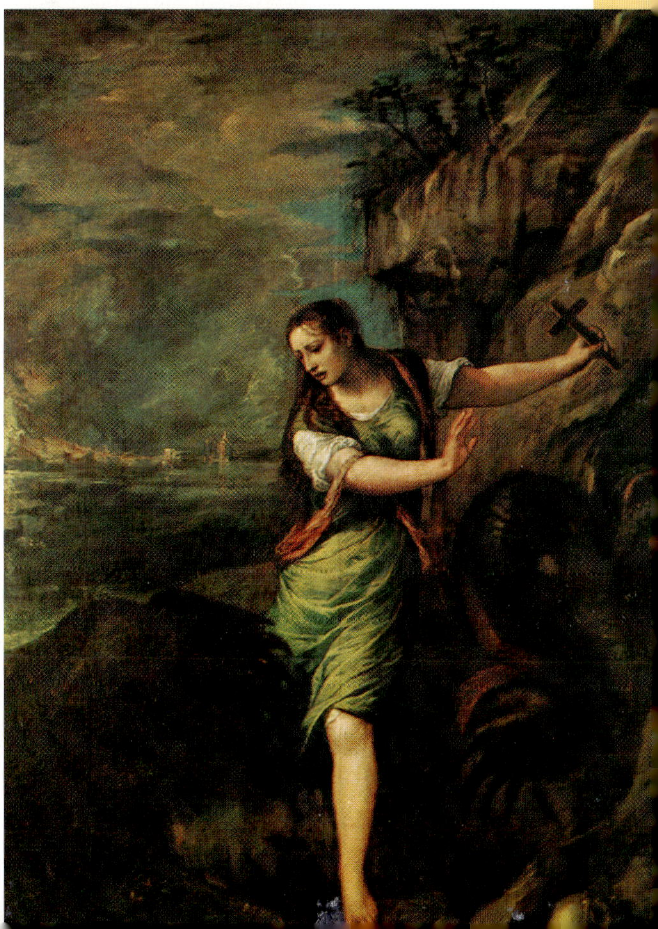

► Tizian, *Die Heilige Margareta,* um 1560, Madrid, Museo del Prado. Eine neue und erheblich dramatischere Version eines Gemäldes, das Tizian zehn Jahre zuvor für den spanischen Hof geschaffen hatte.

Martyrium des Heiligen Laurentius

Lorenzo Massolo gab das zwischen 1558 und 1559 vollendete Altarbild für seine Grabkapelle in Auftrag. Heute befindet es sich in einer Seitenkapelle der Jesuitenkirche Santa Maria Assunta dei Gesuiti in Venedig.

☑ Das heidnische Götzenbild leuchtet geheimnisvoll in der von Flammen erhellten Nacht des Martyriums.

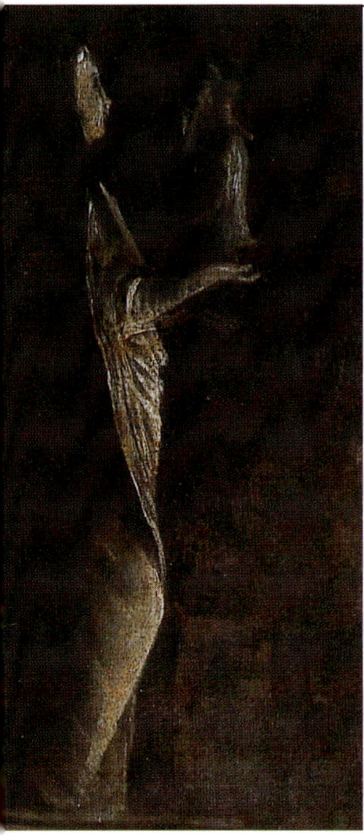

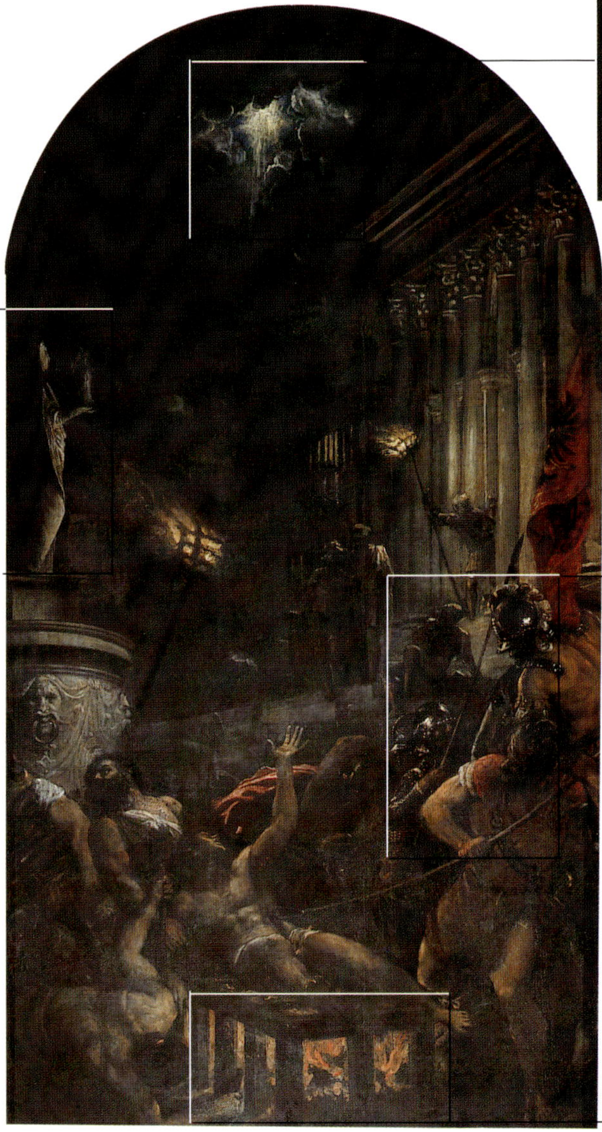

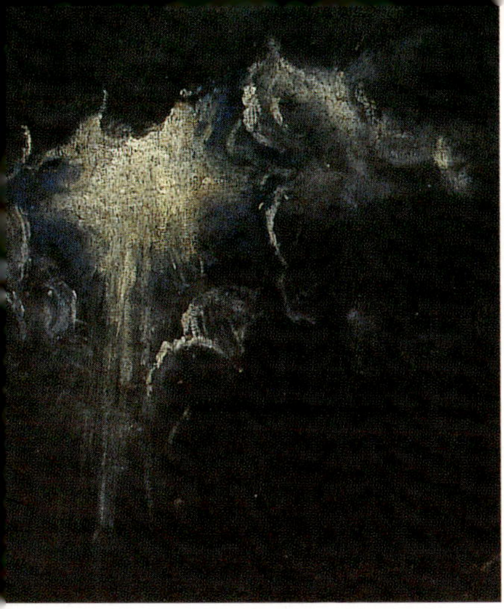

◀ Der dunkle, wolkenverhangene Himmel wird von einem Blitz erhellt, der den phantastischen und dramatischen Charakter des Bildes noch verstärkt. Tizian hat hier eine der eindrucksvollsten Nachtszenen der Kunstgeschichte geschaffen. Die lange Arbeitszeit – zwischen Auftrag und Ablieferung des Bildes lagen nahezu zehn Jahre – ist sicher durch die neuartige Technik in der Lichtführung und durch die mitleidende Identifikation des Malers mit seiner Figur zu erklären. Tizian malte später noch eine andere Version des Themas für den Escorial.

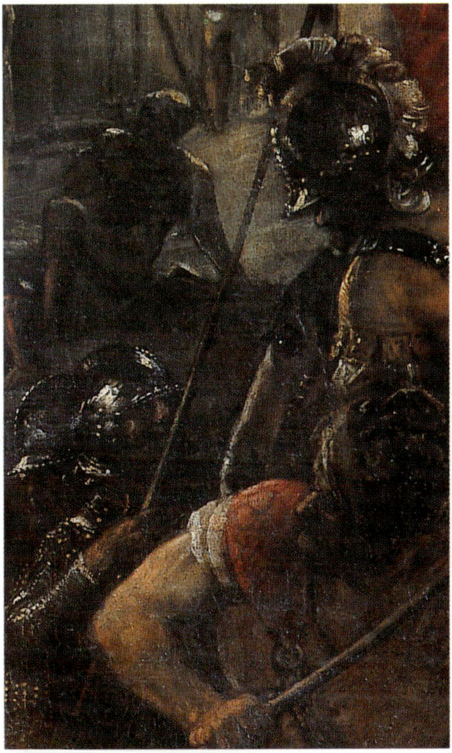

▶ Die Rüstungen der Soldaten blitzen im Widerschein der Flammen. Die kleinen, weissen Lichthöhungen machen die Malweise deutlich, die einmal peinlich genau ist und dann wieder nur aus wenigen hingetupften Farbflecken besteht.

▼ Auf dem Feuerrost erkennt man die Signatur Tizians mit dem Adelstitel »eques cesareus«, kaiserlicher Ritter. Unter dem Rost glüht ein von Vasari als »sehr hell und heftig lodernd« bezeichnetes Feuer; die Flammen sind geradezu physisch zu spüren. Das *Martyrium des Heiligen Laurentius* ist der Schlüssel zum Verständnis der letzten, langen und faszinierendsten Schaffensperiode Tizians, die Farbe und Licht in ihrer materiellen Qualität faßbar macht.

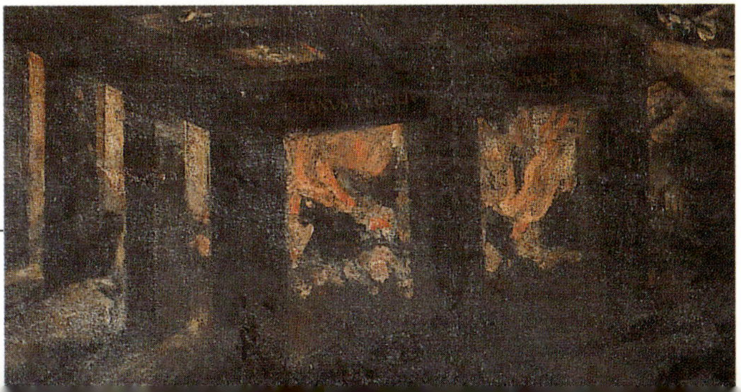

1560–1570

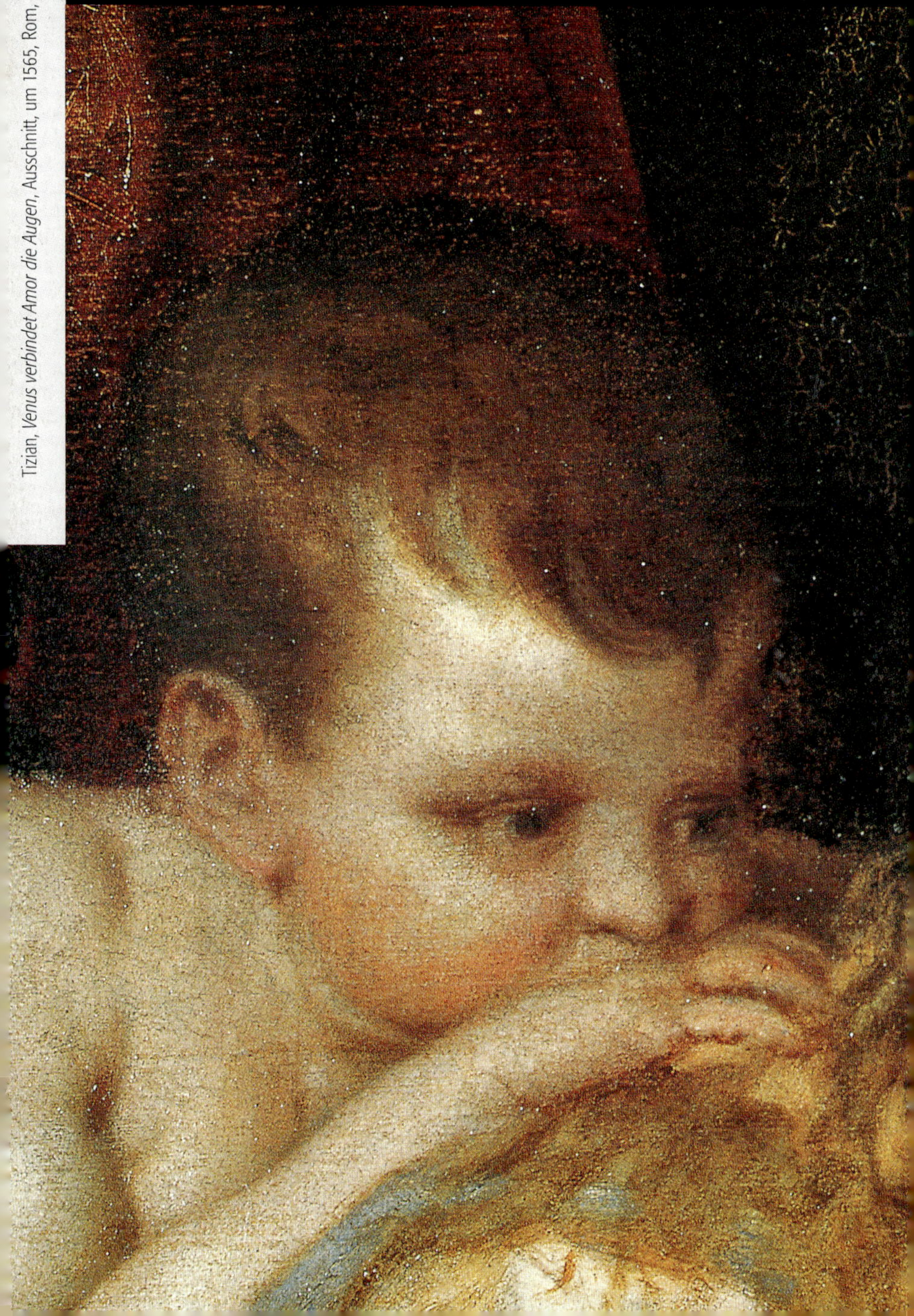

Tizian, *Venus verbindet Amor die Augen*, Ausschnitt, um 1565, Rom, Galleria Borghese

Ein berühmtes, einsames Genie

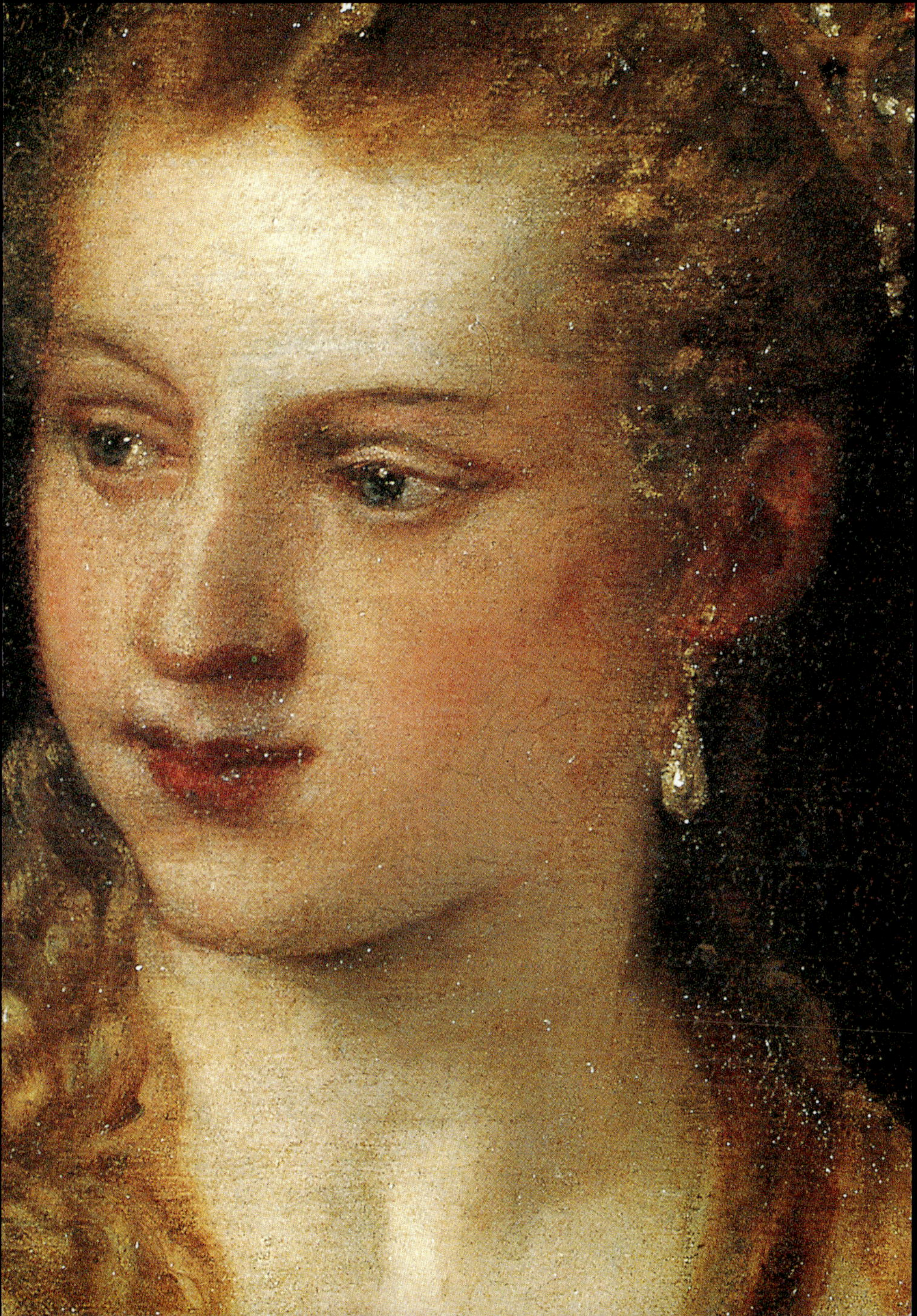

Tizians Werkstatt

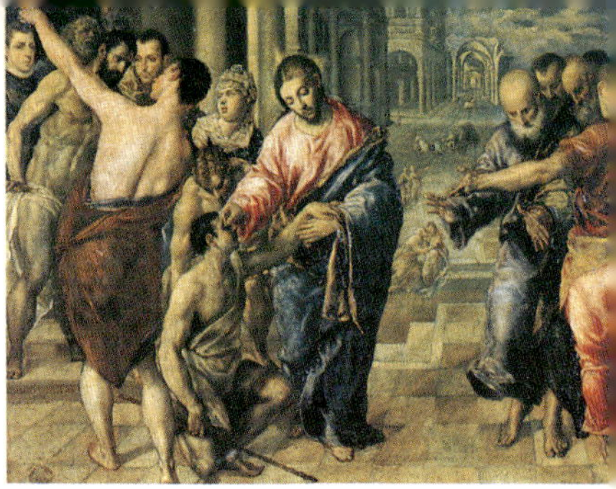

Im achten Lebensjahrzehnt konzentriert sich Tizian auf seine eigenhändige Arbeit. Mit Leidenschaft widmet er sich einigen seiner größten Meisterwerke, andere Arbeiten überläßt er weitgehend seiner immer schon gut organisierten Werkstatt. Tizian versieht zahlreiche Bilder mit seiner Signatur, doch zumeist handelt es sich um Gemälde seiner Mitarbeiter, die er durch ein paar Pinselstriche zu »seinen« Werken macht, wie ein zeitgenössischer Kunsthändler beklagt. Tizian hat keine talentierten Schüler aufgenommen, die zu einem eigenen, unverkennbaren Stil fähig gewesen wären – Tintoretto bleibt nur zehn Tage in der Werkstatt, dann wird er hinausgeworfen, nicht viel länger dauert die Lehrzeit des begabten Kreters Dominikos Theotokopoulos, der später als El Greco berühmt wird. Anstelle von Pietro Aretino ist jetzt der Schriftsteller Verdizzotti für die »Öffentlichkeitsarbeit« zuständig, später wird er auch eine Biographie Tizians verfassen. 1566 nimmt der Maler im wesentlichen bereits das Prinzip des »Urheberrechts« vorweg, indem er nur zwei Kupferstechern gegen Bezahlung das Recht verleiht, Drucke nach seinen Bildern anzufertigen.

▲ El Greco, *Die Heilung des Blinden,* Parma, Galleria Nazionale. Ein charakteristisches Werk des jungen Malers, das erkennbar von der venezianischen Schule beeinflußt ist.

▼ Werkstatt Tizians, *Das Abendmahl,* um 1560, Mailand, Pinacoteca di Brera. Das Gemälde ist vermutlich eine Vorstudie zu dem großen *Abendmahl,* das 1564 für den Escorial entstand und dort sogleich beschnitten und beschädigt wurde, um es der Wand des Klosters anzupassen.

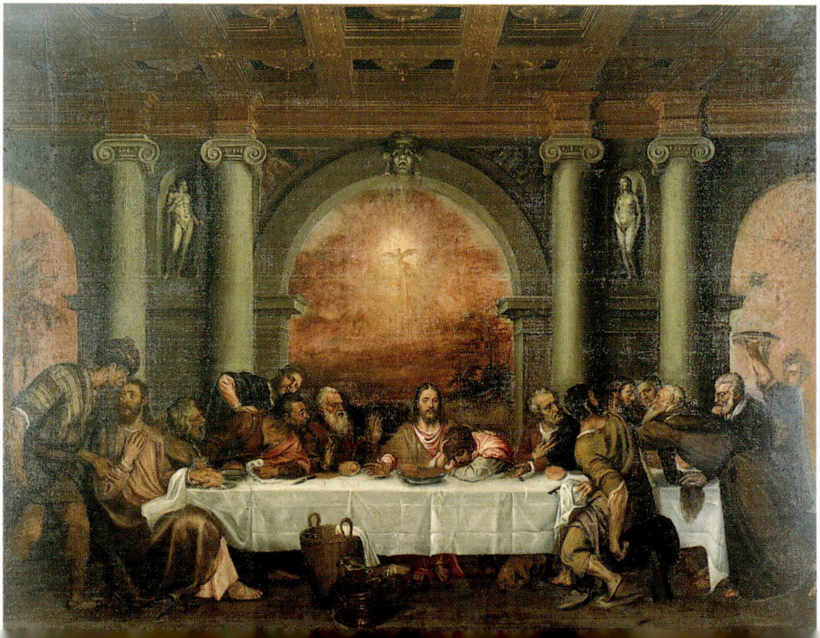

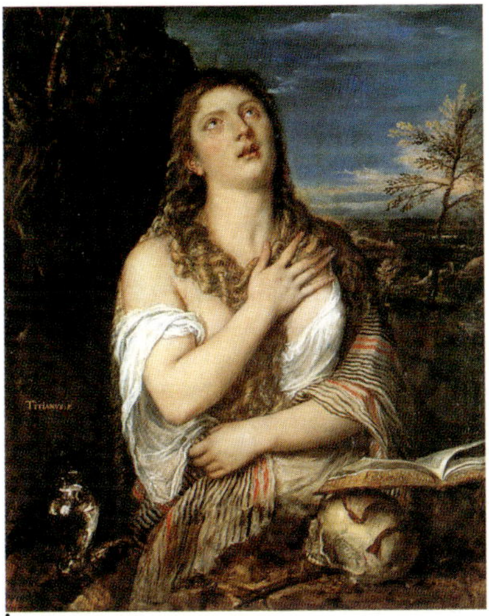

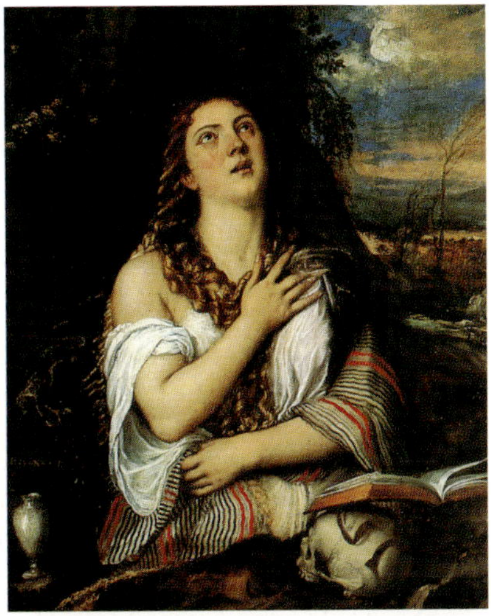

Das Beispiel der *Maria Magdalena*

Im Jahr 1561 schickt Tizian Philipp II. eine »*Maria Magdalena* mit aufgelösten Haaren, die, ... obwohl überaus schön, nicht Lüsternheit erweckt, sondern Mitleid«, wie Vasari schreibt. Das Gemälde selbst ist verschollen, doch zahlreiche Repliken und mehr oder weniger eigenhändige Varianten blieben erhalten. Dies ist ein typisches Beispiel für Tizians Werkstattproduktion. Unter den verschiedenen Versionen ragt das ausgezeichnete Bild in der Eremitage von Sankt Petersburg hervor, oben links mit der Kristallkaraffe. Weniger bedeutend ist die Version des Museums von Capodimonte in Neapel, oben rechts.

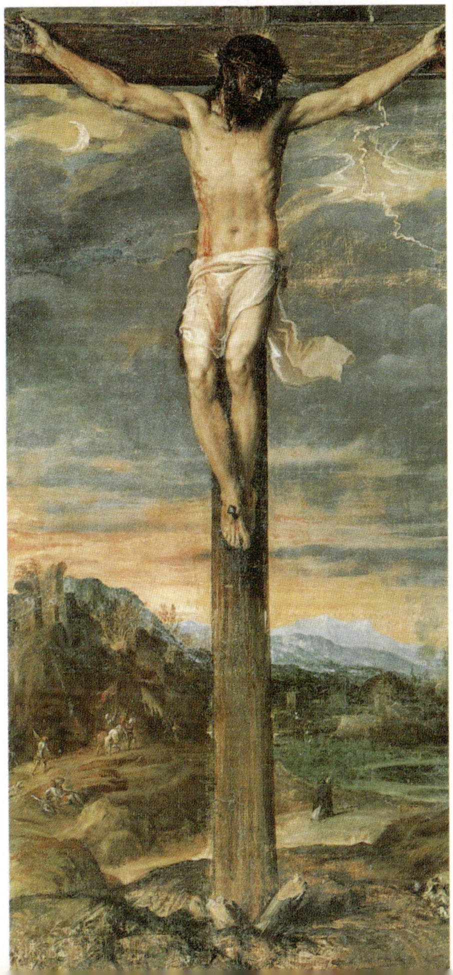

▶ Tizian, *Kreuzigung Christi,* um 1565, El Escorial, Kloster San Lorenzo. Ein großformatiges Gemälde, dessen ernstes religiöses Thema typisch für die Aufträge Philipps II. ist. Um das Jahr 1560 beschäftigte sich Tizian mehrmals mit Kreuzigungsdarstellungen, von der Altartafel für die Kirche San Domenico in Ancona bis hin zur Miniatur im Reisefutteral, ebenfalls im Escorial.

Die Antiquare

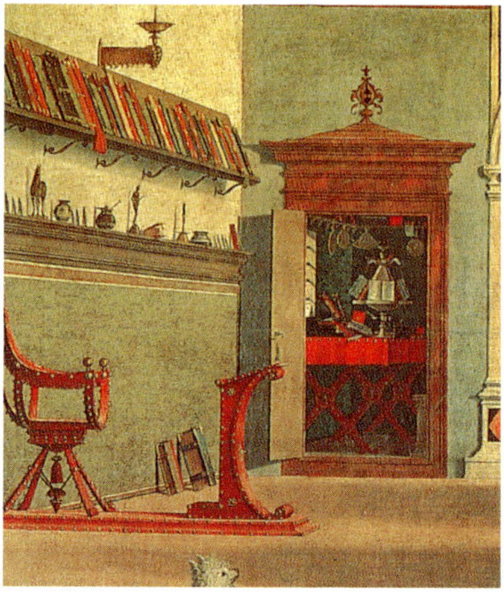

Mit Tizians Geschäftspraktiken entsteht um das Jahr 1560 der neue Berufsstand des Kunsthändlers. Zuvor verhandelte der Auftraggeber oder sein Bevollmächtigter direkt mit dem Künstler. Doch die große Nachfrage nach den Werken Tizians macht einen Zwischenhändler erforderlich, der eine Art Vorkaufsrecht auf bestimmte Bilder ausübt, die er verschiedenen Käufern anbietet. Im Laufe der sechziger Jahre wetteifern drei Händler um die Werke Tizians: Jacopo Strada, der Flame Han van Haanen und Nicolò Stoppio, der die Situation nicht ohne Humor als »drei Hungrige um einen Teller« kennzeichnet. Diese Männer beeinflussen in hohem Maß den Geschmack ihrer Zeit, wobei sie auch vor Boshaftigkeiten nicht zurückschrecken. Nicolò Stoppio, dem es nicht gelingt, sich Werke von Tizian zu sichern, bemerkt, daß der Meister alt geworden sei, seine Hand zittrig, sein Auge unsicher und seine jüngsten Gemälde nicht mehr viel wert seien.

▲ Vittore Carpaccio, *Vision des Heiligen Augustinus,* Ausschnitt, 1498, Venedig, Scuola di San Giorgio degli Schiavoni. Das Gemälde Carpaccios zeigt das typische, wohlgeordnete Studiolo eines Sammlers der Renaissance mit Büchern und Kunstgegenständen auf den Regalen.

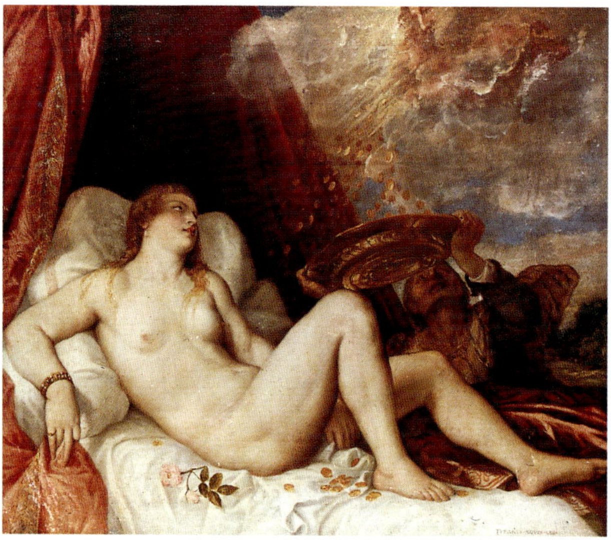

◀ Tizian, *Danae,* 1554, Wien, Kunsthistorisches Museum. Dieses von Kaiser Rudolf II. erworbene Gemälde ist eine veränderte Version der zehn Jahre zuvor für Alessandro Farnese geschaffenen *Danae*. Die mythologischen und profanen Darstellungen, möglichst mit erotischem Hintergrund, waren die »Renner« auf dem Markt der Werke Tizians.

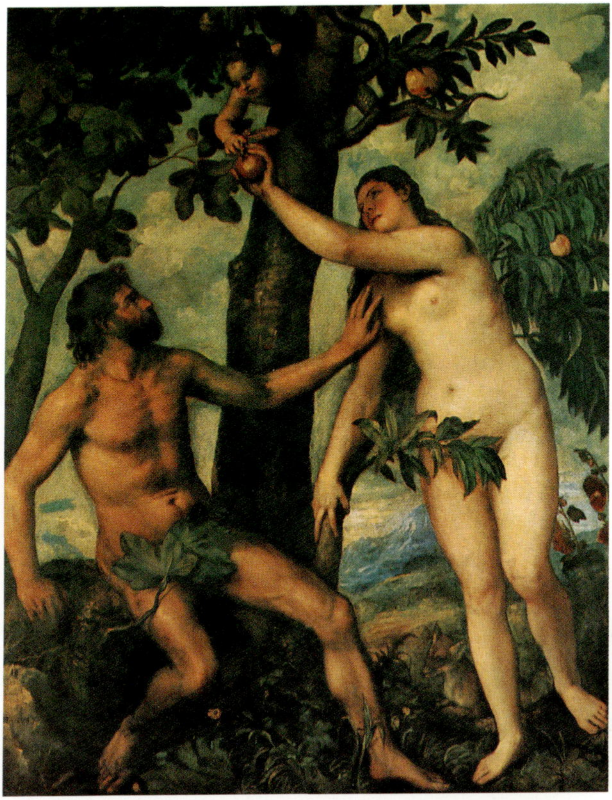

◀ Tizian, *Der Sündenfall,* um 1565, Madrid, Museo del Prado. Dieses Werk, das 1734 bei einem Brand beschädigt und darauf überarbeitet wurde, ist ein Beispiel für den seit vielen Jahren existierenden »indirekten« Markt. Es gibt mehrere Kopien davon, darunter auch eine von Rubens, um die sich die Sammler heftig stritten.

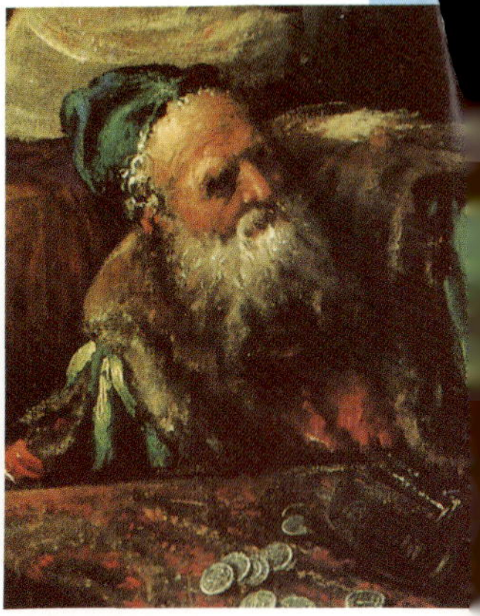

▲ Jacopo Bassano, *Christus vertreibt die Händler aus dem Tempel,* Ausschnitt mit dem Porträt Tizians, London, National Gallery. Wegen seiner Geschäftstüchtigkeit wurde Tizian als einer der gierigen Wucherer dargestellt.

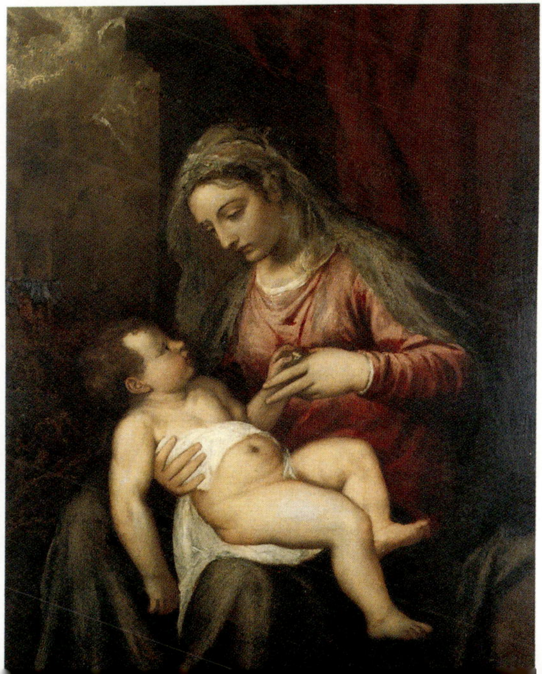

◀ Tizian, *Madonna mit Kind,* um 1560, Madrid, Sammlung Thyssen-Bornemisza. Dieses Werk nahm die Reihe der Madonnenbilder wieder auf, die seit 1530, dem Jahr der *Madonna mit dem Kaninchen* (Seite 66), unterbrochen gewesen war.

1560-1570

Bildnis des Jacopo Strada

Die Inschrift rechts oben ist erst nachträglich angebracht, doch korrekt. Das Bildnis des Antiquars und persönlichen Freundes Tizians stammt aus dem Jahr 1567. Es befindet sich im Kunsthistorischen Museum in Wien.

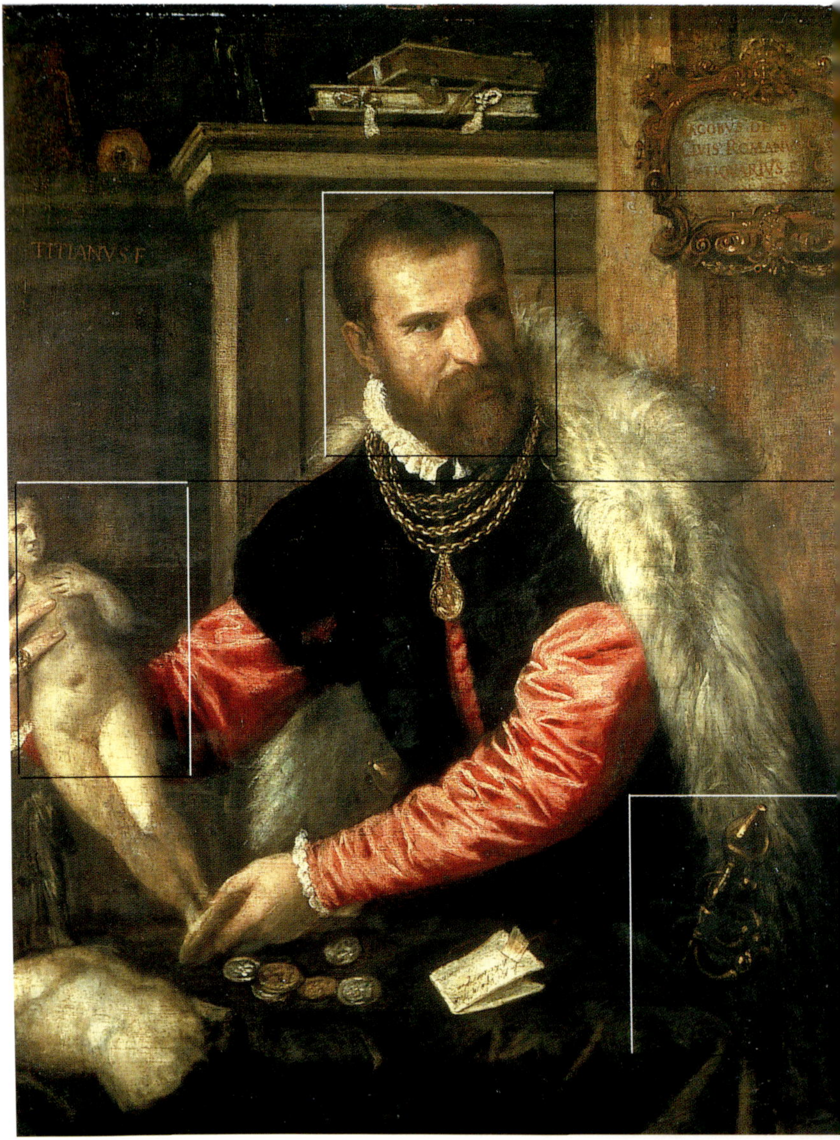

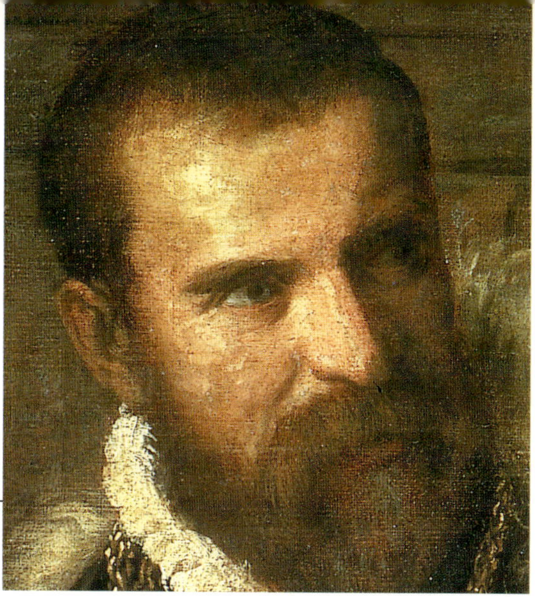

◀ Im Antlitz des Jacopo Strada kommt die hohe Intelligenz, aber auch die Geschäftstüchtigkeit des Mannes aus Mantua zum Ausdruck, zu dessen Kunden illustre Persönlichkeiten wie der Papst, Kaiser Maximilian II. und die Fugger in Augsburg zählten.

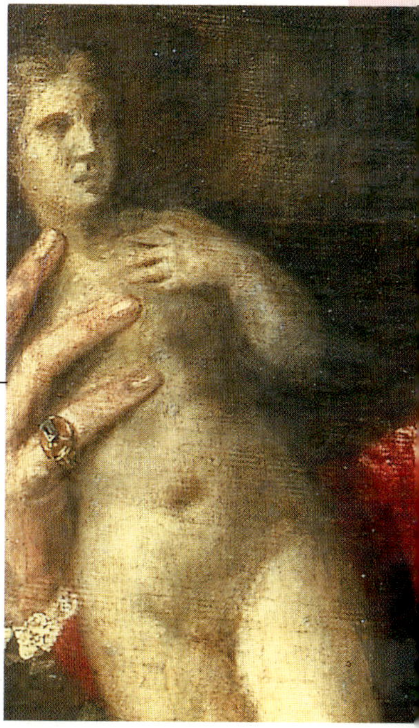

▶ Mit der Geste des Kenners präsentiert der Kunsthändler einem nicht sichtbaren Kunden eine schöne klassische Statuette, die Kopie einer Venus des Praxiteles. Tizian zeigt meisterhaft die feinfühligen Hände des Antiquars.

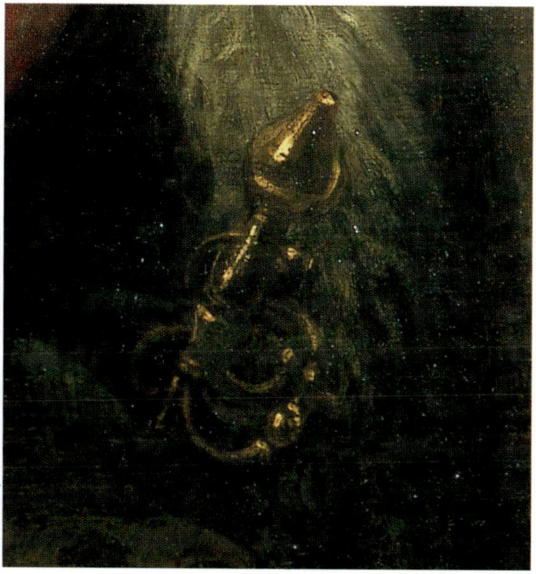

◀ Der Degen an der Seite ist ein Hinweis auf den gesellschaftlichen Status und zeigt die aristokratische Abstammung des Kunsthändlers an. Stradas Sohn Ottavio wurde ebenfalls Antiquar, sein Porträt von der Hand Tintorettos befindet sich im Rijksmuseum in Amsterdam.

Die religiöse Malerei der Gegenreformation

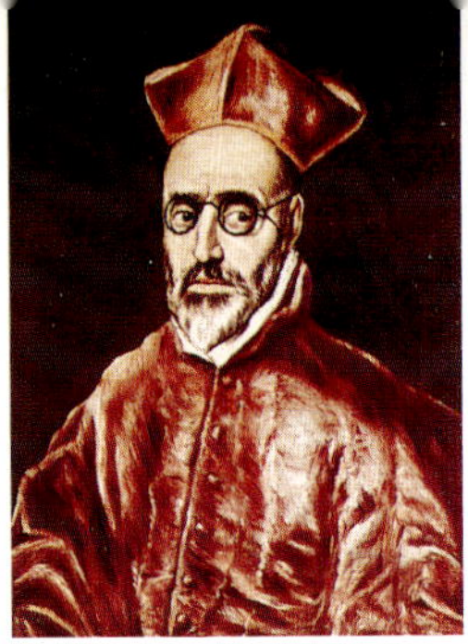

▲ El Greco, *Kardinal Antonio de Guevara, Großinquisitor,* Winterthur, Sammlung Oskar Reinhart.

Das Tridentinische Konzil wird im Jahr 1563 feierlich beendet. Als ein unmittelbares Ergebnis werden neue Regeln für die religiöse Malerei aufgestellt. Den Künstlern wird nahegelegt, den Sinngehalt ihrer Bilder möglichst plakativ und ergreifend darzustellen, um den Gläubigen Vorbilder der Tugendhaftigkeit vor Augen zu führen. Neue Orden wie die Jesuiten nehmen sich der Kunst mit besonderer Aufmerksamkeit an. Frühe und eindringliche Beispiele für die religiöse Malerei der Gegenreformation sind die Zyklen großer Leinwandgemälde Tintorettos, darunter der Zyklus in der Scuola di San Rocco als der größte und komplexeste. Die Kontrolle der Inquisition verschärft sich mit den Jahren. In Venedig, das auf seine Toleranz und Offenheit stets stolz war, werden einige Entscheidungen heftig diskutiert. Die Polemik entzündet sich besonders 1573 an dem Verfahren gegen Veronese wegen seines *Gastmahls im Hause des Levi,* heute in der Accademia in Venedig, das als ketzerisch eingestuft wird, da es angeblich zu viele Figuren und vom Thema ablenkende Details enthält. Das große Gemälde sollte Tizians *Abendmahl* im Kloster der Dominikaner ersetzen, das bei einem Brand vernichtet worden war, als das Refektorium während der Schlacht von Lepanto als Waffenlager verwendet wurde. Dabei sind die religiösen Auseinandersetzungen noch lange nicht beendet. Ganz Europa ergreift ein Schauder des Entsetzens, als sich die Nachricht von den Massakern an den französischen Hugenotten in der Bartholomäusnacht von 1572 verbreitet.

▼ Moretto da Brescia, *Christus und der Engel,* Brescia, Pinacoteca Tosio Martinengo.

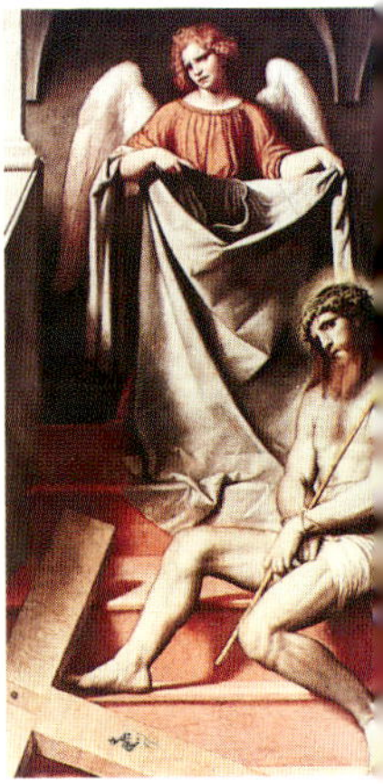

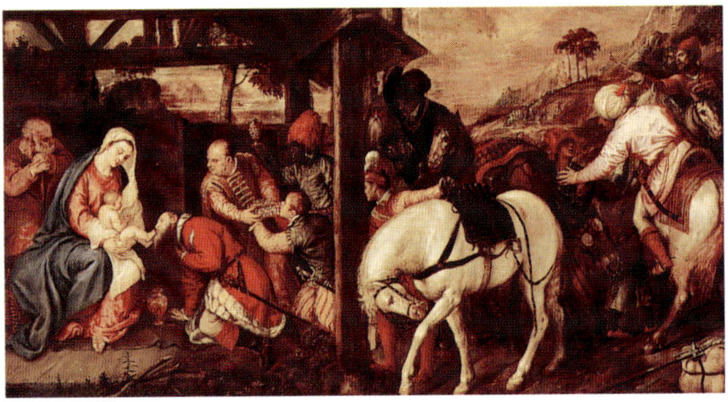

◀ Tizian, *Anbetung der Könige,* um 1560, Mailand, Pinacoteca Ambrosiana. Eine leicht veränderte und vermutlich eigenhändig ausgeführte Variante eines Bildes, das 1559 nach Spanien geschickt worden war. 1618 erwarb der Gründer der Pinacoteca Ambrosiana, Kardinal Federico Borromeo, das Werk.

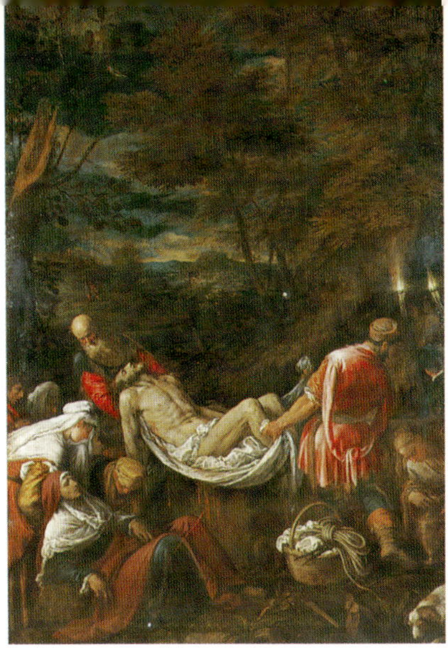

◀ Jacopo Bassano, *Grablegung Christi,* Padua, Santa Maria del Vanzo. Der kraftvolle Realismus Bassanos, eines Malers aus der Provinz, kam dem Bedürfnis nach volkstümlichen Andachtsbildern entgegen.

▼ Jacopo Tintoretto, *Die Entführung des Leichnams des Heiligen Markus,* 1562–66, Venedig, Gallerie dell'Accademia. Das Bild beeindruckt durch die kühne Perspektive und die gespenstische Beleuchtung.

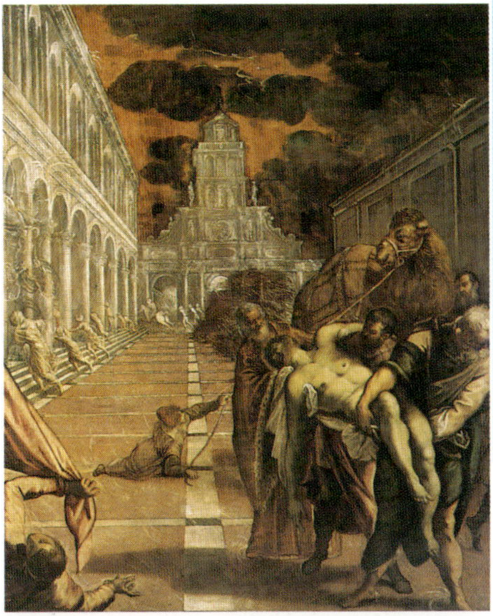

▼ Tizian, *Grablegung Christi,* 1566, Madrid, Museo del Prado. Diese dramatische Komposition voll Pathos und leidenschaftlicher Anteilnahme kann man mit Michelangelos späten Skulpturen der Pietà vergleichen, die er vor seinem Tod 1564 schuf.

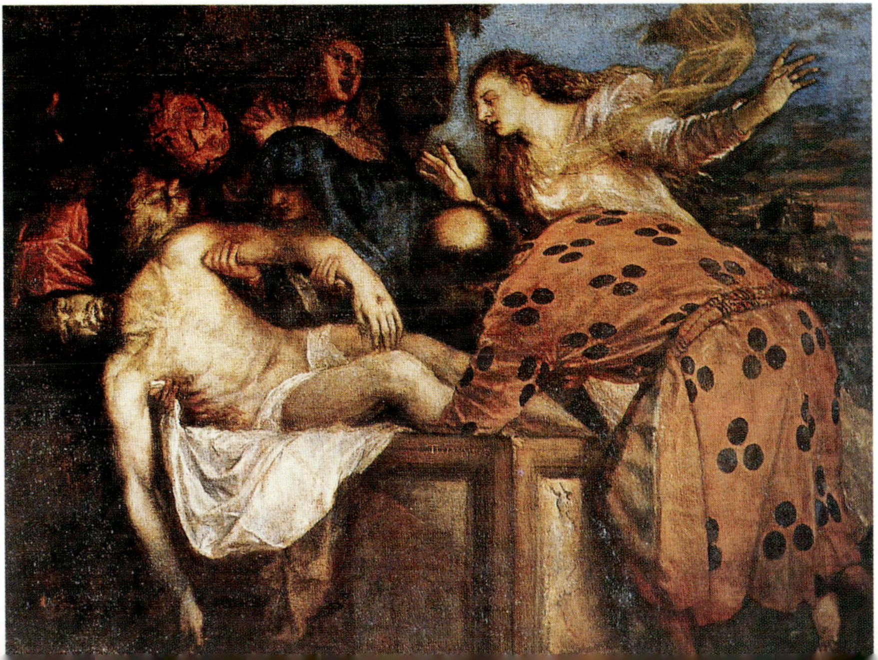

Die Begegnung mit Giorgio Vasari

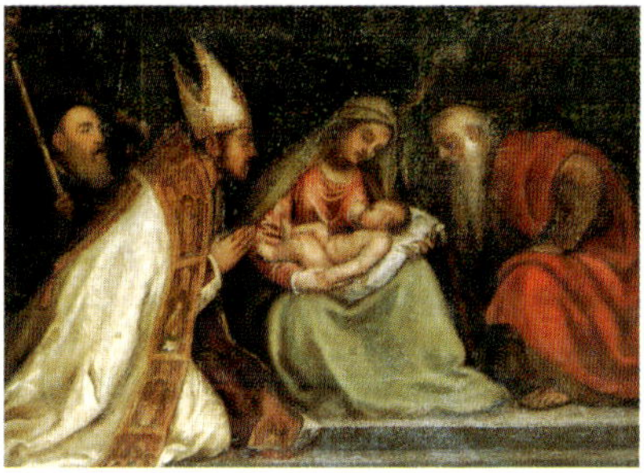

▲ Tizian, *Madonna mit Kind und den Heiligen Tiziano und Andreas,* 1566–68, Pieve di Cadore, Chiesa Arcidiaconale. Vasari sah dieses kleine Altarbild während seiner Entstehung, es zeigt links das ergreifende Selbstporträt des Malers hinter der Figur seines Namenspatrons.

Giorgio Vasari ist Maler, Architekt und Verfasser eines der berühmtesten Werke über die Kunst Italiens: *Leben der ausgezeichnetsten Maler, Bildhauer und Baumeister*, die sogenannten *Viten*. Für die zweite Ausgabe des Buchs, die 1568 erscheint, reist Vasari selbst nach Venedig. Den Besuch in Tizians Werkstatt hebt er in seiner eigenen Biographie besonders hervor: »... er [Vasari] fand ihn, obwohl hoch an Jahren, die Pinsel in der Hand, mit Malen beschäftigt, und hatte große Freude, seine Werke zu sehen und sich mit ihm zu unterhalten.« Alle Vorurteile der florentinischen Schule über die Venezianer sind hinfällig angesichts des großartigen Werks, vor dem Vasari staunend steht. Er sorgt dafür, daß Tizian in die Accademia del Disegno von Florenz aufgenommen wird und schreibt in den überarbeiteten *Viten* von 1568: »Tizian ... verdient, von Künstlern geliebt und beachtet und in vielen Dingen bewundert und nachgeahmt zu werden, als jemand, der Werke ausgeführt und noch ausführt, die eines unendlichen Lobes würdig sind und dauern werden so lange das Andenken berühmter Menschen bestehen kann.« Die zweite Ausgabe der *Viten* Vasaris ist neben dem *Dialogo* Ludovico Dolces von 1557 und den zahlreichen Briefen Pietro Aretinos eine der wichtigsten Quellen über Leben und Werk Tizians. Insgesamt gehört Tizian zu den Künstlern der Renaissance, über die wir die beste Dokumentation aus erster Hand haben.

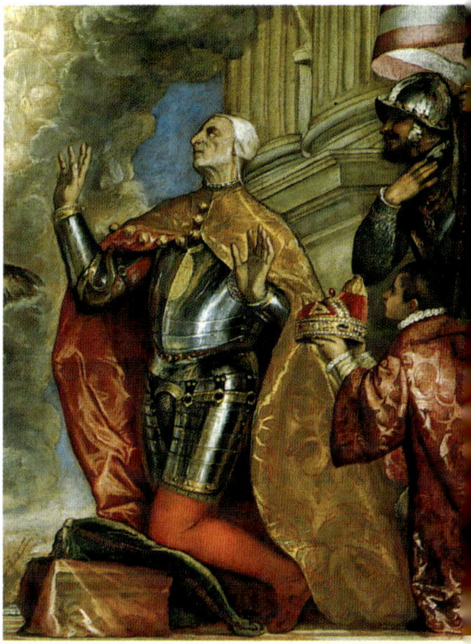

▶ Tizian, *Votivbild des Dogen Grimani,* Ausschnitt, 1555–76, Venedig, Dogenpalast. Tizian zögerte die Auslieferung seiner Werke oft äußerst lange hinaus. Dieses Bild befand sich beim Tod des Meisters noch in der Werkstatt, zwanzig Jahre nach Auftragserteilung. So blieb es von der Feuersbrunst im Dogenpalast 1577 verschont und konnte danach am vorgesehenen Ort angebracht werden.

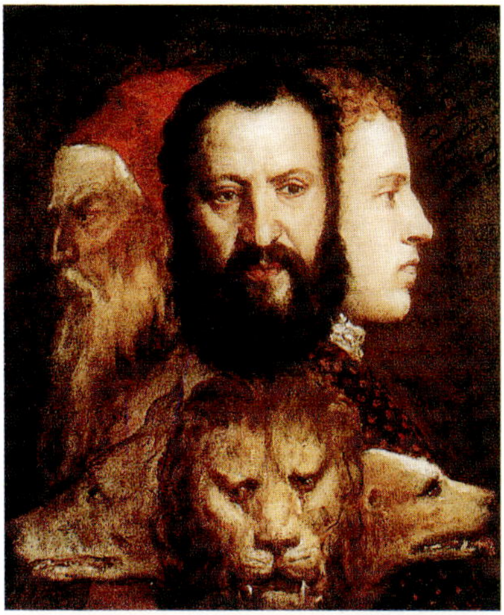

▶ Tizian, *Allegorie der Besonnenheit,* 1566, London, National Gallery. Dieses höchst ungewöhnliche Gemälde zeigt ein dreifaches Porträt – Tizian, seinen Sohn Orazio und den Enkel Marco mit den Köpfen eines Wolfs, eines Löwen und eines Hundes. Es ist ein beeindruckendes Sinnbild für Vergangenheit, Gegenwart und Zukunft.

▼ Tizian, *Spanien eilt der Religion zu Hilfe,* 1534–71, Madrid, Museo del Prado. Giorgio Vasari beschreibt unter den Gemälden in Tizians Werkstatt einen »Triumph der Tugend über das Laster«. Dieses Bild war für Alfonso d'Este begonnen worden, aber unvollendet geblieben. Mehr als 35 Jahre später überarbeitete Tizian das Gemälde und vollendete es als Allegorie, die 1575 an Philipp II. geschickt wurde.

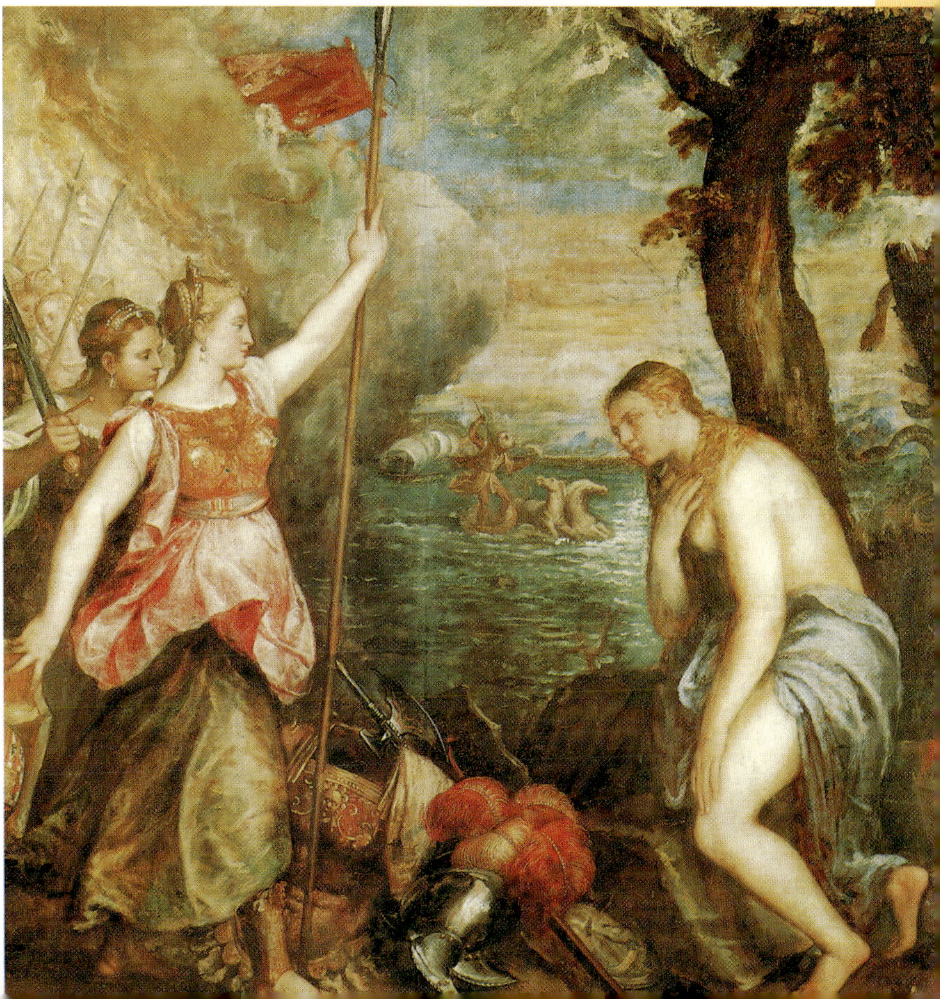

Die Verkündigung

Dieses Gemälde aus dem Jahr 1566 befindet sich noch heute in der Kirche San Salvatore in Venedig. Es ist über vier Meter hoch und eine der letzten Altartafeln, die zur Gänze von Tizian eigenhändig geschaffen wurden.

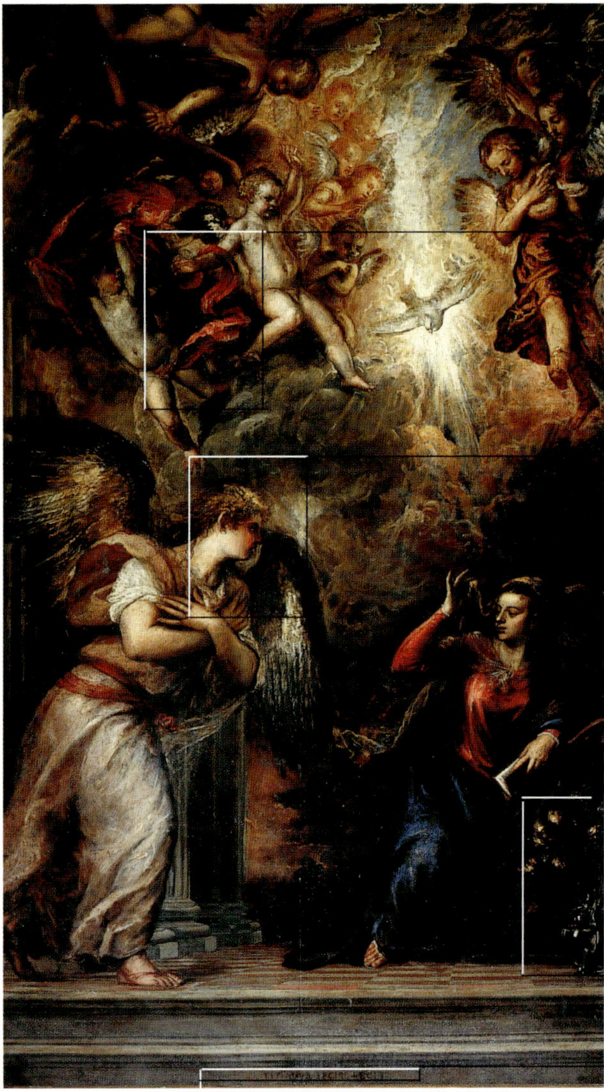

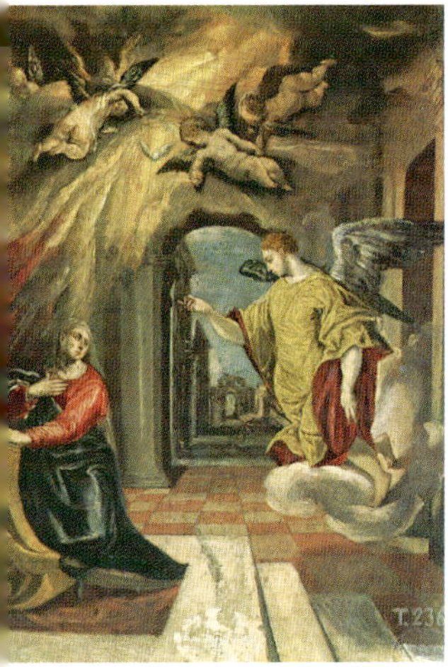

▲ El Greco, *Verkündigung,* 1573–76, Madrid, Sammlung Thyssen-Bornemisza. Das Echo auf Tizians große Altartafel verbreitete sich rasch und regte andere Maler zu ebenso leidenschaftlichen Interpretationen an.

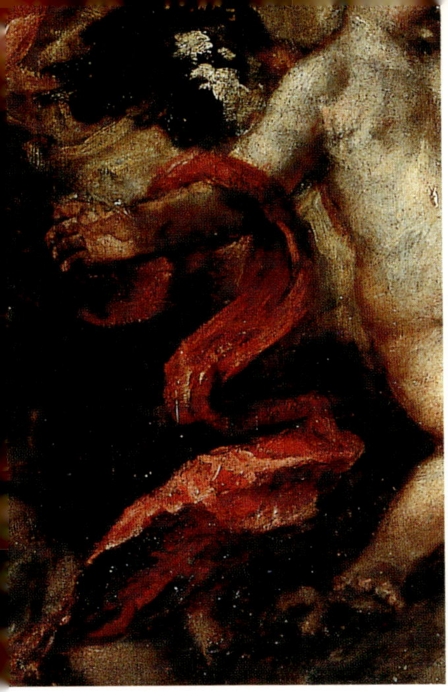

◄ Der Flug der Engel in pastos aufgetragenen Farben in ihrer schieren Materialität, Schicht auf Schicht, zeigt deutlich, daß Tizian Teile des Gemäldes direkt mit den Fingern bearbeitete, statt die Farben mit dem Pinsel zu vertreiben.

▼ Das »verlorene Profil« des Engels leuchtet lebendig vor dem wogenden, in rötlich flimmernden Tönen gehaltenen Hintergrund.

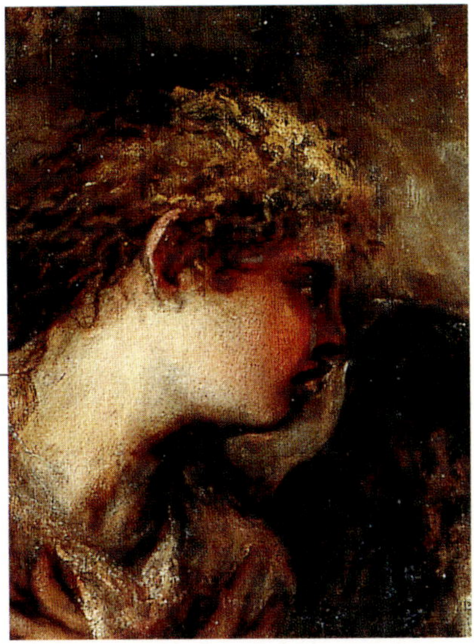

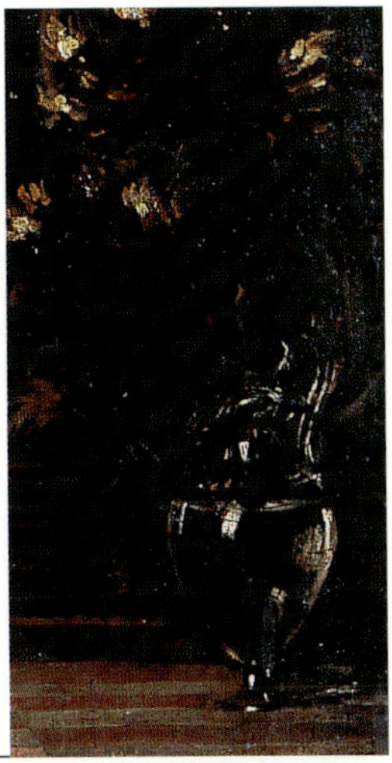

◄ Die Anspielung auf den brennenden Dornbusch des Alten Testamentes, ein Sinnbild für die unbefleckte Empfängnis Mariens, erklärt sich aus der Inschrift »Ignis ardens non comburens«, ein Feuer, das brennt, aber sich nicht verzehrt.

▼ Die Echtheit der Signatur ist umstritten. Beeindruckend ist jedenfalls das »fecit, fecit«, so als ob Tizian als fast Achtzigjähriger stolz auf diese Frucht seiner außergewöhnlichen Kreativität hinweisen wollte.

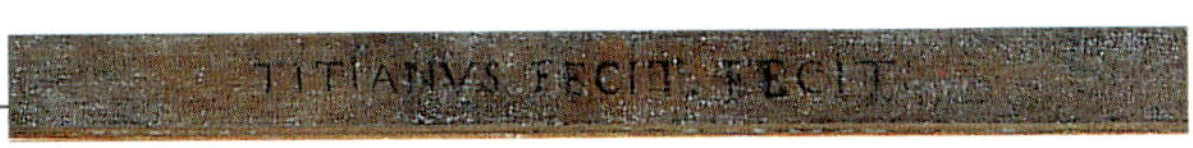

1570 – 1576

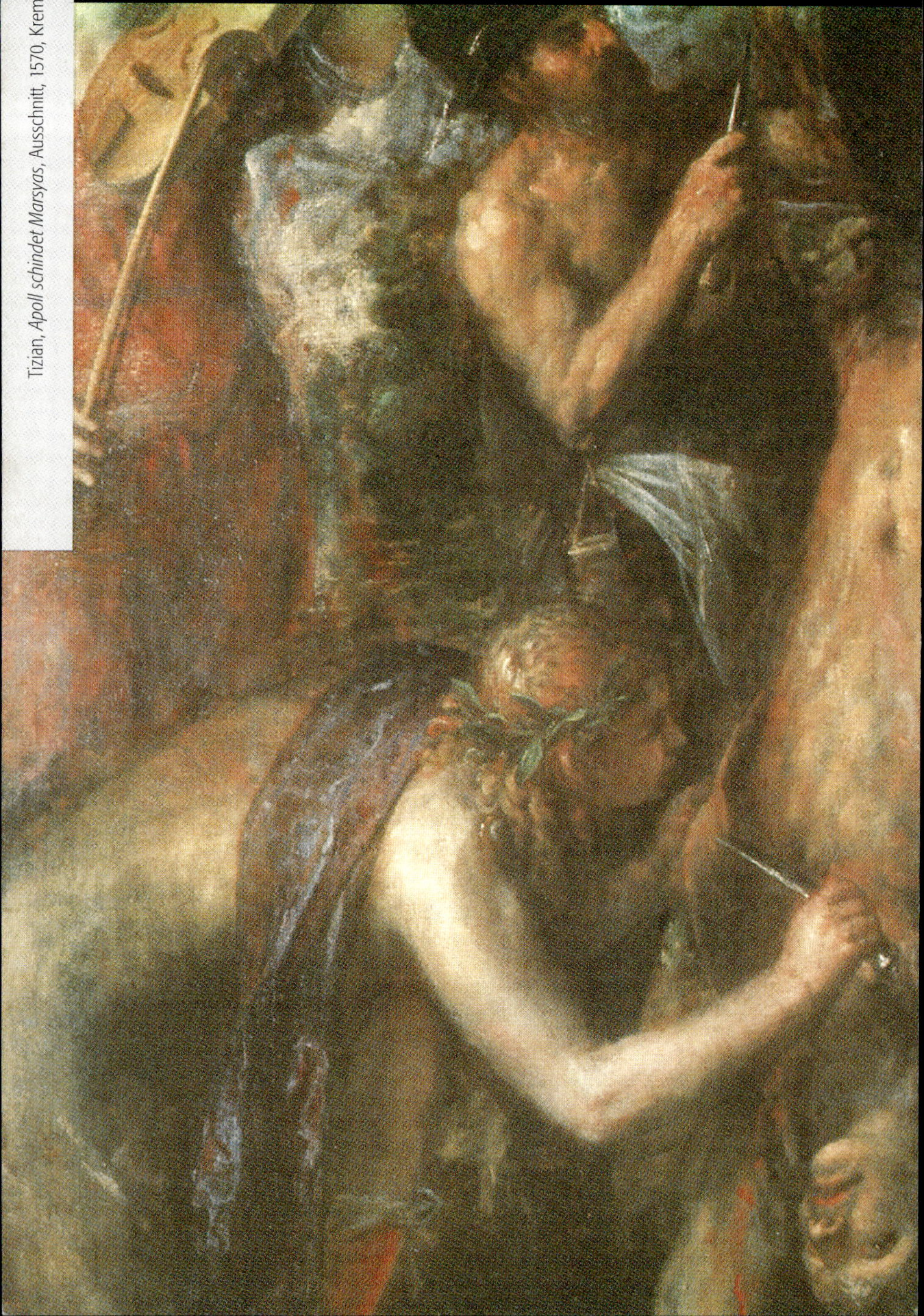

Tizian, *Apoll schindet Marsyas*, Ausschnitt, 1570, Kremsier, Schloßgalerie

Ein erhabenes, doch sorgenvolles Alter

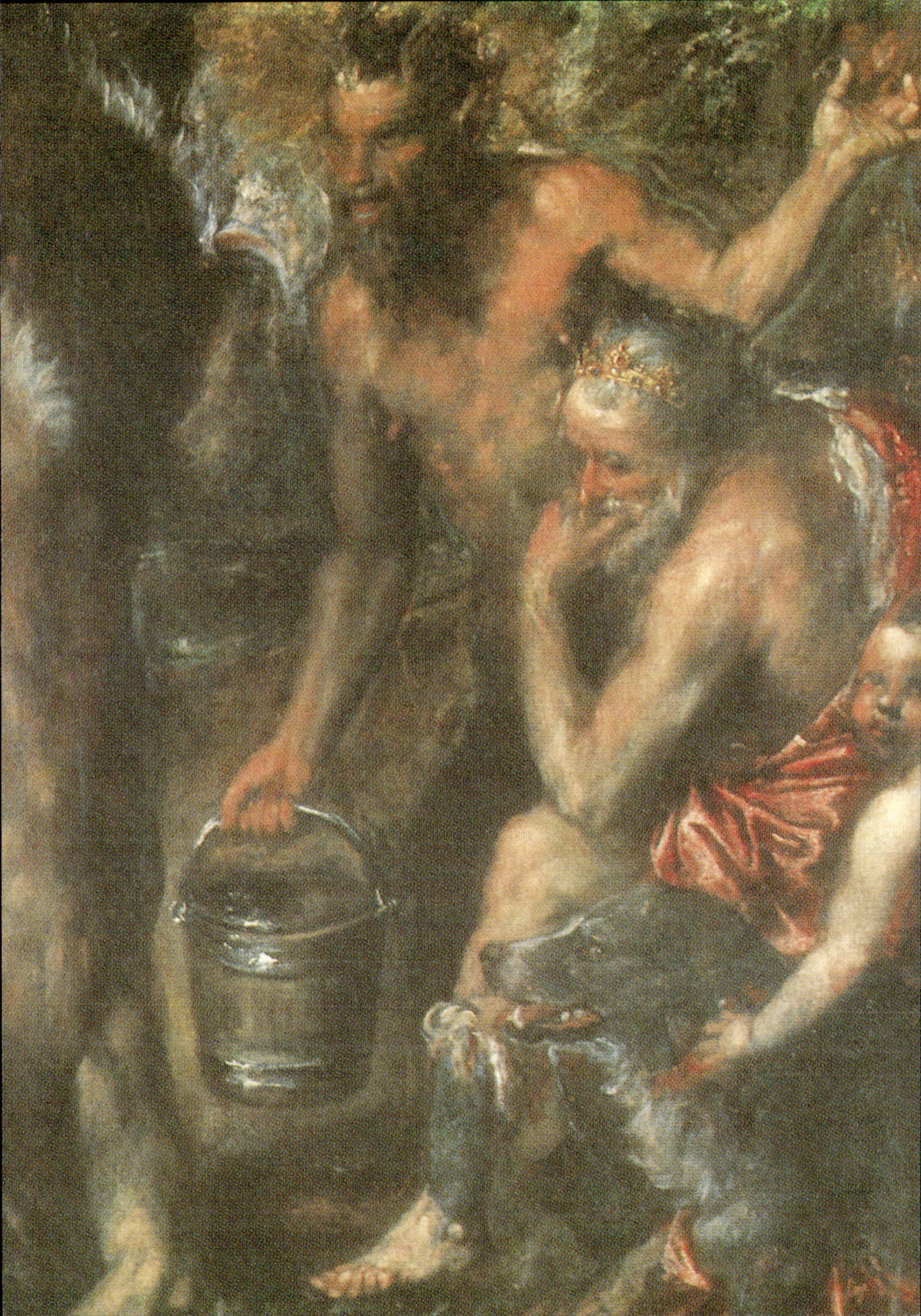

Ein Mann allein vor der Ewigkeit

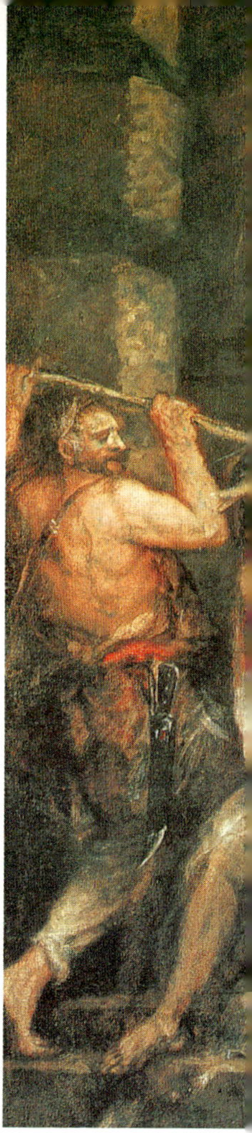

Im Jahr 1570 stirbt Jacopo Sansovino im Alter von 84 Jahren, der letzte enge Freund und Zeitgenosse des ebenfalls bereits über achtzigjährigen Tizian. Der Maler beginnt nun sehr bedächtig mit dem Gemälde, das für sein eigenes Grabmal bestimmt ist, und ordnet seinen Nachlaß. Er erlangt die Übertragung eines sehr einträglichen staatlichen Privilegs auf den Sohn Orazio. In den Arbeiten aus jener Zeit – einige von ihnen gehören zu den größten und leidenschaftlichsten Meisterwerken Tizians – kommt das Thema des Schmerzes, der Angst und der Beklemmung immer stärker zum Ausdruck. Die Sorge wird im übrigen von seinen Mitbürgern geteilt. Die wirtschaftliche Situation hat sich nach einer Epoche der höchsten Blüte verschlechtert, es herrscht Krisenstimmung, und die Bedrohung durch die Türken wird immer größer. Aus Zypern, einem der wichtigsten Vorposten der Serenissima im östlichen Mittelmeer, dringen Schreckensnachrichten: Am 17. August 1571 wird die befestigte Stadt Famagusta von den Türken nach langer Belagerung eingenommen, dem Kommandanten Marcantonio Bragadin wird bei lebendigem Leib die Haut abgezogen, die dann, mit Stroh ausgestopft, auf den Mauern der Stadt ausgestellt wird.

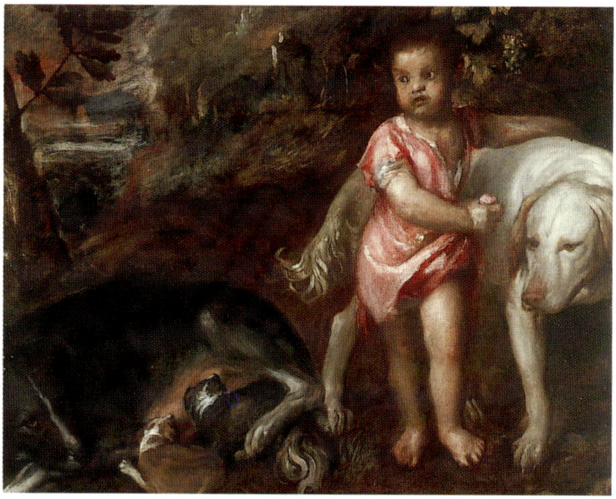

◀ Tizian, *Kind mit Hunden,* um 1570, Rotterdam, Museum Boymans-van Beuningen. Angesichts dieses rätselhaften Werks aus den letzten Jahren wurde vermutet, daß es sich um ein Fragment eines größeren mythologischen Bildes handle – zu beweisen ist es nicht. Der skizzenhafte und pastose Farbauftrag ist typisch für das Alterswerk des Meisters.

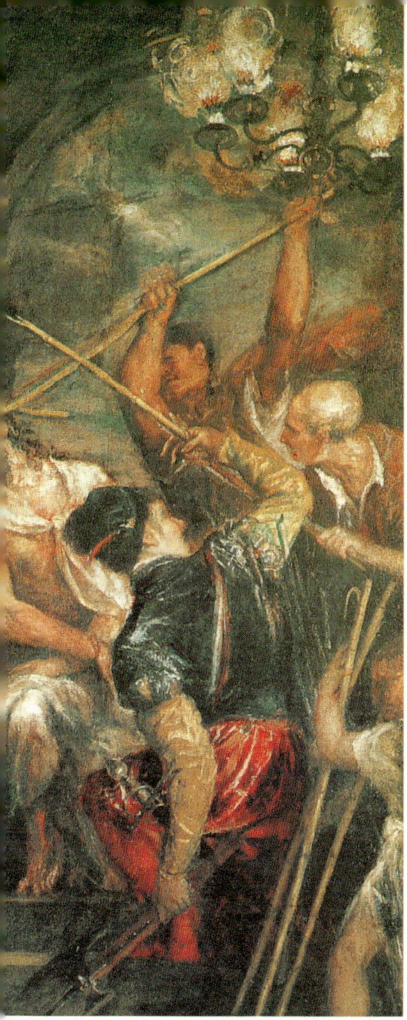

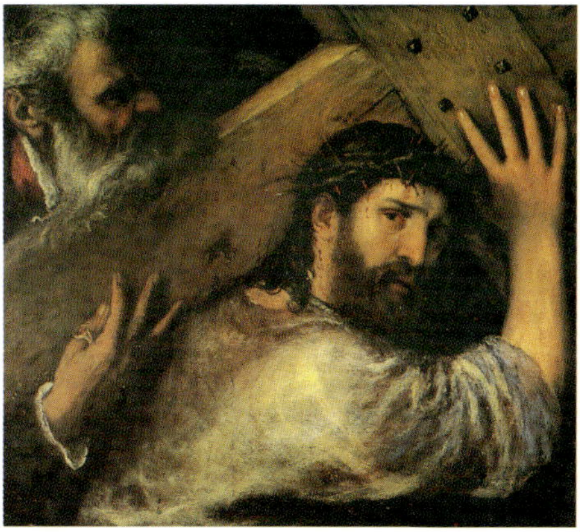

▲ Tizian, *Christus und Simon von Kyrene,* um 1570, St. Petersburg, Eremitage. Der gequälte Blick Christi, der unruhige Farbauftrag, das fahle Licht und das schwer lastende Kreuz schaffen eine Atmosphäre der Beklemmung.

▲ Tizian, *Dornenkrönung* um 1572, München, Alte Pinakothek. Nach dreißig Jahren nahm Tizian das Thema des im Louvre befindlichen Bildes wieder auf (Seite 74–75) und gestaltete die tragische Szene mit noch größerer Eindringlichkeit.

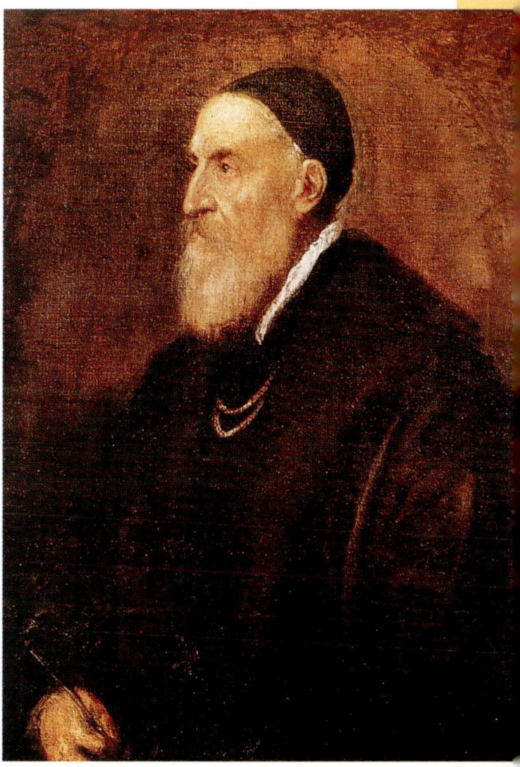

▶ Tizian, *Selbstbildnis,* 1567, Madrid, Museo del Prado. Das bewegende Dokument zeigt den gealterten, einsamen und offensichtlich geschwächten Tizian. Die rechte Hand hält jedoch entschlossen die Pinsel, während das klare Auge die Zeit bis hin zu den Toren der Ewigkeit zu durchdringen scheint.

Tarquinius und Lukretia

Dieses um 1572 ausgeführte Werk in der Akademie der Bildenden Künste in Wien ist ein Meisterwerk des Ausdrucks größter Angst und Gewalt. Etliche Partien hat Tizian offensichtlich mit den Fingern gemalt – er trägt die Farbe auf, ohne sie zu glätten, verwischt die Konturen und beläßt Details bewußt im Skizzenhaften.

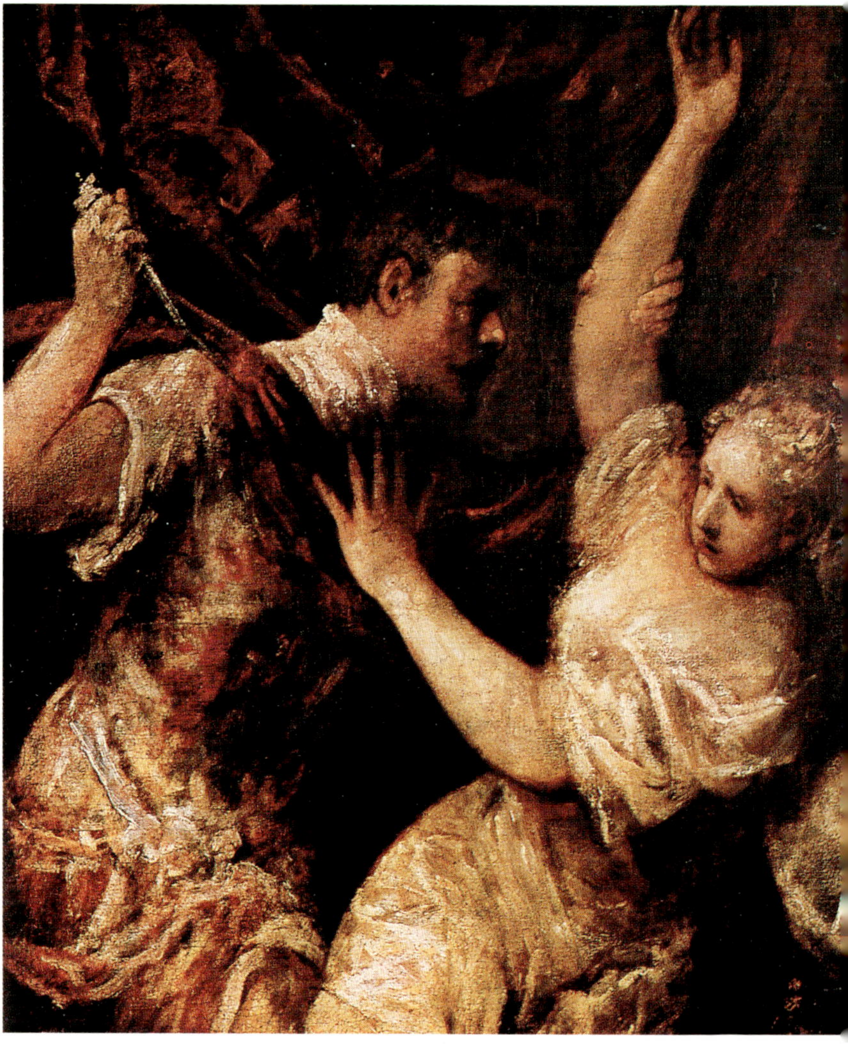

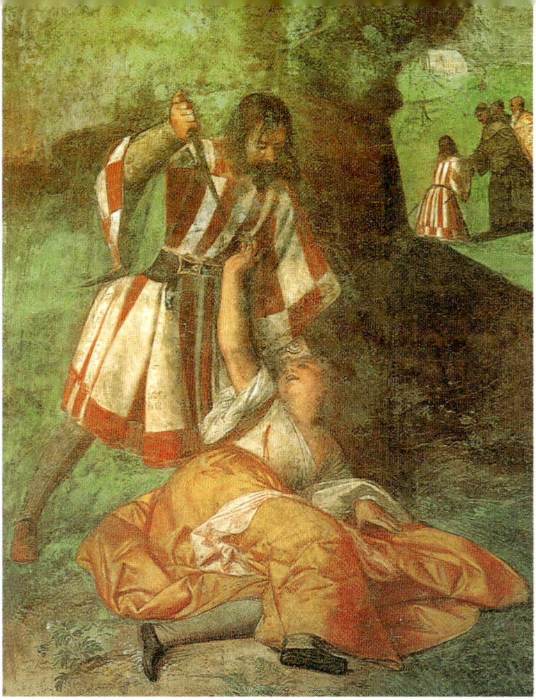

◀ Tizian, *Das Wunder des eifersüchtigen Ehemannes,* 1511, Padua, Scuola del Santo. Das Thema der Ermordung eines wehrlosen Opfers mit dem Dolch taucht in Tizians Malerei öfter auf. Das Fresko aus seiner Jugendzeit schildert die Tat wie die Chronik eines Gewaltverbrechens.

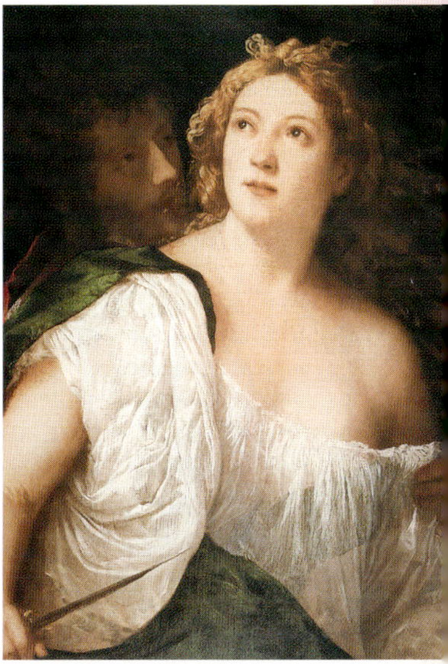

▶ Tizian, *Tarquinius und Lukretia,* 1515, Wien, Kunsthistorisches Museum. Von ganz anderer Art ist diese frühe Version, die eher zum beliebten Genre der sinnlichen weiblichen Akte in Halbfigur gehört. Den tragischen Ausdruck entfesselter Gewalt zeigt dagegen die Darstellung der *Ermordung des Heiligen Petrus Martyr,* die nicht erhalten ist (siehe Seite 60).

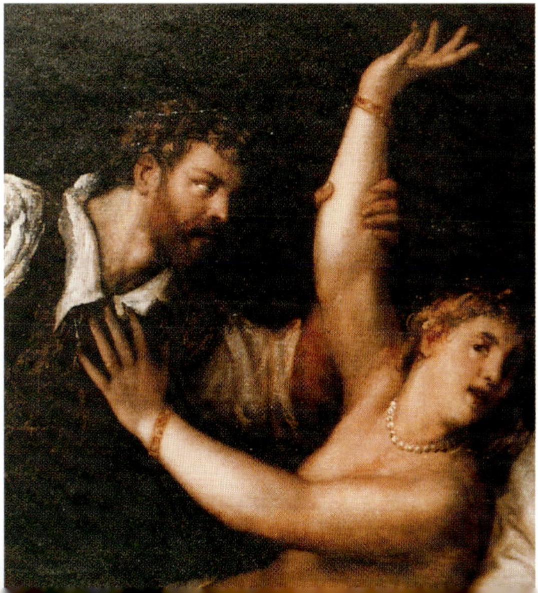

◀ Tizian, *Tarquinius und Lukretia,* Ausschnitt, 1570, Bordeaux, Musée des Beaux-Arts. Nach der schrecklichen Verletzung des Sohnes Orazio durch einen Messerstich in Mailand erschien der Dolch als Symbol unmenschlicher Grausamkeit häufig in den Spätwerken Tizians. Um das Jahr 1570 malte der Künstler das Thema von Tarquinius und Lukretia noch zweimal, die Bilder befinden sich in Wien und Cambridge.

1570-1576

Die Schlacht von Lepanto

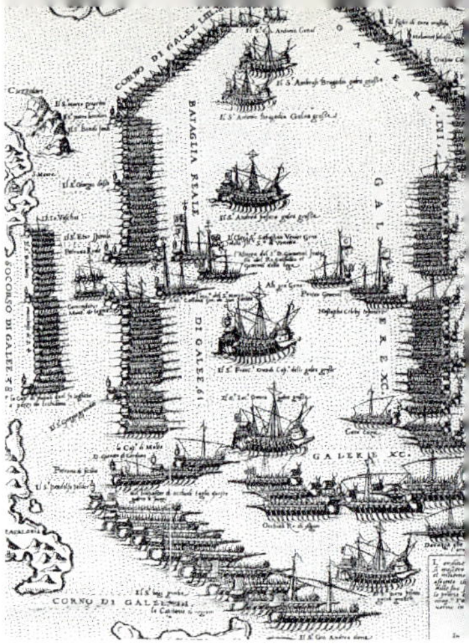

Das immer stärker und aggressiver auftretende osmanische Reich vergrößert seinen militärischen Druck im Mittelmeer, 1570 wird die blühende venezianische Kolonie Zypern angegriffen. Der Doge Alvise Mocenigo regt die Bildung einer Liga der christlichen Mächte an, um den Vormarsch des Halbmondes zu stoppen. 1571 dringen aus Zypern Schreckensnachrichten nach Venedig, und die venezianische Regierung unternimmt in Erwartung der entscheidenden Schlacht größte Anstrengungen, um die Streitmacht des Arsenals zu stärken. 210 der insgesamt 380 Schlachtschiffe, aus denen die christliche Flotte der Mächte Spaniens, Österreichs, Venedigs und des Papstes unter dem Befehl von Don Juan de Austria besteht, tragen den Markuslöwen. Die Schlacht findet am 7. Oktober 1571 in den Gewässern vor Lepanto statt und wird für die alliierten Mächte ein großer Triumph. Der Sieg wird mit Festen, Prozessionen und Dankfeiern für die Madonna begangen. Tizian bekommt den Auftrag zu einem großen, jedoch nie ausgeführten Gemälde für den Dogenpalast. Statt dessen überarbeitet er für Philipp II. das alte, unvollendete Werk *Spanien eilt der Religion zu Hilfe* (Seite 115). Von der Bedrohung befreit, löst sich die Liga auf. Durch die Kriegskosten geschwächt und durch die Brände im Dogenpalast und im Kloster Santi Giovanni e Paolo erschreckt, schließt Venedig 1573 einen Separatfrieden, mit dem Zypern endgültig an die Türkei übergeht. Das venezianische Imperium beginnt zu zerfallen.

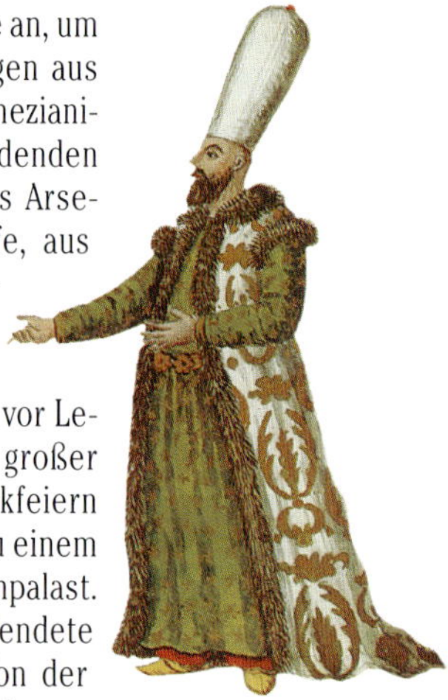

▲ Der türkische Botschafter in Venedig in einer Zeichnung aus dem 17. Jahrhundert.

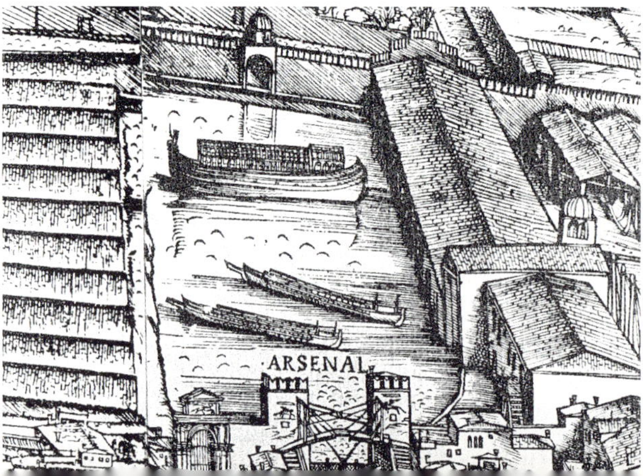

◀ Mit nahezu dreitausend Beschäftigten war die venezianische Schiffswerft in den Becken des Arsenals die größte »Industrieanlage« Europas. Der Werftmeister und der Hauptbuchhalter gehörten zu den höchstbezahlten Beamten in der Verwaltung der Serenissima.

◄ Die anfängliche Aufstellung der Schlachtschiffe der Heiligen Liga in der Schlacht von Lepanto in einem Stich des 16. Jahrhunderts. Durch ein geschicktes Manöver des venezianischen Admirals Sebastiano Venier gelang es, die Reihen der türkischen Flotte zu sprengen. Mehr als 150 türkische Galeeren wurden versenkt oder gekapert.

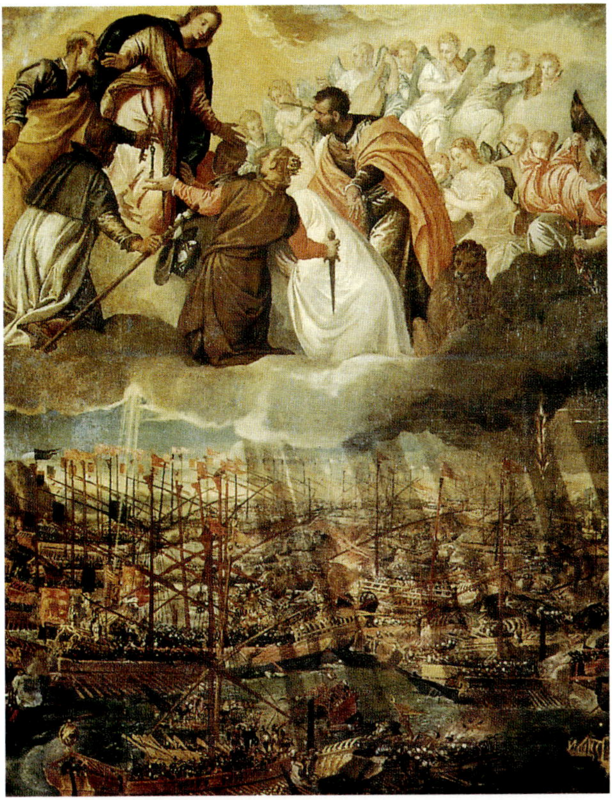

► Paolo Veronese, *Die Seeschlacht bei Lepanto,* 1571, Venedig, Gallerie dell'Accademia. In allen Gemälden, die den Sieg bei Lepanto feiern, spürt man deutlich das Bewußtsein, einer großen Gefahr entronnen zu sein. In Veroneses Bild erflehen die Heiligen von der Jungfrau den Sieg, während die Schlacht noch in vollem Gange ist.

▼ Das Zunftzeichen der Zimmerleute der Werft aus dem 16. Jahrhundert zeigt die Arbeiter bei ihrer Tätigkeit.

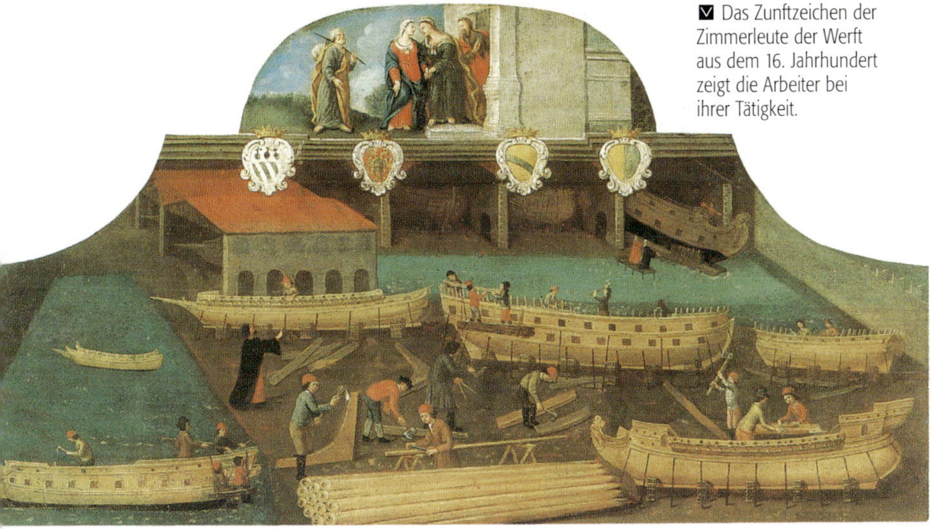

Die Pest und der Brand von Venedig

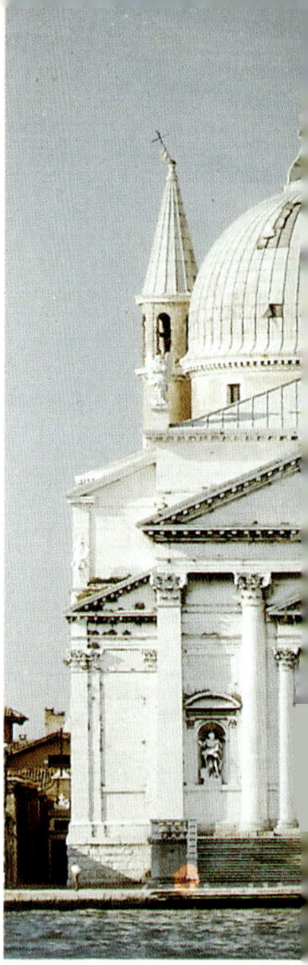

Im Jahr 1576 wütet die Pest in Venedig – etwa ein Viertel der Bevölkerung wird hinweggerafft. Wer kann, flüchtet sich auf die Inseln in der Lagune oder auf das Festland, wenn er nicht von den bewaffneten Bauern zurückgejagt wird. Tizians Werkstatt in Biri Grande leert sich rasch. Orazio bleibt zunächst an der Seite des Vaters, erkrankt jedoch auch und stirbt einige Monate später im Lazarett. Von allen verlassen, einsam wie vielleicht nie in seinem Leben, von den größten Meisterwerken umgeben, stirbt Tizian am 27. August 1576. Der Senat macht eine aufsehenerregende Ausnahme von den strengen hygienischen Vorschriften und ordnet an, daß der Malerfürst nicht in ein Massengrab geworfen, sondern nach seinem Willen in der Franziskanerkirche bestattet werden soll. Doch Tizian muß noch einen »zweiten Tod« erleiden, denn am 20. Dezember 1577 wird der Dogenpalast von einem Brand verwüstet. Der Gebäudeteil mit dem Saal des Großen Rates stürzt ein, und Dutzende der Werke Tizians fallen den Flammen zum Opfer, darunter die offiziellen Porträts der Dogen.

▼ Giovanni Battista Tiepolo, *Die Heilige Thekla erfleht das Ende der Pest,* Ausschnitt, 1757, Este (Padua), Dom. Die Pest suchte Venedig bis ins 18. Jahrhundert immer wieder heim, doch die Epidemie von 1576 war die fürchterlichste.

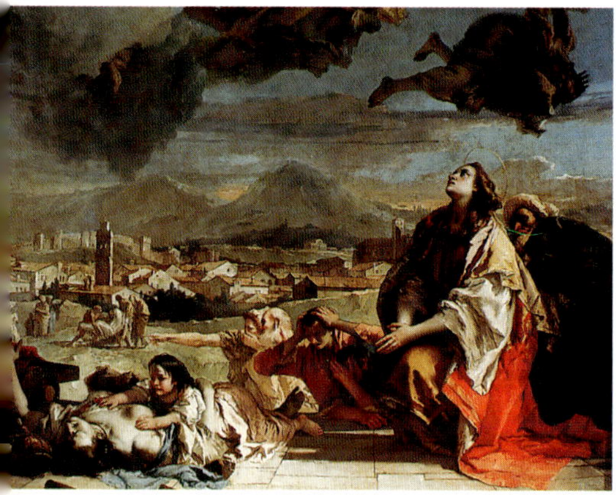

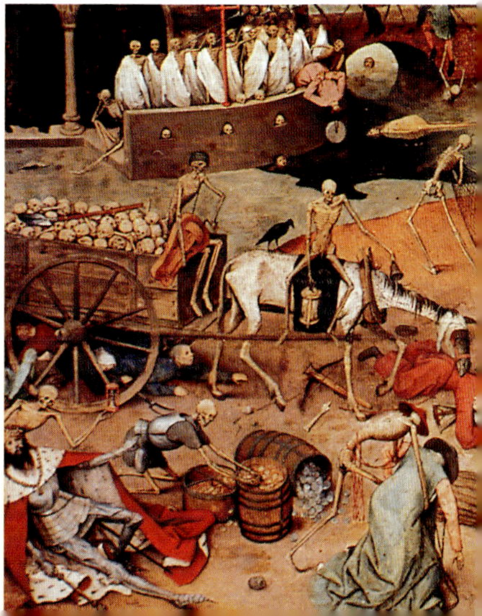

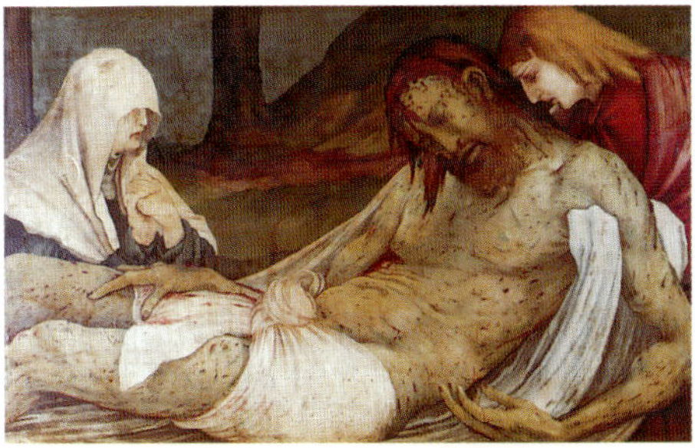

▶ Matthias Grünewald, *Beweinung Christi,* Ausschnitt aus dem *Isenheimer Altar*, Predella, 1516, Colmar, Musée d'Unterlinden. Die Wunden, die den Körper Christi bedecken, erinnern an die Beulen und Schwären der Pest.

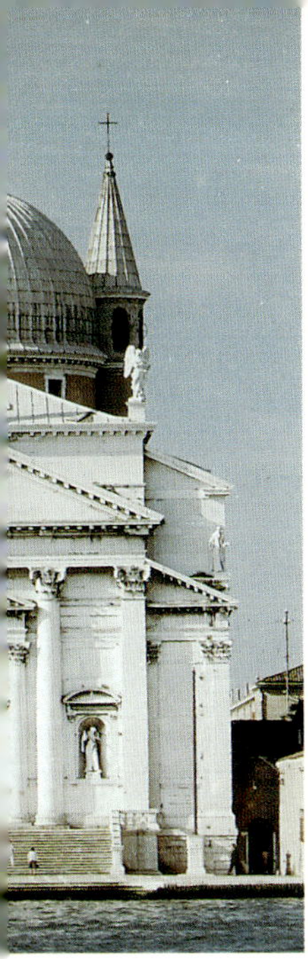

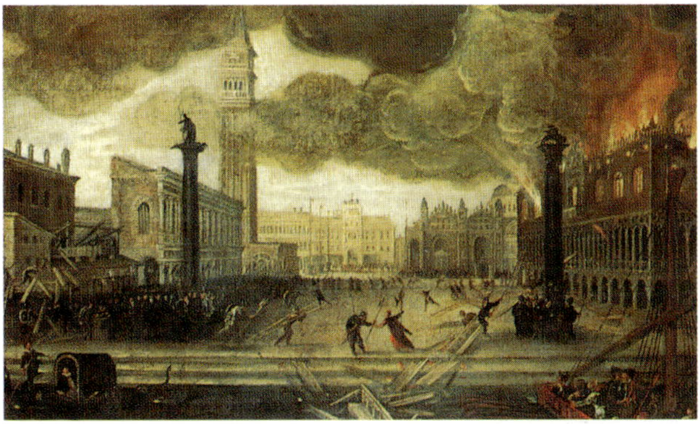

▲ Für die Beendigung der Pest gab der Senat von Venedig bei Andrea Palladio den Bau einer großen Votivkirche in Auftrag. Am Ufer der Giudecca prägt das Bild von Il Redentore heute noch die Silhouette der Stadt.

▼ Pieter Brueghel der Ältere, *Triumph des Todes,* Ausschnitt, Madrid, Museo del Prado. Der Alptraum einer großen Katastrophe schüttelt Europa im 16. Jahrhundert. Das Gemälde Brueghels, wenige Jahre vor der großen Pest von 1576 entstanden, ist eines seiner eindrucksvollsten Werke.

▲ Ludovico Pozzoserrato, *Der Brand im Dogenpalast,* Treviso, Museo Civico. Die Verwüstung des Dogenpalastes kurz vor dem Weihnachtsfest 1577 wurde von venezianischen Künstlern wiederholt dargestellt.

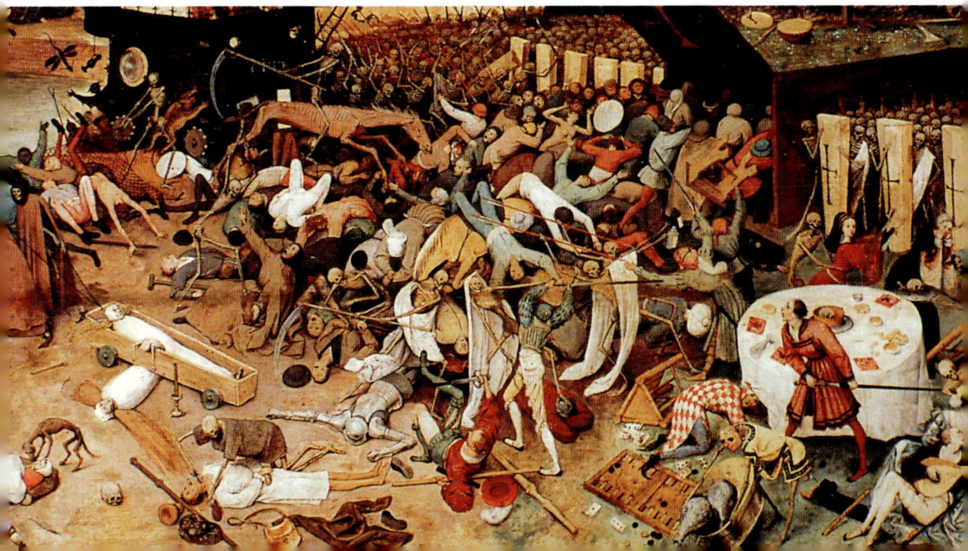

Das Erbe eines Genies

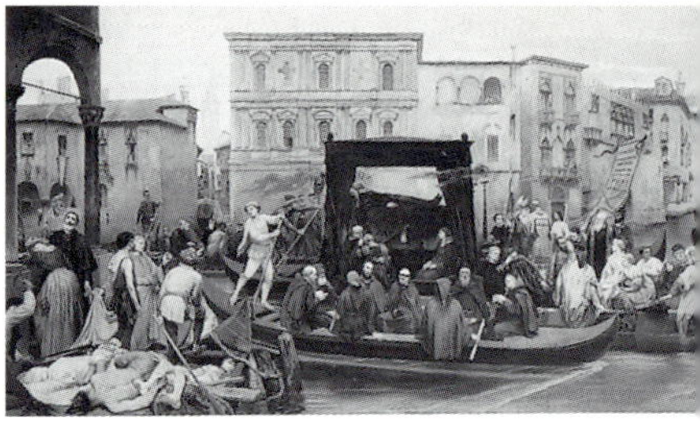

▲ Im 19. Jahrhundert wurde Tizian gefeiert. Das historisierende Gemälde in der Accademia in Venedig zeigt die *Feierliche Bestattung Tizians*. Über fast drei Jahrhunderte hinweg ruhte Tizian aber unter einer schlichten Grabplatte in der Franziskanerkirche.

Der Tod Tizians im Pesthauch des Jahres 1576 hat Auswirkungen auf die Entwicklung der Kunst Venetiens. Tintoretto übernimmt die wichtigsten Dekorationskampagnen der Stadt, wie den Zyklus für die Scuola di San Rocco und den Wiederaufbau und die neue Ausstattung des Dogenpalastes nach der Zerstörung von 1577. Materiell betrachtet, bleibt von den Reichtümern Tizians nicht viel, das leerstehende Haus in Biri Grande wird geplündert. Nach dem Tod Orazios ist Pomponio der alleinige Erbe, bereits 1581 verkauft er auf einer Versteigerung die Gemälde des Vaters. Ganz anders steht es mit dem geistigen und künstlerischen Erbe Tizians. Bis zum Expressionismus des 20. Jahrhunderts waren viele große Maler von Tizian beeinflußt. Zu den leidenschaftlichsten Interpreten seiner Kunst gehören die wichtigsten Maler des 17. Jahrhunderts, wie Velázquez, Rubens, van Dyck und Rembrandt, sowie Goya, Delacroix und die Impressionisten. So erfüllen sich die Worte eines venetischen Schriftstellers aus dem 17. Jahrhundert: Phönix ersteht aus der Asche, Tizian aber lebt immer, nicht nur in seinem Jahrhundert, sondern in allen Zeiten.

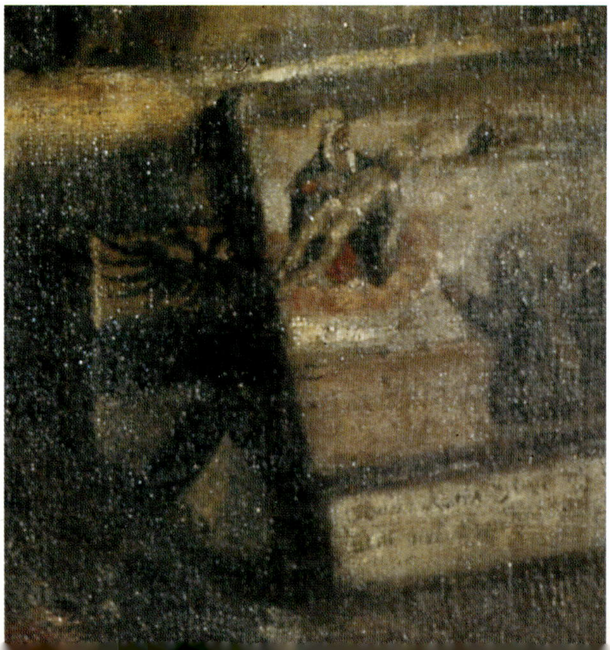

◄ Tizian, *Pietà,* Ausschnitt, 1576, Venedig, Gallerie dell'Accademia. In der rechten unteren Ecke der Altartafel, die eigentlich für sein eigenes Grabmal gedacht war, hat Tizian ein winziges »Bild im Bild« gemalt. Es handelt sich dabei vermutlich um die letzten Pinselstriche des Meisters. Das einfache Exvoto zeigt Tizian selbst zusammen mit seinem Sohn Orazio, die zu Füßen der Jungfrau knien und um Rettung vor der Pest flehen.

▶ Das pompöse Grabmal Tizians wurde von mehreren Bildhauern des 19. Jahrhunderts geschaffen und 1852 im rechten Seitenschiff der Franziskanerkirche errichtet. Die Ausführung des von Antonio Canova vorgeschlagenen Modells war nicht möglich, statt dessen wurde es für das Grab des Bildhauers selbst – gegenüber dem Grabmal Tizians – verwendet.

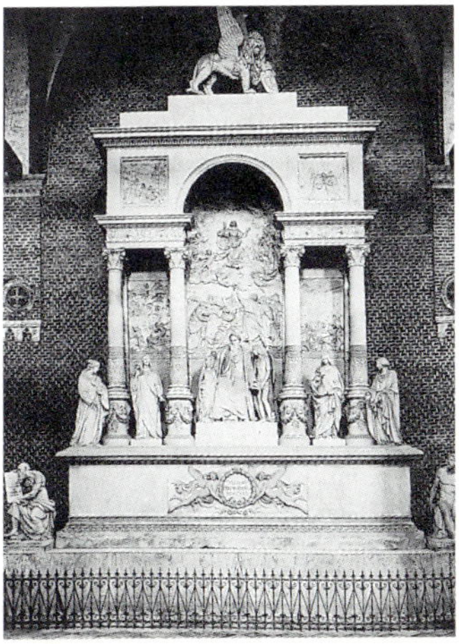

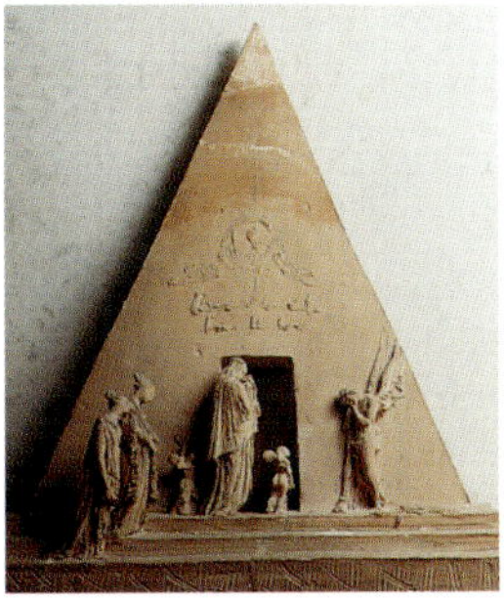

▲ Antonio Canova, *Modell für das Grabmal Tizians,* Venedig, Museo Correr. Nach dem Fall der Serenissima im Jahr 1797 wollte Canova im Angedenken an die glanzvolle Zeit Venedigs ein großes Denkmal für Tizian errichten. Das in zahlreichen Studien, Holz- und Terracotta-Modellen dokumentierte Grabmal stellt den Eingang zu einer Pyramide dar. Canova konnte diese Idee schließlich für das Grabmal der Erzherzogin Maria Christine von Österreich in der Wiener Augustinerkirche realisieren.

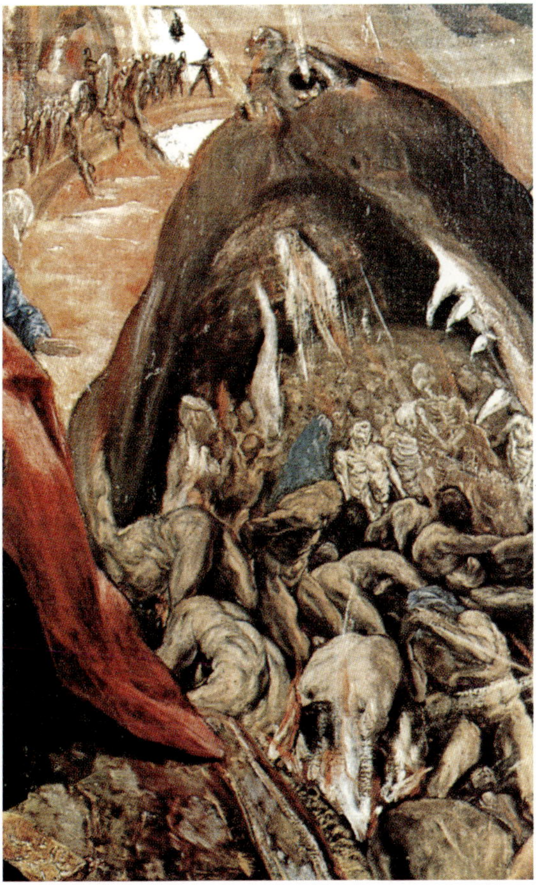

◀ El Greco, *Der Traum Philipps II.,* Ausschnitt, Escorial, Kloster San Lorenzo. El Greco flüchtete vor der Pest nach Spanien und sollte nach dem Willen Philipps II. Tizian als Hofmaler ersetzen. In seinen ersten spanischen Gemälden läßt er seine venezianische Schulung erkennen, vor allem durch die reiche Farbgebung und die enorme Phantasie, die er mit den Jahren zu visionärer Übersteigerung führte.

1570-1576

Die Pietà

1570 begann Tizian sein letztes Werk, einige Details waren bei seinem Tod im Jahr 1576 nicht vollendet. Er hatte die *Pietà* für sein Grabmal vorgesehen, sie wurde jedoch nie zu diesem Zweck verwendet. Jacopo Palma il Giovane vollendete das Bild, das sich im Besitz der Accademia in Venedig befindet.

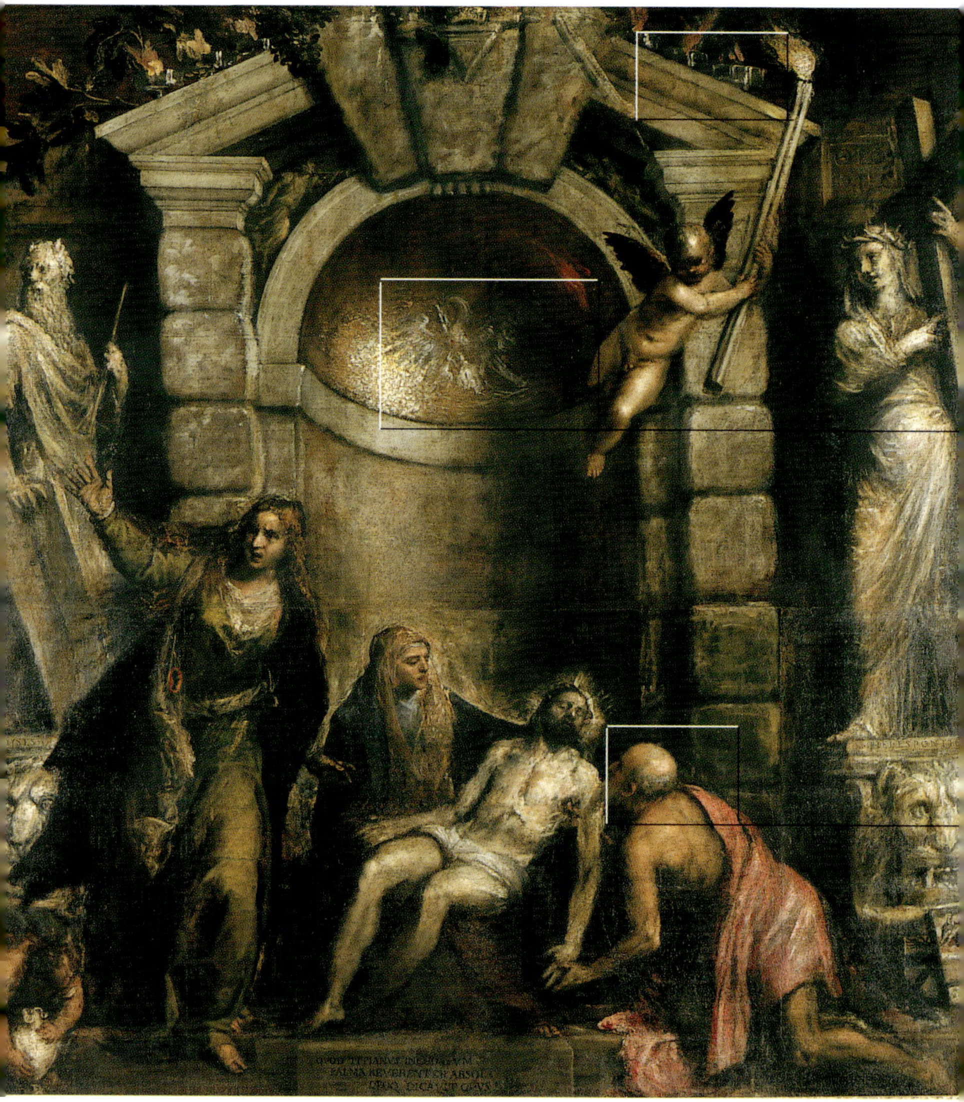

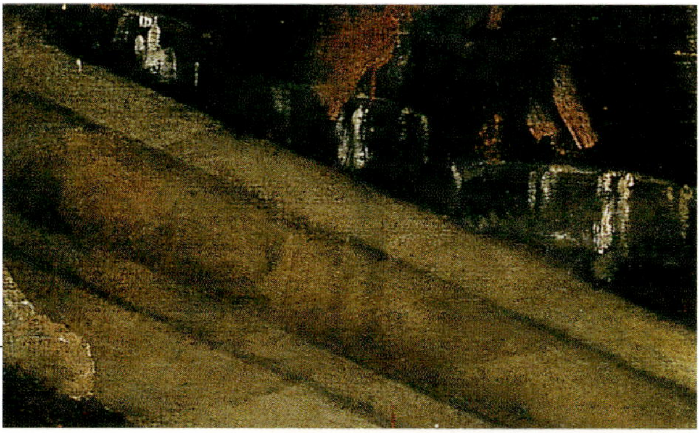

◀ Einige schwach leuchtende Öllämpchen auf dem massiven Gesims, das die Komposition einfaßt, werfen ein düsteres Licht auf die Szene. An den Flanken der Ädikula stehen Moses und die hellespontische Sibylle.

▶ Das Apsismosaik zeigt ein christologisches Symbol, den Pelikan, der sich die Brust aufreißt, um seine Jungen zu nähren – ein Verweis auf den Tod Christi, aber vielleicht auch auf die Liebe, die Tizian mit seinem an der Pest erkrankten Sohn Orazio verband.

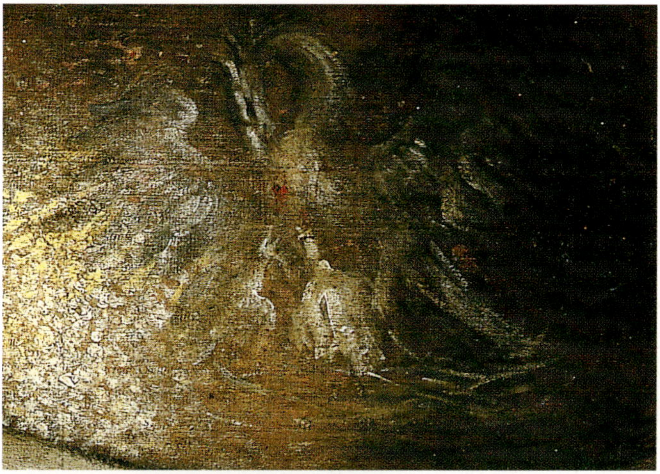

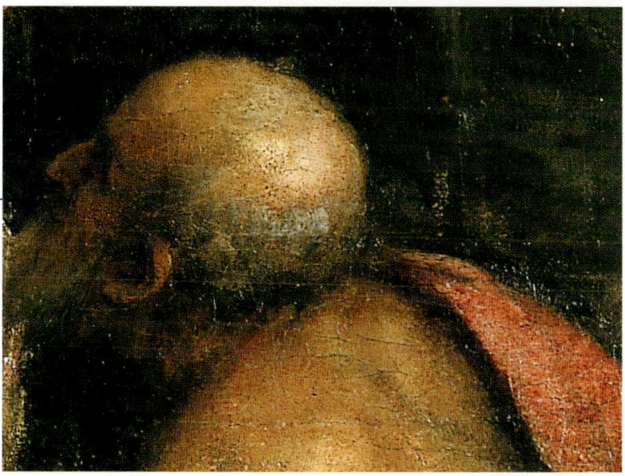

◀ Tizian hat sich in der ergreifenden Figur des Nikodemus in seinem letzten und leidvollsten Bildnis selbst dargestellt. Er kniet vor dem Leichnam Christi, fast neunzigjährig und beinahe gänzlich entblößt. Das übliche Käppchen, das in allen seinen späteren Selbstporträts auftaucht, um seine Kahlheit zu verbergen, fehlt hier.

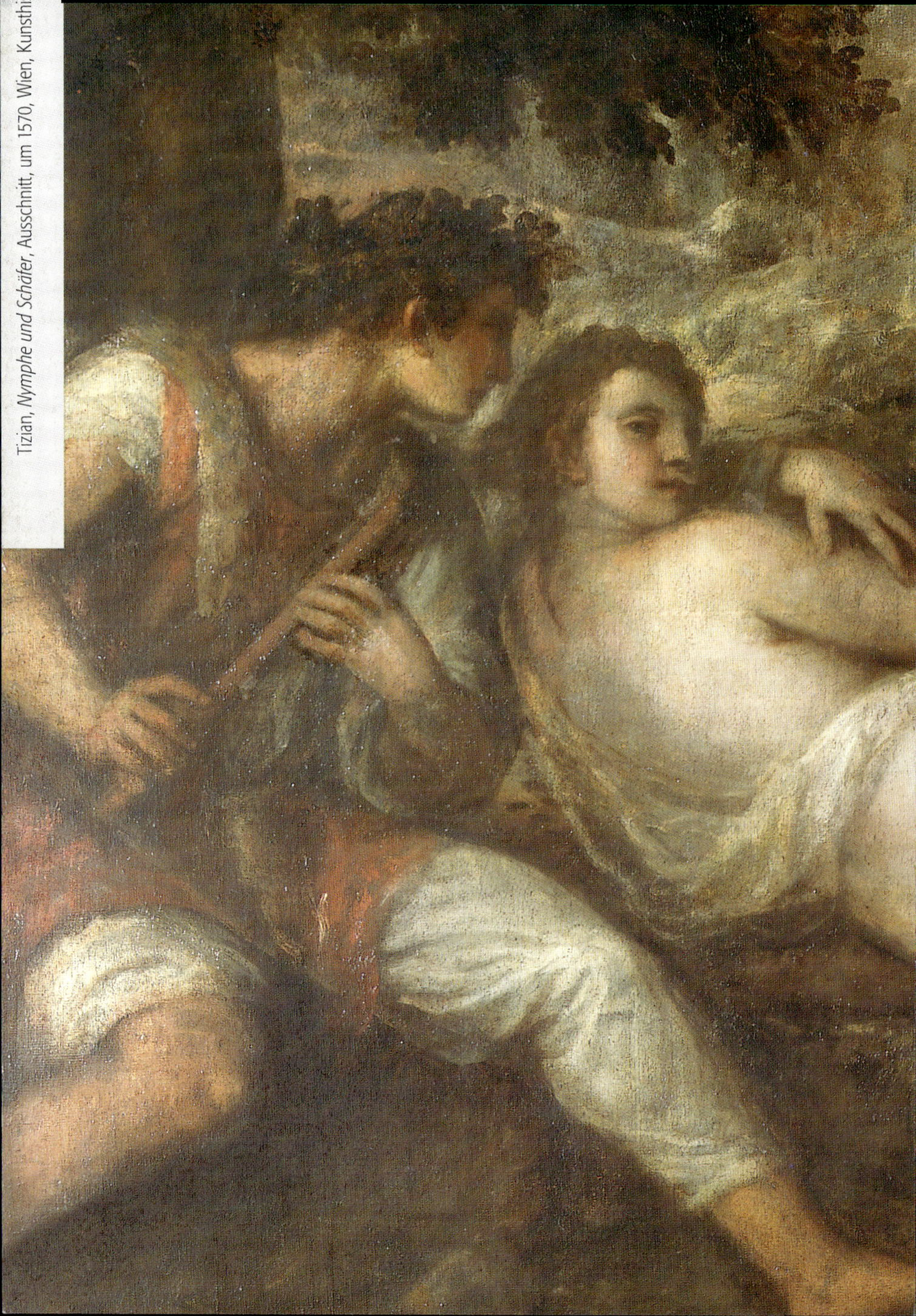

Tizian, *Nymphe und Schäfer*, Ausschnitt, um 1570, Wien, Kunsthistorisches Museum

Anhang

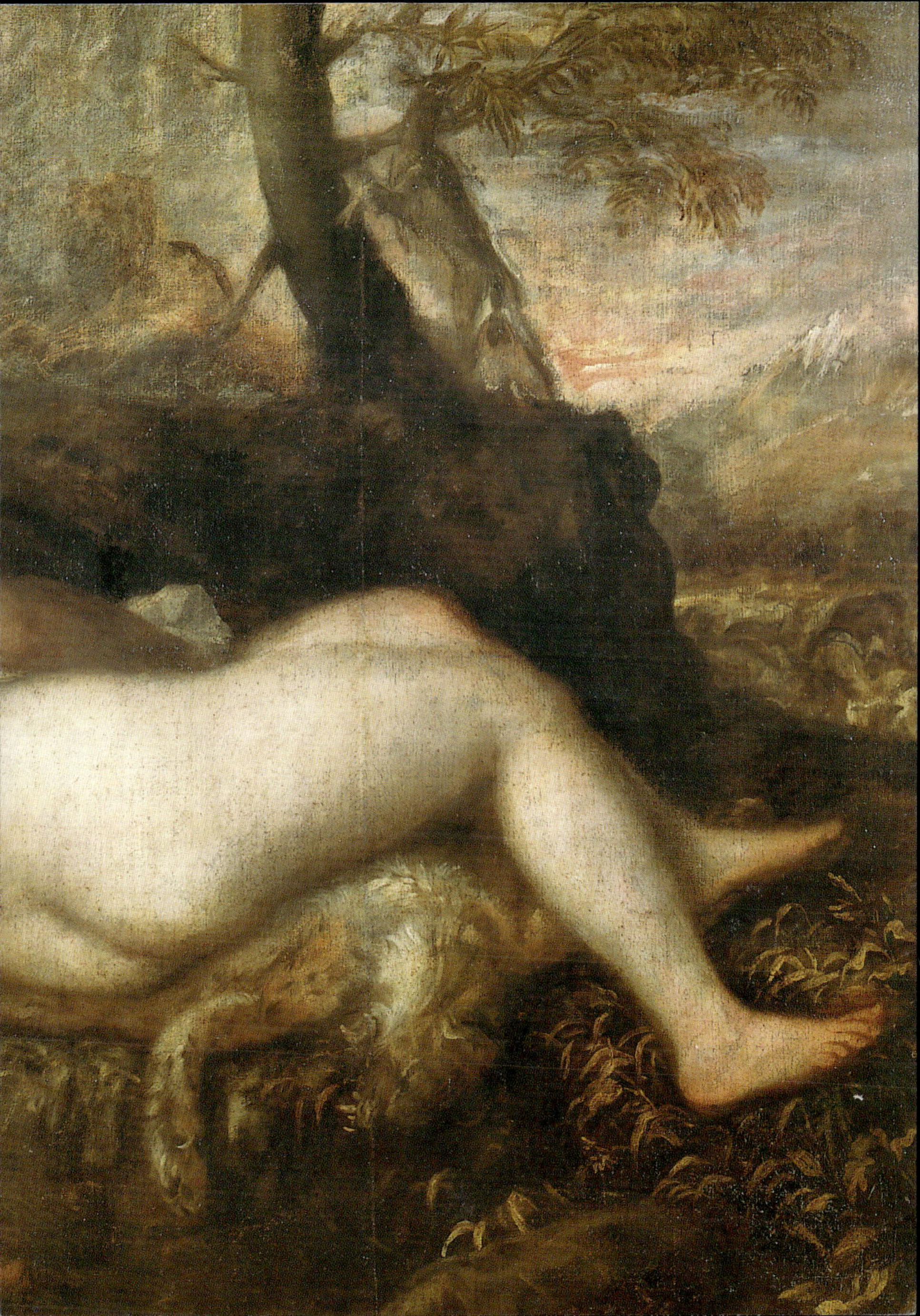

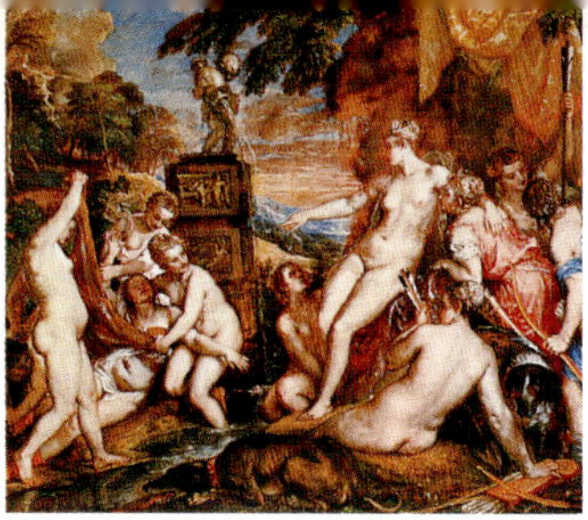

Tizian, *Diana entdeckt die Schwangerschaft der Kallisto,* 1556–59, Edinburgh, National Gallery of Scotland.

Hinweis

Das Verzeichnis enthält die in diesem Buch abgebildeten Werke Tizians, geordnet nach den Orten, an denen sie sich heute befinden, und in alphabetischer Reihenfolge.

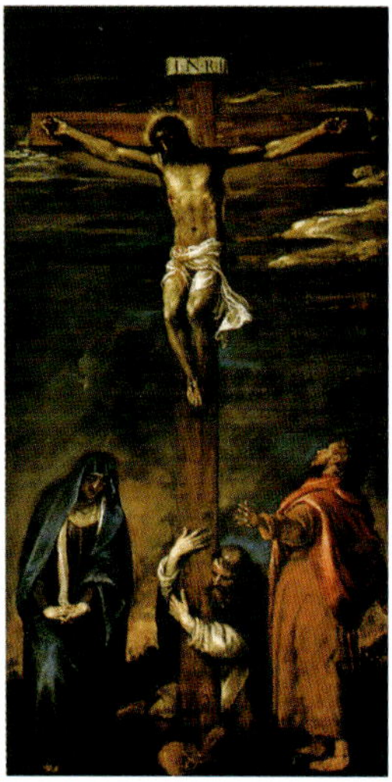

Tizian, *Kreuzigung,* 1558, Ancona, San Domenico.

Ansicht von Ferrara aus dem Jahr 1490, Modena, Biblioteca Estense.

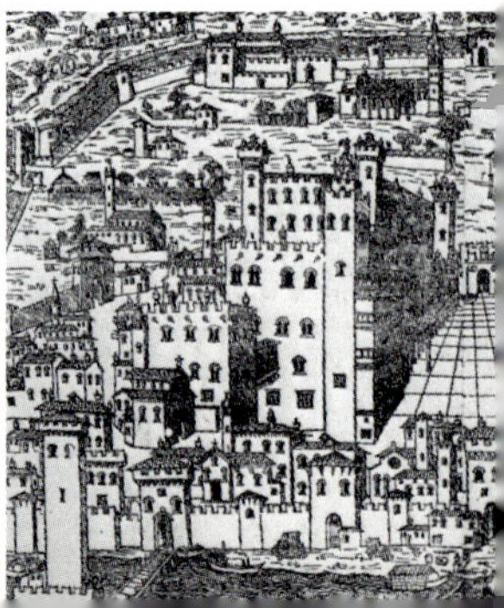

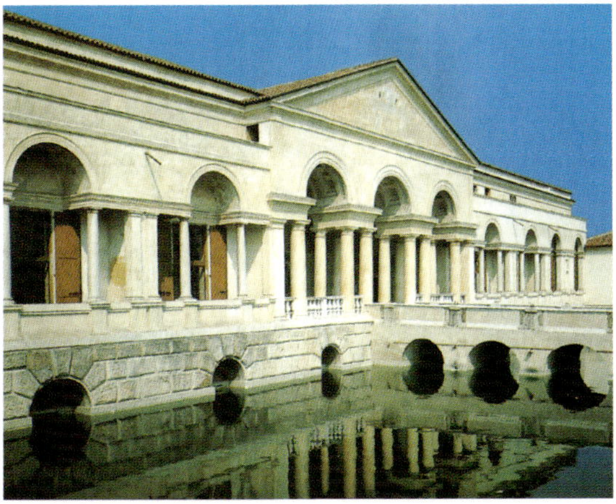

Die Loggia di Davide des Palazzo del Tè in Mantua.

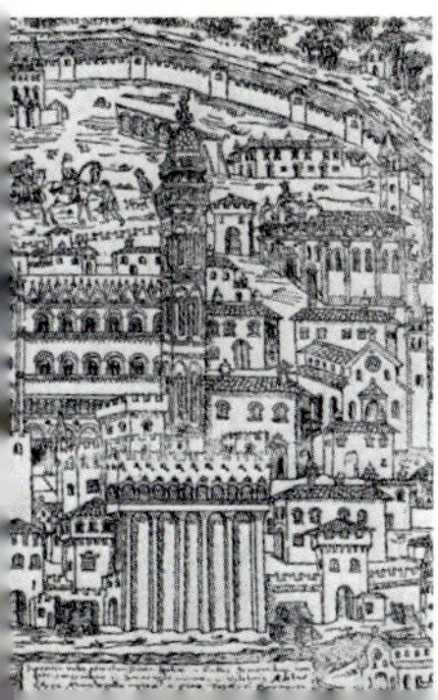

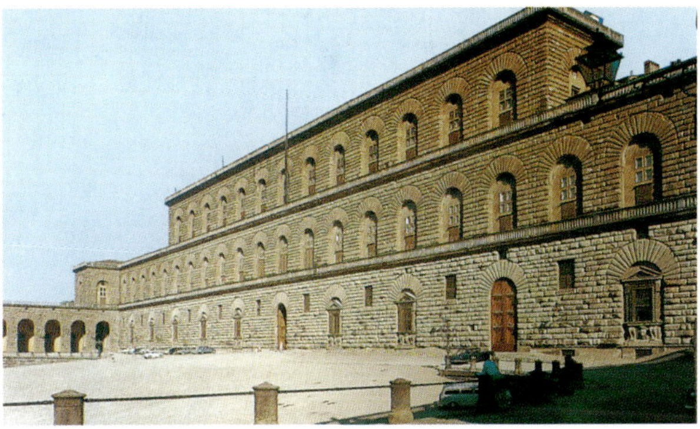

Florenz, Palazzo Pitti, Sitz der Galleria Palatina.

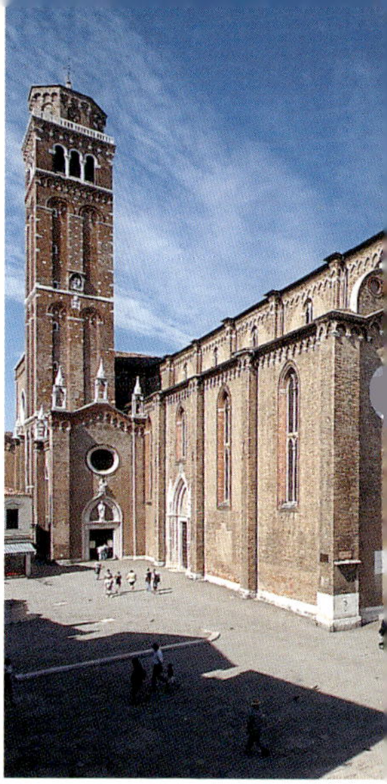

▶ Die Franziskanerkirche Santa Maria Gloriosa dei Frari in Venedig.

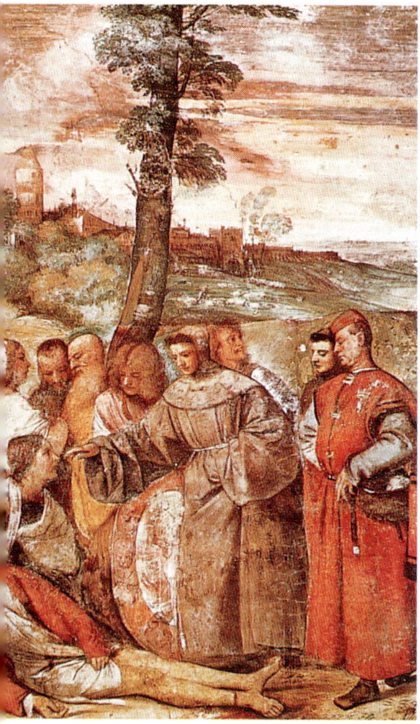

▼ Tizian, *Das Wunder des geheilten Fußes,* 1511, Padua, Scuola del Santo.

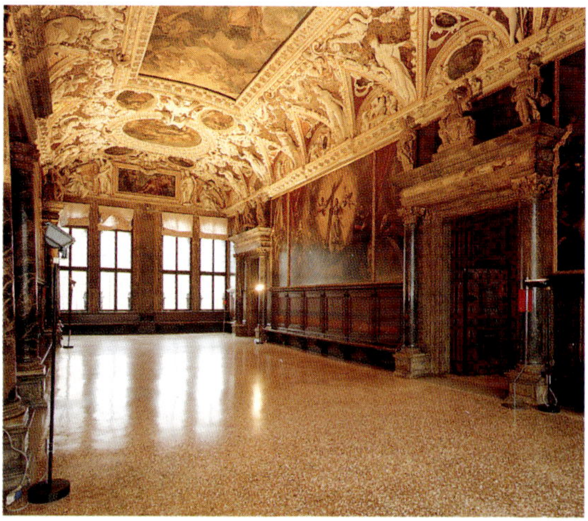

▶ Venedig, die Privatgemächer des Dogen im Dogenpalast.

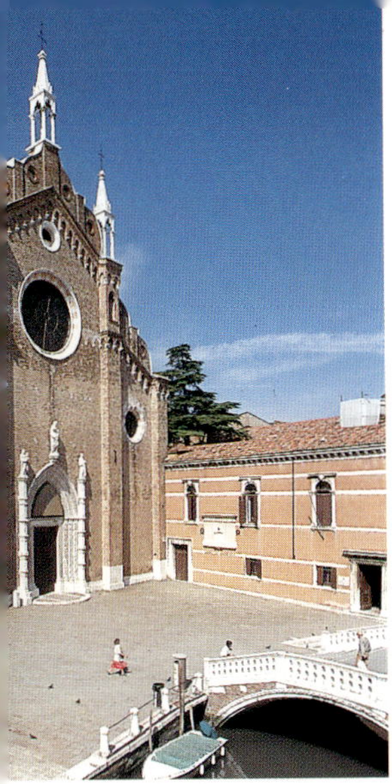

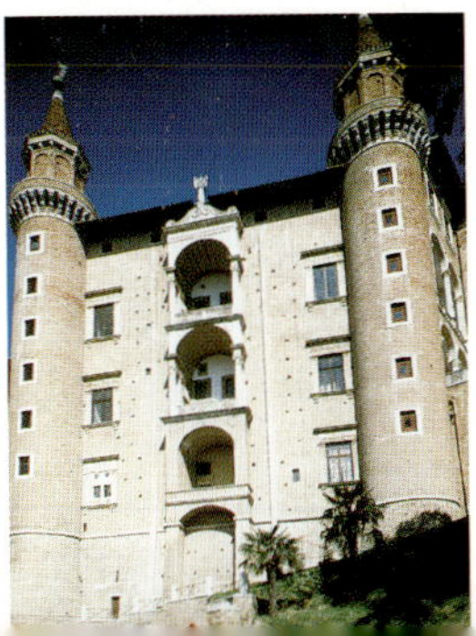

◄ Der Herzogspalast in Urbino.

▼ Tizian, *Der Heilige Johannes der Täufer,* 1540, Venedig, Gallerie dell'Accademia.

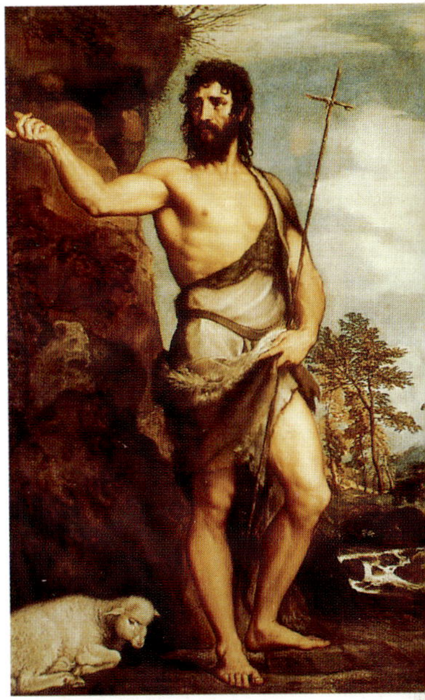

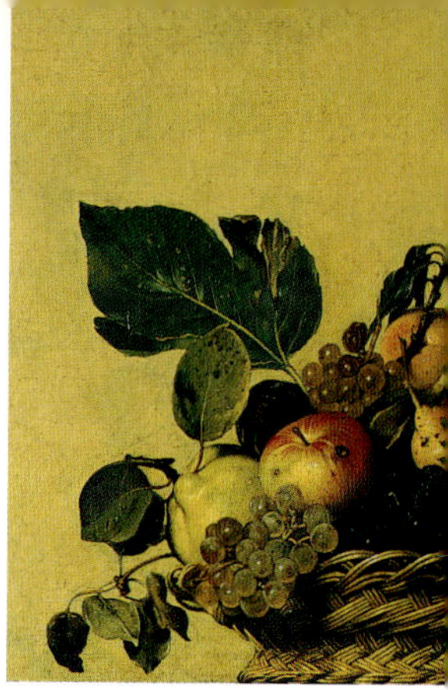

Hinweis

Die hier aufgeführten Persönlichkeiten – Künstler, Gelehrte, Politiker und Geschäftsleute – standen auf die eine oder andere Weise mit Tizian oder seinem Werk in Verbindung. Hinzu kommen zeitgenössische Maler, Bildhauer und Architekten, die an denselben Orten wie Tizian wirkten.

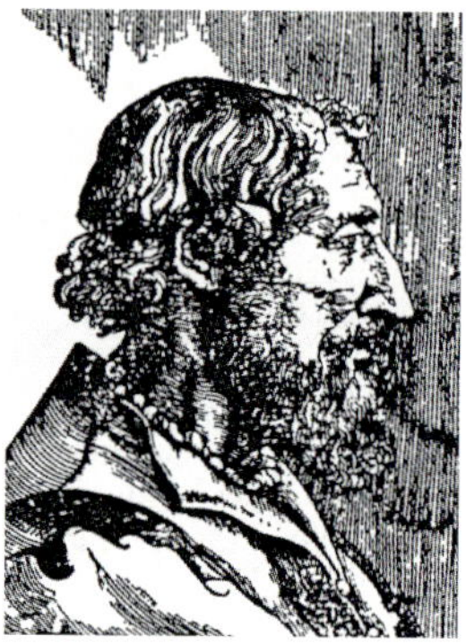

▲ *Bildnis des Ludovico Ariost.* Aus einer Ausgabe des *Orlando Furioso,* 1536, Venedig.

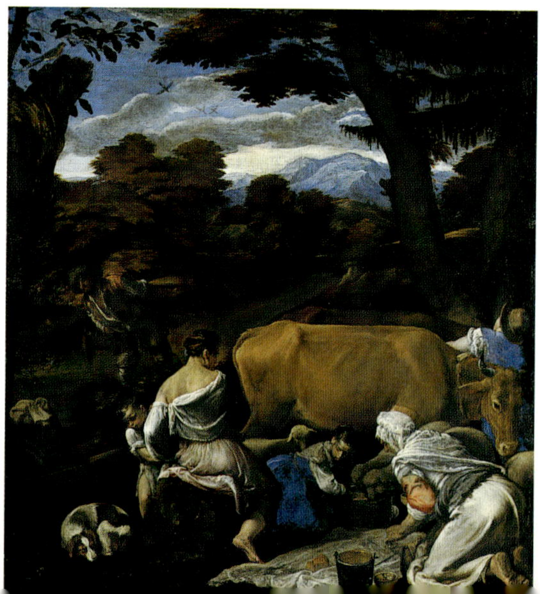

► Jacopo Bassano, *Das Gleichnis vom Sämann*, Madrid, Sammlung Thyssen-Bornemisza.

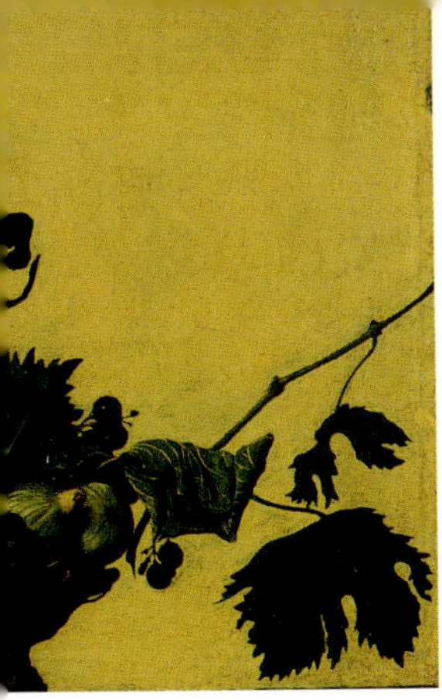

◄ Caravaggio, *Früchtekorb,* um 1598, Mailand, Pinacoteca Ambrosiana.

Bembo, Pietro (Venedig 1470–Rom 1547), Dichter und Sprachwissenschaftler der Renaissance. Er war Sekretär von Papst Leo X., offizieller Historiker der Serenissima und einer der größten Bewunderer Tizians. S. 22, 31

Bordone, Paris (Treviso 1500 bis Venedig 1571), Maler, Schüler Tizians. Er arbeitete in Venedig, am Hof des französischen Königs Franz I. und in Augsburg für die Bankiers- und Kaufmannsfamilie der Fugger. S. 95, 139

Caravaggio, eigentlich Michelangelo Merisi (Mailand 1571? bis Port' Ercole 1610), Maler, dessen stilistische Wurzeln in der lombardisch-venetischen Malerei liegen. S. 18, 139

Carpaccio, Vittore (Venedig um 1460–1526), Maler, berühmt sind seine Leinwandzyklen für die venezianischen Scuole von Sant'Orsola, San Giorgio degli Schiavoni, degli Albanesi und Santo Spirito. S. 10, 11, 26, 31, 58, 108, 139

Correggio, eigentlich Antonio Allegri (Correggio bei Reggio Emilia 1489–1534), vor allem in Parma tätiger Maler. S. 54, 55.

Della Casa, Giovanni (Mugello 1503–Montepulciano 1556), Schriftsteller, Bewunderer Tizians, apostolischer Nuntius in Venedig und Staatssekretär von Papst Paul IV. Sein Ruhm gründet sich vor allem auf das Werk *Galateus.* S. 42, 51

▼ Vittore Carpaccio, *Die Vision des Heiligen Augustinus,* Ausschnitt, um 1505, Venedig, Scuola di San Giorgio degli Schiavoni.

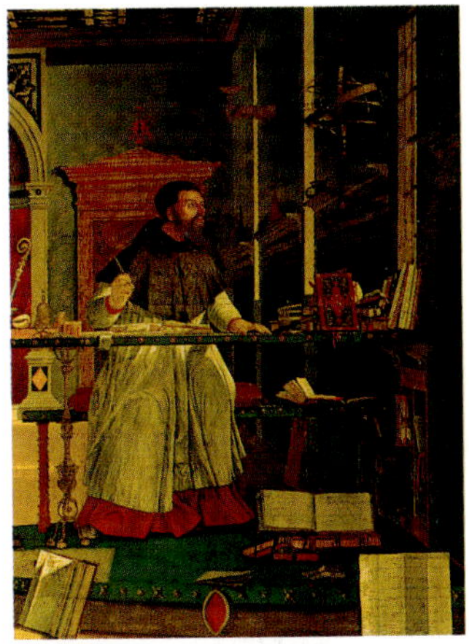

Della Rovere, Francesco Maria (1490–1538), Neffe von Papst Julius II., seit 1508 Herzog von Urbino. Er war ein großer Gönner Tizians und beauftragte ihn mit zwei berühmten Porträts, die sich heute in Florenz befinden. S. 70, 71

Della Rovere, Guidobaldo II. (1538–1574), folgte Francesco Maria als Herzog von Urbino und Auftraggeber Tizians nach. S. 70, 72

Este, Alfonso d' (Ferrara 1505–1534), Herzog von Ferrara, Gönner und Auftraggeber des jungen Tizian. S. 22, 36, 38, 39, 45, 92, 115

Este, Isabella d' (Ferrara 1474–Mantua 1539), Markgräfin von Mantua und Gemahlin von

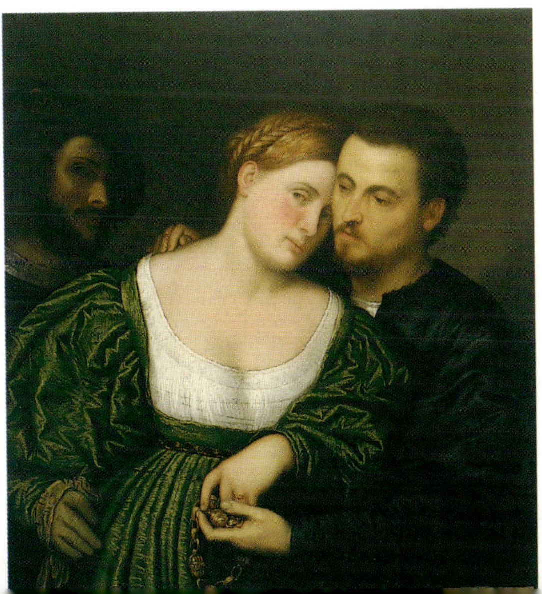

◄ Paris Bordone, *Das Liebespaar,* Mailand, Pinacoteca di Brera.

▼ Raffael, *Bildnis des Kardinals Farnese*, des späteren Papstes Paul III., Neapel, Musei e Gallerie di Capodimonte.

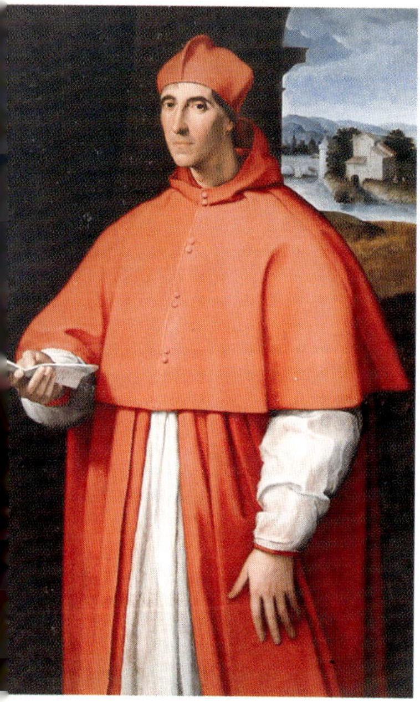

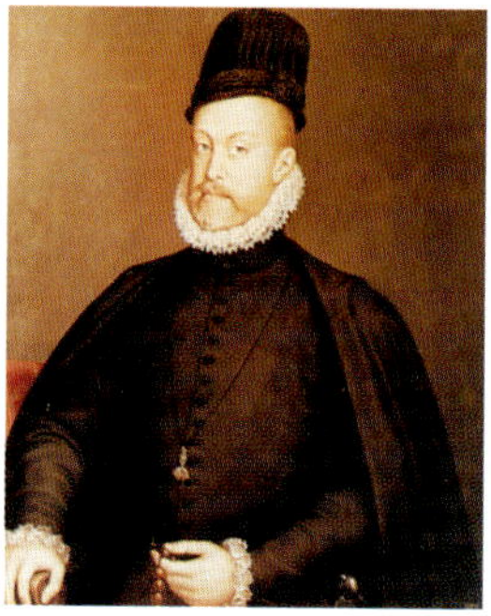

◄ Alonso Sánchez Coello, *Bildnis Philipps II.*, um 1580, Madrid, Museo del Prado.

► Matteo Pagano, *Prozession des Dogen auf der Piazza San Marco,* Stich, Venedig, Museo Correr, Saal der Wahl des Dogen.

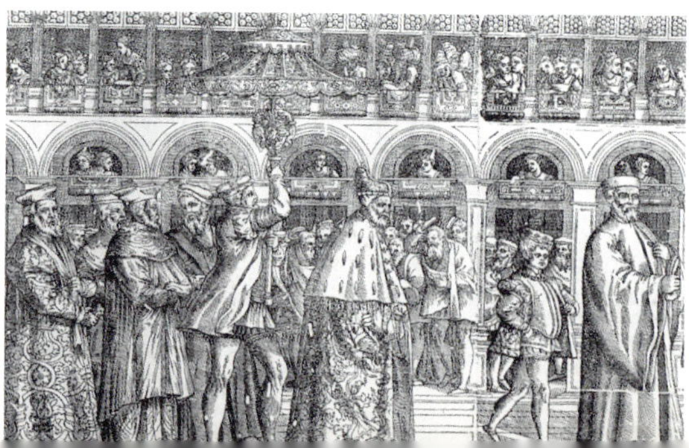

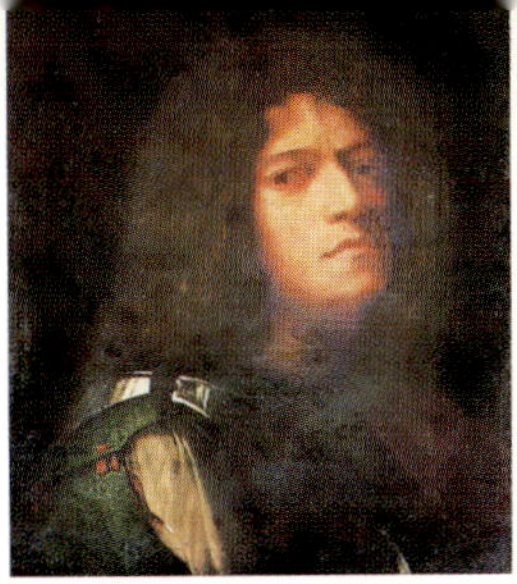

◄ Giorgione, *Selbstbildnis,* um 1508, Braunschweig, Herzog Anton Ulrich-Museum.

▼ Leonardo da Vinci, *Isabella d'Este,* 1500, Paris, Musée du Louvre.

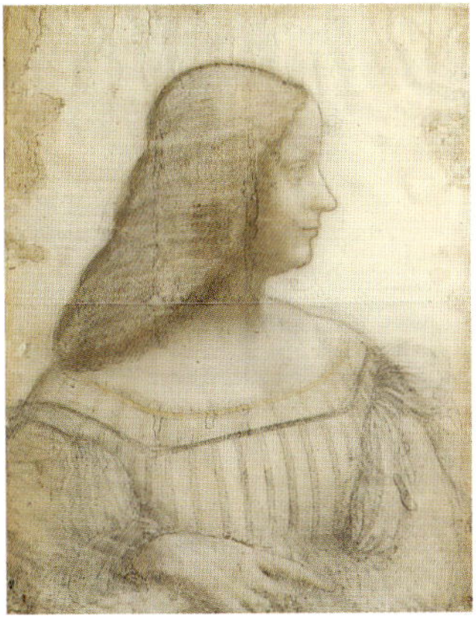

das Reich der Habsburger. Seit 1520 Kaiser, ein großer Bewunderer und wichtiger Auftraggeber Tizians. S. 54, 58, 68–69, 70, 82, 83, 84, 85, 86–87, 92, 98, 100

Leoni, Leone (Menaggio um 1509 – Mailand 1590), Bildhauer, Medailleur und Goldschmied, Graveur der päpstlichen Münze in Rom und der kaiserlichen Münze in Mailand. Von Karl V. gefördert, schuf er zahlreiche vergoldete Bronzeskulpturen der kaiserlichen Familie. S. 92, 100

Lotto, Lorenzo (Venedig um 1480–Loreto 1556), Maler und »fahrender« Künstler, hinterließ in verschiedenen italienischen Städten Werke meist religiöser Thematik. S. 27, 54, 60, 74

Madruzzo, Cristoforo, Bischof von Trient während des Tridentinischen Konzils, das 1545 begann. S. 83

Manutius, Aldus der Ältere (Bassano 1450–Venedig 1516), Stammvater einer berühmten venezianischen Buchdruckerfamilie, erfand die »aldinischen« Lettern S. 30

Maximilian I. von Habsburg (1458–1519), seit 1508 Kaiser, führte in Italien Krieg gegen Frankreich und schloß sich der gegen Venedig gerichteten Liga von Cambrai an. S. 16, 17, 59, 68

Michelangelo, eigentlich Michelangelo Buonarroti (Caprese bei Arezzo 1475–Rom 1564), Bildhauer, Maler, Architekt und Dichter, der in Florenz und lange in Rom tätig war. Er schuf Meisterwerke wie die *Pietà* und das Fresko des *Jüngsten Gerichts* in der Sixtinischen Kapelle im Vatikan. S. 33, 54, 55, 64, 74, 78, 88, 113

Moroni, Giovan Battista (Albino bei Bergamo um 1529 bis Bergamo 1578), malte religiöse Bilder und Porträts vor allem in Bergamo und Umgebung. S. 82, 88

Moretto da Brescia, eigentlich Alessandro Bonvicino (Brescia 1498–1545), ein Maler der lombardischen Schule wie Savoldo und Romanino. S. 44, 112

Navagero, Andrea (Venedig 1483–Blois 1529), venezianischer Gelehrter aus adliger Familie und offizieller Geschichtsschreiber der Republik Venedig. Unterstützte Tizians Karriere in Venedig. S. 22

Palladio, Andrea (Padua 1508 bis Maser 1580), Architekt, der maßgeblich das Stadtbild Venedigs in der zweiten Hälfte des 16. Jahrhunderts prägte. S. 94, 98, 127

Palma il Giovane, eigentlich Jacopo Negretti (Venedig 1544 bis 1628), Maler, Großneffe von Palma il Vecchio, arbeitete um 1570 in Tizians Werkstatt. S. 130, 143

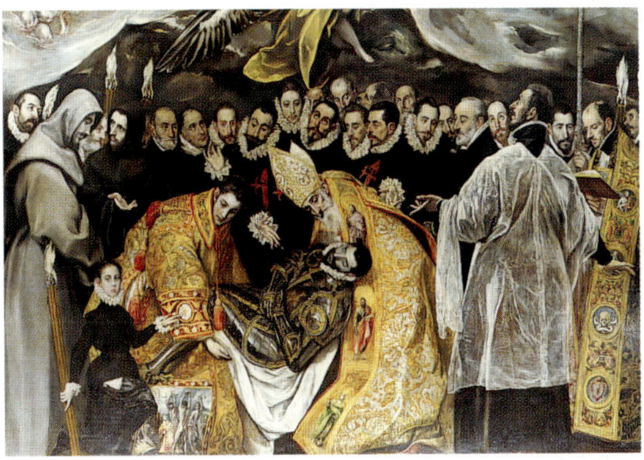

◄ El Greco, *Begräbnis des Conde de Orgaz,* 1586, Ausschnitt, Toledo, Santo Tomás.

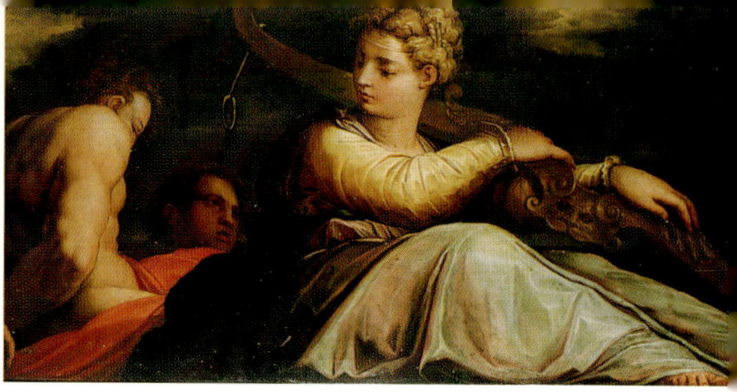

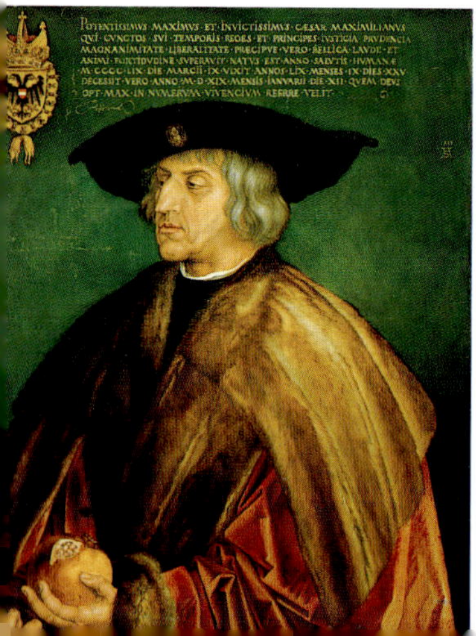

◀ Albrecht Dürer, *Bildnis Kaiser Maximilians I.,* 1517, Wien, Kunsthistorisches Museum.

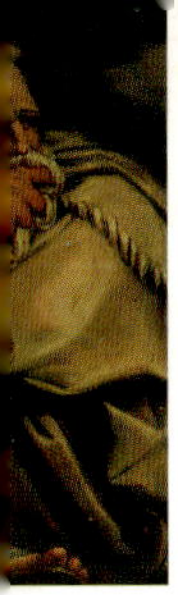

◄ Giorgio Vasari, *Allegorie der Gerechtigkeit,* Ausschnitt, 1540, Venedig, Gallerie dell'Accademia.

▼ Paolo Veronese, *Das Gastmahl im Hause des Levi,* 1573, Venedig, Gallerie dell'Accademia.

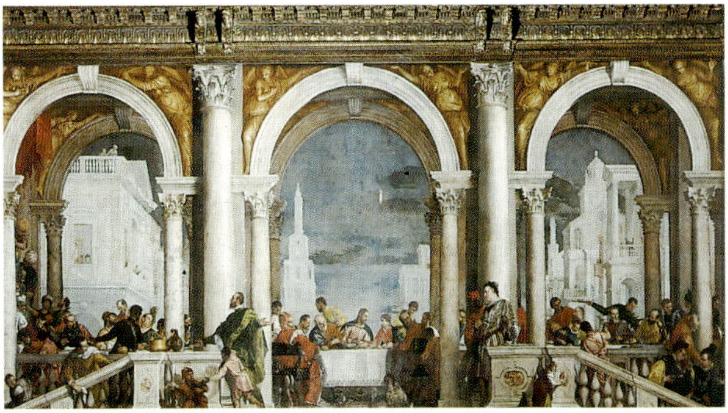

in der Werkstatt Giorgiones. Er hatte in Rom großen Erfolg. S. 22, 55, 58, 59

Soldano, Cecilia (Feltre ? bis Venedig 1530), Lebensgefährtin und spätere Ehefrau Tizians, starb bei der Geburt der Tochter Lavinia. S. 50, 51, 66, 67

Strada, Jacopo, Antiquar und Kunsthändler, ein Freund Tizians. S. 108, 110–111

Tasso, Torquato (Sorrent 1544–Rom 1595), Dichter und Autor des berühmten Epos in zwanzig Gesängen *La Gerusalemme Liberata,* das er Herzog Alfonso II. d'Este widmete. S. 38

Tintoretto, Jacopo, eigentlich Jacopo Robusti (Venedig 1518–1594), Sohn eines Färbers, Vertreter der manieristischen Strömung, die er im venezianischen Kulturkreis durchsetzte. S. 47, 74, 88, 89, 95, 106, 111, 112, 113, 128

Vasari, Giorgio (Arezzo 1511 bis Florenz 1574), Maler, Architekt, Kunsthistoriograph, berühmt für sein Werk *Leben der ausgezeichnetsten Maler, Bildhauer und Baumeister.* S. 29, 60, 74, 103, 107, 114–115, 143

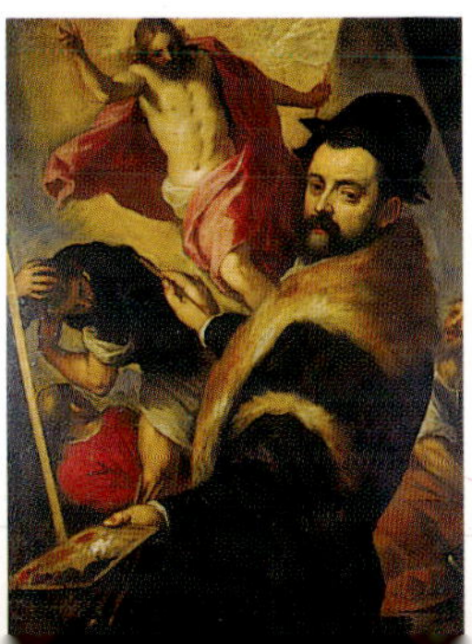

Vecellio, Francesco (Pieve di Cadore 1475–Venedig 1559), ein älterer Bruder Tizians, der lange Jahre in dessen Werkstatt arbeitete. S. 8, 51, 100, 101

Vecellio, Lavinia (Venedig 1530–Serravalle ?), die geliebte Tochter Tizians und Cecilia Soldanos, 1555 heiratete sie Cornelio Sarcinelli, einen Adligen aus Vittorio Veneto. S. 50, 66, 96, 102

Vecellio, Orazio (Venedig 1525–1576), der zweite Sohn Tizians und Cecilia Soldanos. Arbeitete an der Seite des Vaters in der Werkstatt in Biri Grande und unterstützte ihn bei der Verwaltung des Vermögens. Einige Monate vor Tizian starb er an der Pest. S. 50, 51, 78, 100, 115, 120, 123, 126, 128, 131

◄ Palma il Giovane, *Selbstbildnis,* um 1580, Mailand, Pinacoteca di Brera.

Vecellio, Pomponio (Venedig 1520–?), erstgeborener Sohn Tizians und Cecilia Soldanos, verließ früh das Elternhaus und schlug eine kirchliche Karriere ein. S. 50, 128

Venier, Francesco (Venedig ?–1556), Doge von 1554 bis 1556, Auftraggeber zahlreicher Werke Tizians. S. 95

Veronese, Paolo, eigentlich Paolo Caliari (Verona 1528–Venedig 1588), Maler, arbeitete lange eng mit Andrea Palladio zusammen und freskierte die von Palladio errichtete Villa Maser. Berühmt sind unter anderem seine Malereien in der Markus-Bibliothek und im Dogenpalast. S. 60, 88, 89, 101, 112, 125, 143

Zuccato, Familie von Malern und Mosaikkünstlern aus dem Veltlin, in Venedig im 16. und 17. Jahrhundert tätig. S. 8, 12

Umschlagvorderseite:
Tizian, *Selbstbildnis* (Ausschnitt), 1562. Öl auf Leinwand, Staatliche Museen zu Berlin – Preußischer Kulturbesitz, Gemäldegalerie (Foto: AKG Photo).

Herausgeber der Reihe:
Stefano Peccatori und Stefano Zuffi

Text des vorliegenden Bandes:
Stefano Zuffi

Abbildungen:
Archivio Electa
Wir bedanken uns bei den Museen und den Bildarchiven, die uns freundlicherweise das Bildmaterial zur Verfügung gestellt haben.

Das Projekt wurde realisiert mit
La Biblioteca editrice s.r.l., Mailand

Die Deutsche Bibliothek – CIP-Einheitsaufnahme
Vecellio, Tiziano:
Tizian / [Text: Stefano Zuffi. Aus dem Ital.
von Heli Tortora]. – Köln : DuMont, 1998
(Monte von DuMont)
(Berühmte Maler auf einen Blick)
Einheitssacht.: Tiziano <dt.>
ISBN 3-7701-4493-7

Aus dem Italienischen von Heli Tortora
Fachlektorat: Dr. Jürgen Schönwälder
Redaktion der deutschsprachigen Ausgabe: Werkstatt Gillhofer, München
Satz der deutschsprachigen Ausgabe: Viola Müller, Werkstatt Gillhofer
Umschlaggestaltung: Groothuis + Malsy, Bremen

Printed and bound in Italy
ISBN 3-7701-4493-7

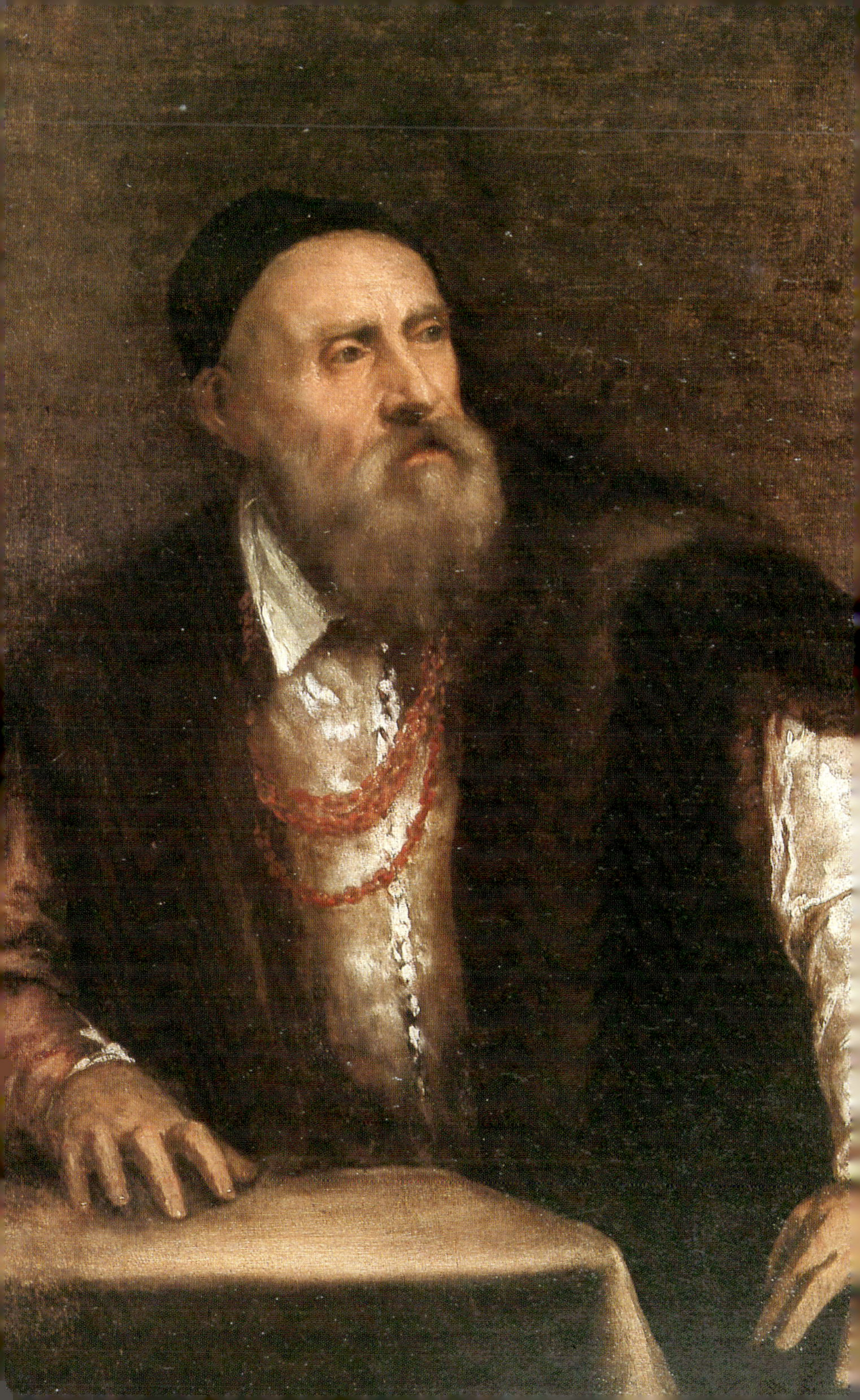

Tizian